著 **marisa roncati**

歯科衛生士の力でここまでできる
# 非外科的歯周治療

監訳　和泉雄一

浦野　智

**クインテッセンス出版株式会社　2018**
QUINTESSENCE PUBLISHING

Berlin, Barcelona, Chicago, Istanbul, London, Milan, Moscow, New Delhi, Paris, Prague, São Paulo,
Seoul, Singapore, Tokyo, Warsaw

Nonsurgical Periodontal Therapy
Indications, Limits, and Clinical Protocols with the Adjunctive Use of a Diode Laser

Copyright © 2017 by
Quintessenza Edizioni S.r.l.
via Ciro Menotti, 65 - 20017 Rho (MI) Italy
Tel.: +39.02.93.18.08.21 - Fax: +39.02.93.18.61.59
E-mail: info@quintessenzaedizioni.it
www.quintessenzaedizioni.com

All rights reserved
The book and all parts thereof are copyright protected. Any use or marketing outside the limits of the copyright without the publisher's consent is illegal and subject to prosecution. This applies in particular to photocopying, copying, circulars, duplications, translations, microfilms, electronic processing, and data collection.

私の家族へ、名前を挙げて感謝の意を表したい。夫の *Stefano*、彼のおかげで、私はこの本に精力を傾けることができた。私の子供、*Lucrezia* と *Marcello* には、自分の仕事に情熱的で専門的に献身する考え方を伝えたい。父 *Luciano* からは最高の資質を受け継いだ。そして何といっても、症例のマネージメントとデータ収集に対して多大なる貢献をしてくれた *Parma Benfenati* デンタルクリニックのすべてのスタッフへ感謝を捧げたい。

# 謝辞

　多くのイラストは、才能あるデザイナーの Elisa Botton 氏との緊密なコラボレーションより生まれた。

　臨床写真は、Barbara Bertasi、Barbara Oghittu、Irene Carlino の 3 氏に大きく貢献いただいた。彼女らのやる気、専門的な献身、そして率先した援助に心より感謝している。

　また、学生の時に知り合い、現在は親友であり尊敬する同僚である Annalisa Gariffo に心からの感謝を捧げる。また、この本の序文を書いていただいた Myron Nevins 先生にも深謝申し上げる。また、私の感謝の思いを亡き Gerald Kramer 先生に捧げる。先生は私の最初の師であり（私の夫とともに、左下の写真中央）、出会いは 30 年以上前になるが、物心両面でのサポートにあらためて御礼を申し上げる。最後に、Haase 氏に私の心からの感謝を示したい。Haase 氏には深い尊敬と愛情の絆を感じている。

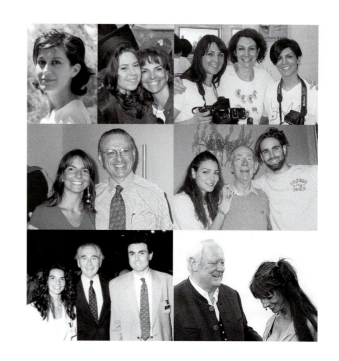

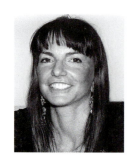

## Marisa Roncati, BS, RDH, DDS

- フェラーラ大学（イタリア）にて学位取得（歯学）（2000 年）
- Forsyth School of Dental Hygiene（米国、マサチューセッツ州ボストン）にて公認歯科衛生士（RDH）取得（1984 年）
- ボローニャ大学（イタリア）にて学位取得（古典学）（1981 年）
- ボローニャ大学（1991 〜 2002 年）、フェラーラ大学（2002 〜 2006 年）歯科衛生学科 Assistant Professor
- マルケ工科大学（イタリア、アンコーナ）歯科衛生学科 Assistant Professor（2008 年〜現在）、学科長：Prof. A. Putignano
- ボロ　ニャ大学 Master of Prosthesis and Implantology with Advanced Technologies における Postprosthetic Follow-up and Professional Hygiene 非常勤教授、学科長：Prof R. Scotti
- ローマ・ラ・サピエンツァ大学（イタリア）European Master's Degree in Oral Laser Applications（EMDOLA）における Module 7: Laser in Periodontics and Implantology 講師（2012 年〜現在）、学科長：Prof U. Romeo
- パルマ大学（イタリア）Master's Degree in Oral Surgery and Pathology 客員教授（2013 年〜現在）、施設長：Prof P. Vescovi
- 歯科衛生学、歯周病学に関する複数の教科書（共著）、非外科的インスツルメンテーションについて、また非外科的インスツルメンテーションとダイオードレーザーの併用についての DVD（英語、イタリア語）を出版。Quintessence 社からは「Get Sharp: Nonsurgical Periodontal Instrument Sharpening」を出版（2011 年）

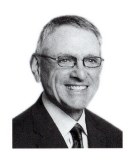

## 序文

　本書は炎症性の歯周病にどのように対応し、解決するか、そして安定した状態をどのように長期間維持するかの指針となるものである。歯周疾患を有する患者は、原因関連の治療期の後に、一貫した個別化された歯周病のメインテナンスプログラムに従うよう勧められるが、この指導を受けない者より高い利益を享受できることが広く知られている。歯周治療の長期的な目標は、患者によって毎日実施されるものであれ、または、歯科医師か歯科衛生士によって専門的に行われるものであれ、臨床的に感染除去がしやすい状態にすることである。

　この本は、あらゆる歯科臨床に有用な概念をわかりやすく示している。古典的な手法を記述する一方で、最先端の材料と方法についても紹介している。

　基本治療は良好な口腔の健康状態を回復させるうえで重要なステップである。十分に計画された方法が必要であり、また専門的な器具操作の技術も欠かせない。器具は適切なものを選ぶことが望ましく、さらに、理想的な状態にシャープニングしておきたい。本書は手用器具と超音波器具の双方の操作手技について非常に詳細に記載している。

　非外科治療において補助的に用いるダイオードレーザー治療については細心の注意を払い、その適応、限界、プロトコールを記載している。

　多数の臨床症例を用いて、ダイオードレーザーを補助的に使用した非外科治療が有効であることを示している。

　インプラントは、無歯顎および部分欠損の患者において、欠損歯の補綴に理想的な解決法である。インプラント治療は高い成功率を誇るが、インプラント周囲炎の症例は、懸念すべき割合で増加している。この合併症は、ただちに介入し解決しなければならない。インプラント周囲炎の有病率の評価はさまざまであるが、すべての臨床家は埋入されたインプラントを定期的に継続して細心の注意を払って観察していかなければならない（衛生状態を最良に保つことがゴールドスタンダードである）。未治療の歯周疾患の既往、補綴物装着後に完全に除去されなかったセメントなど、いくつかの病原因子が明らかになっている。しかし、歯を適切に清掃し炎症のない状態に保つことが最大の防御である。この本ではインプラント周囲炎の発症プロセスと、付随するリスクファクターの特徴について解説し、インプラント周囲粘膜炎およびインプラント周囲炎を治療するための膨大なプロトコールを提示し、順を追って記述している。

　そして、著者の目的は最終章の歯周メインテナンスに要約されている。そこでは、歯科治療において臨床的な安定性をいかに維持するかを説明している。サポーティブペリオドンタルセラピーの生物学的原則とゴールは、歯周およびインプラント治療の中核をなす。

　本書は、外科治療と組み合わされた場合でもそうでなくても、非外科的歯周治療の偉大な効果を示す教育的ツールである。歯科臨床に磨きをかけるためには必携の書である。

*Myron Nevins*

## はじめに

最高の成果は最大限の情熱の下でのみ達成される。ゲーテは、情熱は脳を摂理の源の発見へと導くと言った。熱意と積極的なエネルギーに満ちたこれらの賢言は、すでに科学と知識の領域で活躍している臨床家の励みとなる。

私は30年近く非外科的歯周治療の領域で仕事をしてきた。そして常に、臨床治療と教育の両者において、自分の仕事に情熱を持ち続けてきた。私は患者を治療するときに、そしてまた非外科的歯周治療に関する問題や治療プロトコールを探索したいと思う学生や同僚と一緒に仕事をするときに、簡単に学ぶことができる教育手段を模索している。

画像というものは文字よりもはるかに多くのことを語り、読者に本文を読みたいと思わせる。私は、多くの人がこの本に対してそうした思いを抱くことを願っている。

テキストは6つの章からなる（※）。その最初は、原因関連のアプローチの紹介を意図したもので、とくに平均で10年の経過観察を有するケースシリーズの形式をとっており、長期に継続した満足できる結果をどのように臨床的に安定させられているかについて報告している。1章では、非外科的な歯周治療の器具操作のテクニックやプロトコールに関し、私が提唱する臨床手法の信頼性を確立すること

を試みた。それは同様なトピックをカバーしたテキストで採用されている「この方法が経年的にいかにうまくいったかを見よ」というような従来の方法とは若干異なる。したがって、私の主な関心事は、臨床に基づいた歯科であるが、エビデンスに基づいた文献の重要性を過小評価するものではない。

日常臨床では、それぞれの症例は患者個々人の要望を受けて固有の個別化された方法で取り組まなければならない。シンプルかつ効果的で、低侵襲であり、とりわけ保存的な方法であるが、また、最新の高性能技術とも組み合わされているテクニックを使用して患者の口腔の健康状態を改善できることは、とてもやりがいがあることがわかる。人生と同じように、幸福は小さな報酬から来る静かで不断の喜びに基づいている。

*Marise Roncati*

※日本語版ではダイオードレーザーに関する4章を省略した。したがって5章構成となっている。

## Knowledge Comes from Feeling（知識は感覚から来る）

レオナルド・ダ・ヴィンチ

## 緒言

歯周治療は、適切に適応と個別化をすることで、あらゆるタイプの患者に適用され、またすべての歯科専門分野に不可欠な補助療法である。

一次予防の原則を適用する適切な歯周治療が小児期から確実に継続されれば、患者は**自然で、健康的、機能的な、きれいな**スマイルを生涯にわたり保つことができる。

非外科的歯周治療では、患者ごとの個々のニーズに合った治療計画に先立ち、特定の正確な診断を行わなければならない。

非外科的歯周治療は
・完全な口腔の健康状態の下で行われ、疾病の発症を予防し、まったく健康な状態の維持を目的とする。
・歯肉炎または粘膜炎の場合のように、可逆的な変化の特性を維持する病理学的変化の存在下で行われ、完全な口腔の治癒を確実にする。

・複雑な口腔病理学的状態でも、なお適応である。しかし、治療のゴールである口腔健康状態の回復は、症例の重症度に応じて比例的に困難になる。重症度だけでなく、主に患者とその行動に関連した他の多くの変数も関与している。
・臨床的安定性を獲得した場合には確定的治療になる。
・臨床再評価後に外科を含む治療介入の前の初期に必要不可欠な治療となる。
・代替的な治療として、多くの場合理想的ではないものの、依然として炎症状態の改善に適応となる。
・さまざまな理由で他の種類の治療法が適応でない場合に天然歯、インプラントの生存率を伸ばすための補助的治療となる。
・あらゆる症例における歯科治療の成功を長期間維持するために必要な治療である。
・適切に固有の個別化された方法で行われれば、いかなる禁忌にもあたらない。

## 訳者一覧

### 監訳

| | |
|---|---|
| 和泉雄一 | 東京医科歯科大学大学院医歯学総合研究科 歯周病学分野 教授<br>日本歯周病学会 前理事長 |
| 浦野　智 | The Japan Institute for Advanced Dental Studies（JIADS）前理事長<br>日本臨床歯周病学会 理事長 |

### 翻訳

| | |
|---|---|
| 青木　章 | 東京医科歯科大学大学院医歯学総合研究科 歯周病学分野 准教授 |
| 秋月達也 | 東京医科歯科大学 歯学部附属病院 歯周病外来 講師 |
| 井川貴博 | 株式会社 東京放送ホールディングス 診療所 歯科 |
| 池田裕一 | 東京医科歯科大学大学院医歯学総合研究科 歯周病学分野 助教 |
| 大川敏生 | JIADS、兵庫県開業 大川歯科医院 |
| 大津杏理 | 東京医科歯科大学大学院医歯学総合研究科 博士課程（歯周病学分野） |
| 小野晴彦 | JIADS、大分県開業 おの歯科医院 |
| 片桐さやか | 東京医科歯科大学大学院医歯学総合研究科 歯周病学分野 助教 |
| 金子潤平 | JIADS、兵庫県開業 かねこ歯科診療所 |
| 佐藤博紀 | 東京医科歯科大学 歯学部附属病院 歯周病外来 医員 |
| 芝　多佳彦 | 東京医科歯科大学 歯学部附属病院 歯周病外来 医員 |
| 関根　聡 | JIADS、埼玉県開業 関根歯科医院 |
| 竹内康雄 | 東京医科歯科大学大学院医歯学総合研究科 歯周病学分野 講師 |
| 土岡弘明 | JIADS、千葉県開業 土岡歯科医院 |
| 妻沼有香 | 東京医科歯科大学 歯学部附属病院 歯周病外来 医員 |
| 永田　瑞 | 東京医科歯科大学 歯学部附属病院 歯周病外来 医員 |
| 平山富興 | JIADS、大阪府開業 須沢歯科・矯正歯科 |
| 前川祥吾 | 東京医科歯科大学大学院医歯学総合研究科 歯周病学分野 非常勤講師 |
| 松浦孝典 | 東京医科歯科大学 歯学部附属病院 歯周病外来 医員 |
| 三上理沙子 | 東京医科歯科大学大学院医歯学総合研究科 博士課程（歯周病学分野） |
| 水谷幸嗣 | 東京医科歯科大学大学院医歯学総合研究科 歯周病学分野 助教 |

目次

## 1章　臨床的安定性：歯周治療を長期的なゴールに導くキー　10
臨床的意義 .................................................................................................... 11

## 2章　歯周病患者のマネージメント　40

### 手技 .................................................................................................... 40
緒言 .................................................................................................... 40
臨床手技 .................................................................................................... 42
注意深い包括的な診断の重要性 .................................................................................................... 50

### 初診から原因除去療法：初期治療まで .................................................................................................... 60
患者の診査／検査 .................................................................................................... 61
いつプロービングを行うか .................................................................................................... 68
プロービングテクニック .................................................................................................... 69
プロービングの目的 .................................................................................................... 72
貫通型（THROUGH-AND-THROUGH）の根分岐部病変 .................................................................................................... 84
抗菌療法 .................................................................................................... 89
遺伝子検査 .................................................................................................... 94
歯肉溝滲出液（GCF）を用いた歯周検査 .................................................................................................... 95

### 初期治療 .................................................................................................... 97
歯周治療の第一段階としての原因除去療法（初期治療） .................................................................................................... 97
歯周治療のゴール .................................................................................................... 98
非外科的インスツルメンテーション：スケーリング・ルートプレーニングから
歯根面のデブライドメントへの転換期 .................................................................................................... 99

### プロトコール .................................................................................................... 100
推奨されるプロトコール .................................................................................................... 105

### 過度なインスツルメンテーションが及ぼす審美的影響 .................................................................................................... 110
再生療法における外科治療においては初期治療を行わない .................................................................................................... 114
口蓋面溝の非外科的治療 .................................................................................................... 116
非外科的インスツルメンテーション前の審美的評価 .................................................................................................... 117

### 原因除去療法の再評価 .................................................................................................... 120
来院2回のプロトコール例：確定的な治療 .................................................................................................... 130
来院2回のプロトコール例：非確定的な治療 .................................................................................................... 136
来院3回のプロトコール例 .................................................................................................... 142

## 3章　原因除去療法　146

### セルフケア .................................................................................................... 146
ブラッシング .................................................................................................... 148
咬合面のブラッシング .................................................................................................... 152
舌のブラッシング .................................................................................................... 153
シングルタフトブラシ .................................................................................................... 154
医療用ガーゼ、使い捨てタオル、指歯ブラシ .................................................................................................... 154
歯間ブラシ .................................................................................................... 157
デンタルフロス .................................................................................................... 160
歯磨剤 .................................................................................................... 162
洗口剤 .................................................................................................... 162
プラーク染色剤 .................................................................................................... 162

### 非外科的インスツルメンテーション .................................................................................................... 164
歯石の探知 .................................................................................................... 164

機械的治療 ..................................................................................... 170
機械的なインスツルメンテーション：操作方法 ....................................... 174
手用器具によるインスツルメンテーション ............................................. 185
非外科的歯周治療用器具の分類 ......................................................... 188
非外科的歯周治療における手用器具でのインスツルメンテーション：操作方法 ...... 196

## 4章　インプラント周囲炎：非外科的治療アプローチ　254

定義 ..................................................................................................... 254

病因 ..................................................................................................... 256

リスクファクター ............................................................................... 257

有病率 ................................................................................................. 259

インプラントの生存 vs インプラントの成功 ...................................... 262
インプラントに関連する種々の臨床状態の分類 ..................................... 263

識別 ..................................................................................................... 265
プロービング ..................................................................................... 266
Ｘ線写真による評価 ........................................................................... 271

天然歯 vs インプラント：主な相違点 ................................................. 271

歯周疾患 vs インプラント周囲疾患：主な相違点 .............................. 273

インプラント上におけるバイオフィルムおよび石灰化沈着物形成の違い ...... 278

予防 ..................................................................................................... 279

インプラント周囲炎の治療：非外科的歯周アプローチ ...................... 281
臨床目的 ............................................................................................. 283
日常のホームケア ............................................................................... 283
専門的で包括的な歯肉縁下のデブライドメント ..................................... 286

大量の沈着物があった場合の段階的な操作手順 ................................. 295

医原性のインプラント周囲炎に対する段階的な操作手順 ................... 297

非外科的プロトコール：要約 ............................................................. 300
非外科的プロトコール ......................................................................... 301

インプラント周囲粘膜炎の非外科的治療プロトコール ...................... 303

歯肉増殖を伴うインプラント周囲粘膜炎の非外科的治療プロトコール ...... 306

インプラント周囲炎の非外科的治療プロトコール ............................. 308

メインテナンス治療の意義 ................................................................. 312

## 5章　メインテナンス　314

定義 ..................................................................................................... 314

治療の目的とメインテナンスの生物学的な根拠 ................................. 315

いつサポーティブペリオドンタルセラピーを開始すればよいのか ...... 316

誰がメインテナンスに責任を持つのか .............................................. 319
サポーティブセラピーのメリット ......................................................... 319

定期的なリコール予約の頻度 ............................................................. 320
コンプライアンスまたはアドヒアランス .............................................. 321

フォローアップのリコール時の治療手順 ........................................... 322

臨床的な不安定性に対処するときの戦略 ........................................... 331

参考文献　336

# 1

臨床的安定性：
歯周治療を
長期的なゴールに
導くキー

　外科的、非外科的歯周治療のいずれにおいても、歯周治療の究極のゴールは、患者にとっても、医療従事者にとっても良好と思える状態で長期的に維持できるような理想的な口腔の健康状態を得ることである。言い換えれば、もし得られた改善が長期的に安定しているならば、治療は成功とみなされる。

　もっとも広範囲で、意義のある、欠くことのできない治療のフェーズは、長期にわたるメインテナンスケアである。臨床医は各患者との治療の初期段階からそうした治療目標について考えねばならない。

**それゆえ、メインテナンスはもっとも重要な治療フェーズである。**

　ペリオドンタルメインテナンスセラピーとサポーティブインプラントセラピーは長期にわたる成功にとって必須で、特にプラーク由来の疾患の既往がある患者においてはなおさらである。

　非外科的治療、外科的治療の一方または両方を含む動的歯周治療が終わったのち、ペリオドンタルメインテナンスのスケジュールを決めることが非常に重要である。ペリオドンタルメインテナンスセラピーは人生を通じて関わるべきものであり、リコールの間隔は患者のニーズに応じて調整すべきである。

患者に合わせて個別化された長期にわたる治療後のサポーティブケアが患者にとって有用であることは明らかであり、歯周治療を長期にわたり成功に導くうえで必要不可欠な要素である[1]。

非外科的歯周治療は細菌負荷を減らすことが目標である一方で、外科的治療は歯周病変へのアクセスを向上させ、好ましくない歯槽骨や歯肉形態をより効果的に患者や歯科衛生士によりクリーニングできるように改善することを目標としている。一貫性のないバイオフィルムのモニタリングでは、歯周病原細菌が歯肉縁下に再定着することにつながり、その結果どのような歯周治療の結果も不良なものとなる可能性がある[2-4]。それゆえ、個別化したメインテナンスプログラムは歯周病の再発に関するリスクファクターについて十分に考慮された分析に基づいたものでなければならない。

## 臨床的意義

歯周病患者の治療の長期の成功には、歯科のチーム全体が関わることが必須である。患者には、初回来院時に適切なペリオドンタルメインテナンススケジュールを含む、治療後のサポーティブケアプログラムの重要性について知ってもらわなければならない[5]。患者に適切で周到なホームケアと、個々のニーズに応じた期間での定期的なリコールの予約が必要であることを強調した内容の書面を渡すことを強く推奨する（図 1-1）。

**Dr. Marisa Roncati Parma Benfenati**, RDH, DDS
Corso della Giovecca, 155/A
44121 Ferrara, Italy
Phone +39 0532 210522
e-mail: info@studioparmabenfenati.it
Web Site: www.studioparmabenfenati.it

患者様へ
今回専門医へ受診され診査の結果、ある程度の情報が得られました。歯周組織の炎症に対する治療には、歯根またはインプラントの表面からバイオフィルムと石灰化物を除去する処置が必要です。以下に示す、原因に関連した非外科的歯周治療を推奨します。

| | |
|---|---|
| 歯周治療での来院 | € 100.00 |
| 全顎的な口腔内のX線写真（21枚の口腔内デンタルX線写真） | € 155.00 |
| □ 細菌検査 | € 50.00 |
| □ 局所的抗菌療法 | € 70.00 |
| N ......... 原因に基づく、歯周組織に対する非外科的デブライドメント | € 110.00 |
| N ......... 原因に基づく、レーザーを使用した非外科的歯周治療 | € 150.00 |
| 合計金額 | € ............... |
| 専門的な清掃のための術後のフォローアップリコール | € 90.00 |
| □ 細菌検査　再評価 | € 50.00 |

この最初の非外科的歯周治療は、歯肉より上と歯肉の中に沈着しているプラークと歯石を除去するもので、この後にさらに治療が必要になることがあります。

あなたの協力レベルが治療結果に大きく影響することをご理解いただくことがとても重要です：

1．私たちが推奨するホームケアの方法をしっかりと順守していただくこと。

2．私たちが推奨する頻度で定期的なフォローアップリコールの予約をおとりいただき、個人に合わせたメインテナンスプログラムに従っていただくこと。

この最初の非外科的歯周治療の後、このような原因除去療法が一部あるいは口腔内全体において確定的な治療であったかどうか、もしくは、インフォームドコンセントを行ったうえでさらなる治療が必要であるかどうかを判定するために再評価のご予約をいただきます。

図 1-1　初診時の最後に患者に渡す書面の例。料金の見積もりと患者にとって推奨される習慣を行う必要があることを強調した文を含む。

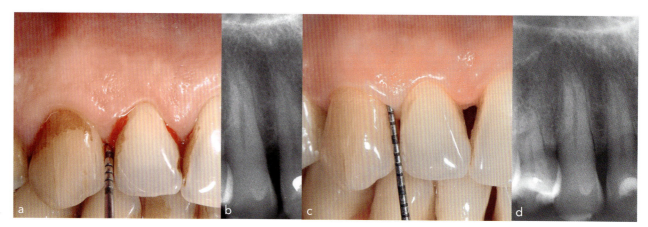

図1-2 術前（a, b）と治療後（c, d）の口腔内写真およびX線写真。初診時のプロービングデプスは8mmであったが（a）非外科的歯周治療後の1年後の再評価時には2mmに減少した（c, d）。

　非外科的インスツルメンテーションはプロービングデプスの劇的な減少をもたらし（図1-2、3）、それはしばしば大きな歯肉退縮を伴い、審美領域においては好ましくない結果となる。患者と治療法について相談するとき、臨床医は審美的に好ましくない結果となる可能性があることを患者に伝えるべきである。臨床医は臨床的状態が改善するのであれば、それに伴う歯肉退縮を患者が進んで受け入れるかどうかについて見極めなければならない。症例によっては、修復治療により歯の外形やスマイル時の審美性を改善することができることもある（図1-3c）。

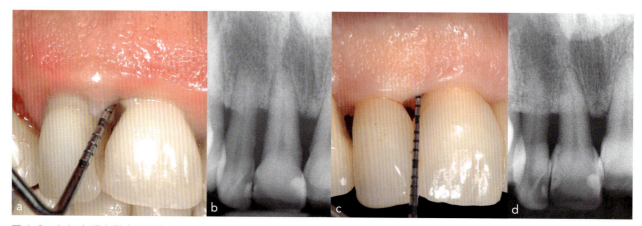

図1-3 （a）上顎右側中切歯遠心部のプロービングデプスは8mmで、組織は簡単に押し拡げることができ、出血と排膿も認められた。（b）本症例の初診時のデンタルX線写真。15年のフォローアップ時の臨床写真（c）およびデンタルX線写真（d）では、プロービングデプスは約2mmであり、出血は認められない（c）。

臨床的安定性：歯周治療を長期的なゴールに導くキー

　図1-3は、広汎な炎症による問題を主訴として来院した患者の臨床写真とX線写真を示す。中等度から重度の慢性歯周炎と診断したのち、病原因子を減少させるための初期の治療計画が必要とされた。機械的な歯肉縁上、歯肉縁下の歯のデブライドメントと、患者自身で管理する口腔内のヘルスケアの評価に関する指導を含む、通例の非外科的歯周治療を行った。患者は3ヵ月に1回の定期的なサポーティブペリオドンタルセラピーを受けた。初診時より15年後、臨床的パラメータは安定しており、正常値の範囲内であった。患者は審美的にも機能的にも臨床結果に満足していた。

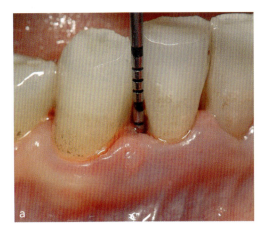
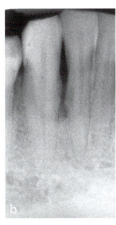

図1-4a　術前の臨床像ではプロービングデプスは約8mmで、かなりの出血を伴っていた。

図1-4b　デンタルX線写真では、歯肉縁下の部位に多くの歯石の付着を伴う水平的な骨吸収を認めた。

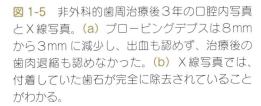
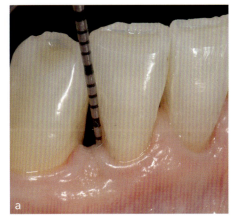
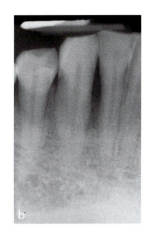

図1-5　非外科的歯周治療後3年の口腔内写真とX線写真。(a) プロービングデプスは8mmから3mmに減少し、出血も認めず、治療後の歯肉退縮も認めなかった。(b) X線写真では、付着していた歯石が完全に除去されていることがわかる。

エビデンスに基づく歯科の文献によると、非外科的アプローチは予知性が高いとされてはいない。

本書中の多くの臨床症例でプロービングデプスが6mmを超えるような部位に対する効果的なデブライドメントについて示しているが、科学的な有意性においてはケースレポートやケースシリーズと同等のものでしかないことを理解されたい。

# 1章　臨床的安定性：歯周治療を長期的なゴールに導くキー

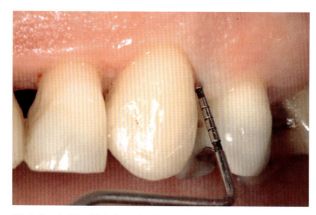

非外科的歯周治療は有意な（予知性は低いものの）図1-6〜8に示された症例のように効果を示すことがある（図1-4〜31）。症例ではプロービングデプスが9mmから2mmに減少し、プロービング時の出血が認められなくなった（BOP −）。

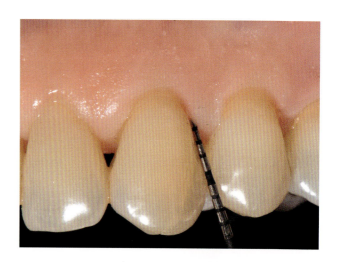

図1-6　上顎左側犬歯の遠心部に9mmのプロービングデプスが認められる初診時の臨床写真。

図1-7　図1-6の再評価時の臨床写真。プロービングデプスは2mmで、隣接する小臼歯には出血や歯肉退縮が認められたが、犬歯部ではなかった。

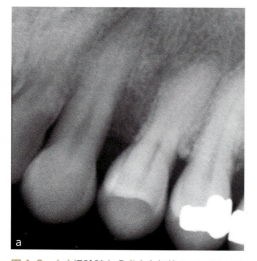 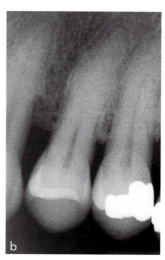 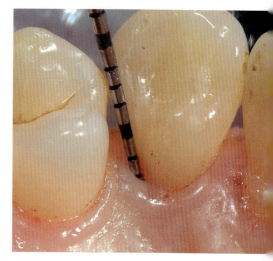

図1-8　(a)初診時から(b)1年後のフォローアップ時のX線写真で上顎左側犬歯の骨の支持に改善が認められる。遠心頬側部、遠心口蓋側（c）ともにプロービングデプスは正常値の範囲内である2mmで維持されており（図1-7参照）出血も認めず5年経過している。

14

図1-9では度重なる膿瘍により悪化した広汎な炎症の問題を解決するために歯周組織検査を行った患者を示す。患者はこれ以上の歯を失いたくないと強く希望していた。

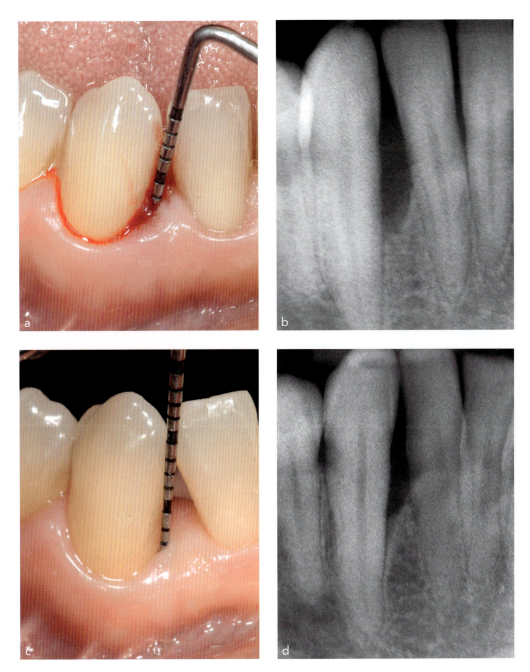

図1-9　治療前のプロービングデプスは8mmであった（a）。治療前のデンタルX線写真（b）。非外科的治療後2年後の口腔内写真（c）とX線写真（d）。プロービングデプスは2mmと計測された（c）。

図 1-10 ダイオードレーザーの使用（808nm, Quanta System）。

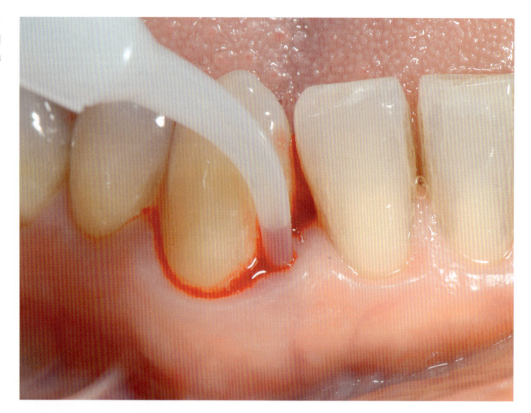

図 1-11 超音波機器の使用（Piezon Master 700, EMS）。

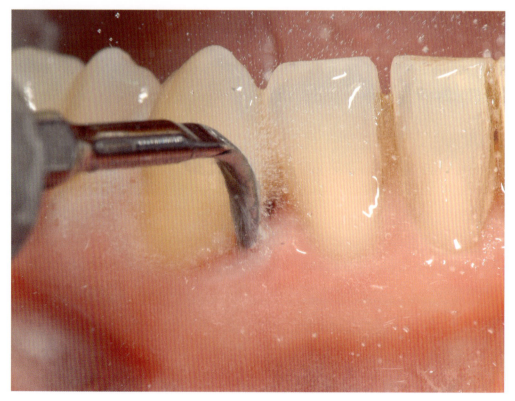

臨床的安定性：歯周治療を長期的なゴールに導くキー

　診断ののち、すべての症例に対して原因除去療法が必要となる。図1-12では第二、第三大臼歯の抜歯を含めてどのように非外科的歯周治療を行ったかについて示しているが、結果として臨床的に安定した状態に至った。

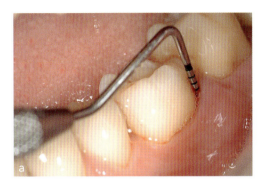
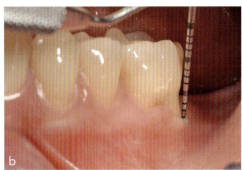
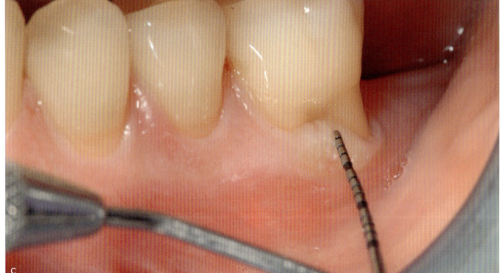

図1-12a～c
(a) 下顎左側第一大臼歯遠心部のプロービングデプスは11mmであった。(b, c) 10年後のフォローアップ時、非外科的インスツルメンテーションによる歯肉退縮が認められた。プロービングデプスは正常範囲内で、根分岐部に歯周プローブをもはや挿入できなかった。

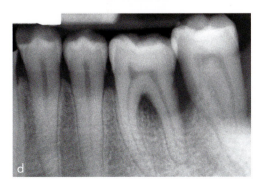
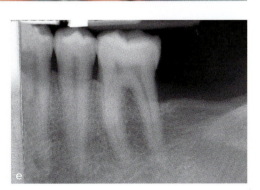

図1-12d, e　(d) Ⅲ度のthrough & throughの根分岐部病変が認められた。初診時のX線写真と比較して、(e) フォローアップ時のX線写真では、予後がきわめて不良であった第二、第三大臼歯の抜歯後、新生骨の添加により根分岐部が満たされていることが確認された。

1章 | 臨床的安定性：歯周治療を長期的なゴールに導くキー

図1-13 （a）初診時のプロービングデプスは7mmであった。（b）2年後のプロービングデプスは3mmであった。

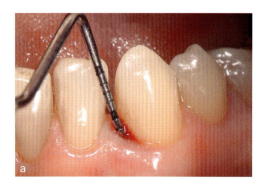
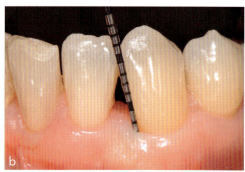

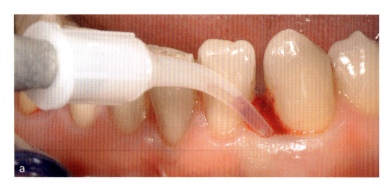
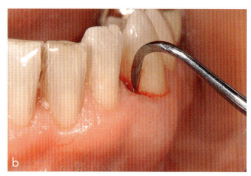

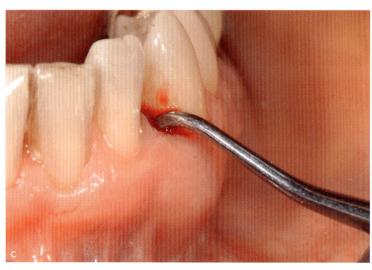
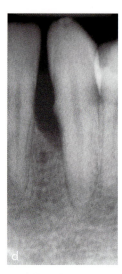
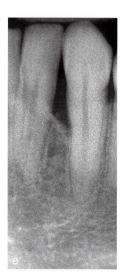

図1-14 （a）ダイオードレーザー（808nm, Quanta System）。（b, c）シックルスケーラーの刃部全体を水平ストロークで使用した。（d）治療前のデンタルX線写真。（e）非外科的治療から2年後のデンタルX線写真。

臨床的安定性：歯周治療を長期的なゴールに導くキー

　もし単根歯に歯周病変が認められる場合、少なくとも初期には原因除去療法が推奨される。初診時のプロービングデプスが6mm以下の部位では、アクセスしやすいことから非外科的治療法が効果的であろう。たとえ初期の値がとても深いものであったとしても、徹底した適切なプラークコントロールを長期的に維持することが可能な、満足のいく臨床的結果を得るためにもっとも重要な因子であり、結果的にはプロービングデプスの減少へつながるであろう。

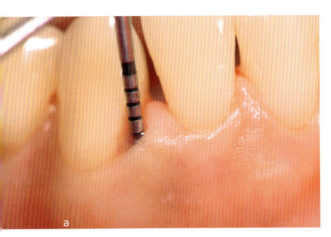
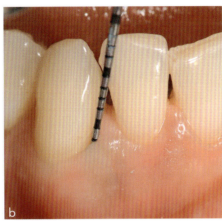

図1-15　非外科的治療から3年後、下顎右側犬歯の近心面のプロービングデプスは9mm（a）から3mm（b）へと減少した。

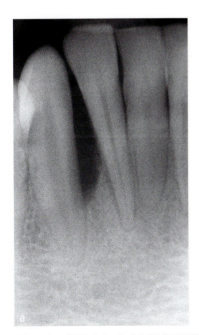
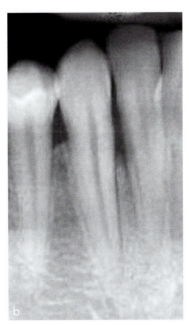

図1-16　術前（a）と非外科的歯周治療3年後（b）のデンタルX線写真。

図1-15と図1-16は下顎右側犬歯近心面の重度の垂直性骨欠損症例である。初診時のプロービングデプスは約9mmであったが、3年後のフォローアップ期間に約3mmにまで減少し、出血も認めない（BOP−）。X線写真（図1-16b）ではベースライン時に得られたデンタルX線写真（図1-16a）と比較して、骨支持のクオリティに改善がみられる。臼歯部では通常、プロービングデプスが大きく減少することは稀だが、X線の評価では歯槽骨支持のクオリティの改善が示されている（図1-19、20）。

同じ症例の初診時のデンタルX線写真（図1-19）では、下顎第一大臼歯遠心部に水平性骨欠損および根分岐部病変が認められ、下顎第二小臼歯遠心部には垂直性骨欠損が認められる。紫円は、歯根表面の特に大きな歯石を

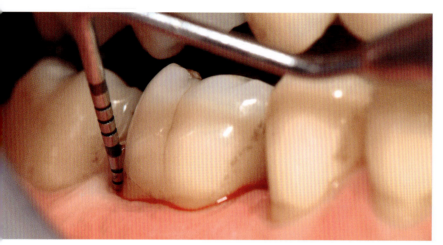

図1-17　下顎右側第一大臼歯遠心部の初診時のプロービングデプスは約7mmで、出血を伴っていた。

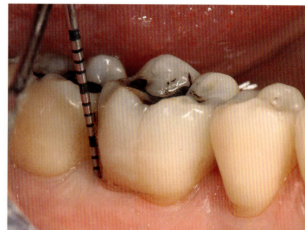

図1-18　プローブでは2mmと計測され、出血も認めなかった。口腔内写真は非外科的歯周治療の12年後に撮影され、このケースにおいては確定的治療であったことを示している。

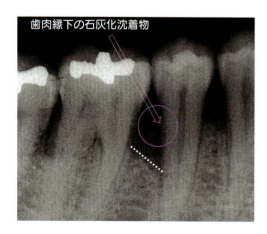

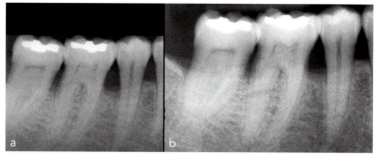

図1-19　術前のデンタルX線写真では、垂直性骨欠損と紫円の中央部の歯肉縁下歯石を示している。

図1-20　非外科治療の2年（a）と12年（b）後に撮影したデンタルX線写真。

指している。X線写真は、非外科的歯周治療から2年後に認められた歯周組織の支持の改善が（図1-20a）、12年後のフォローアップまで維持されていることが示されている（図1-20b）。

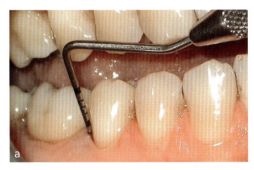 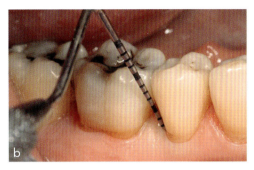

図1-21　図1-19, 20で示した症例の（a）術前と（b）治療後の口腔内写真。これらの写真では、下顎右側第二小臼歯遠心の初診時のプロービングデプスは約8mm。非外科的歯周治療の12年後、プロービングデプスは約2mmとなっており、出血も伴わない。本ケースにおいては歯肉退縮の進行は認められなかった。

**原因除去療法の究極のゴールは、安定した臨床状態を得ることであり、もっとも重要なのは、本書に掲載された多くの臨床例で示すように、それを維持し続けることである。**

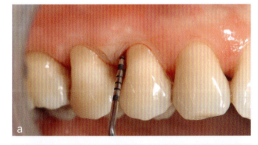 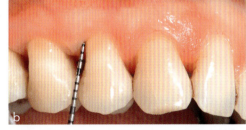

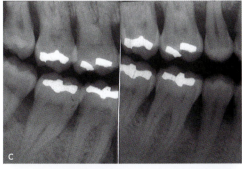 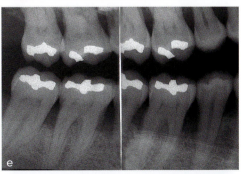

図1-22　（a）初診時に8mmのプロービングデプスが、（b）7年後のフォローアップ時に1〜2mmへと減少していることを示す別の症例。（c, d）初診時のX線写真と（e, f）7年後の再評価時のX線写真との比較。

1章 | 臨床的安定性：歯周治療を長期的なゴールに導くキー

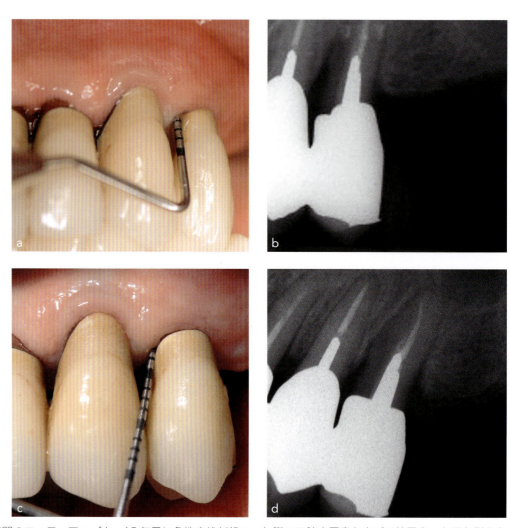

図1-23 （a, b）23年間のフォローアップ中、15年目に急性症状が起こった際の口腔内写真およびX線写真。上顎左側小臼歯の近心に11mmのプロービングデプスが認められた（a）。（c）その8年後のフォローアップ時には、プロービングデプスは3mmで安定しており、歯肉退縮や出血は認めなかった。（d）デンタルX線写真は、23年間という長期間のフォローアップを考慮すると、満足のいく状態を示している。

適切かつ入念なペリオドンタルメインテナンスのプロトコールを遵守することで、多くの患者は図1-23で示すように、20年以上にわたり臨床的なコンディションを満足のいく状態で維持することができる。患者自身により摩耗させてしまったこの補綴物は古くなってきており、主に審美的な理由で作り直すことも可能であろう（図1-23a, c）。しかし、患者はその必要性は少しも感じておらず、健康な臨床状態を維持することが彼の唯一の関心事であった。常に患者に適した注意深いメインテナンスプログラムのおかげで、長期間のフォローアップ中に歯周組織やインプラント周囲に発症する中等度から重度の新たな病変または再発、もしくは治癒しにくい問題に対して臨床家が介入、治療し、（ときには非外科的歯周治療のみで）ほとんどを解決することができる（図1-23、24）。

図1-25に示す患者は、重度の垂直性骨欠損に対して提案された外科的アプローチを受け入れなかった（図1-25a）。非外科的治療ののち、約2mmの歯肉退縮を伴い、歯周ポケットは10mmから2mmへと減少した（図1-25b）。骨支持は改善し、8年後のフォローアップ時のX線写真は安定した臨床状態を示していた（図1-25c）。この症例は非外科的歯周治療が外科的治療の代替

臨床的安定性：歯周治療を長期的なゴールに導くキー

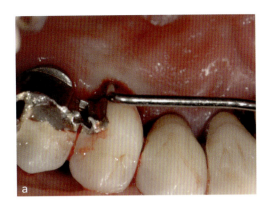
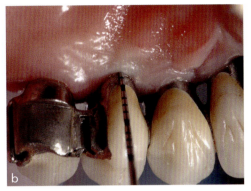
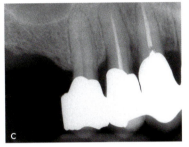
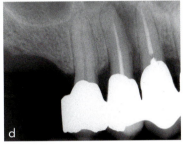

図 1-24 （a）上顎左側小臼歯部口蓋側に15mmのプローブの全長が挿入されている。（b）原因除去療法とダイオードレーザーを併用した結果、8年後の再評価時には口蓋側のプロービングデプスは3mmに減少した。最初のX線写真では限局した骨欠損が認められたが（c）、フォローアップ中のデンタルX線写真では支持骨の改善が確認できる（d）。

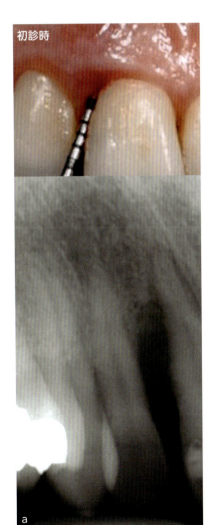
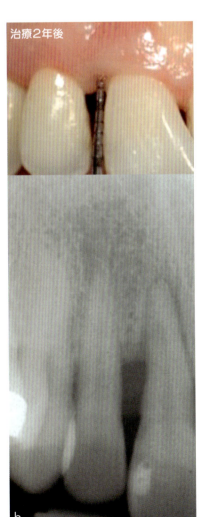
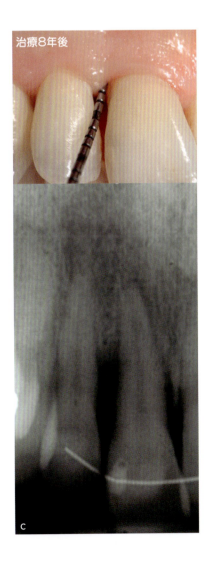

図 1-25a〜c

法としてどれだけ多くの症例に適しているか、そして長期の臨床的安定性をもたらすかということを示している。今回の症例において、この治療法はこうした重症の部位に対する適切な処置として提案されていた外科的治療を避けたい、という患者の強い要望に応えるべく選択された。

根分岐部の処置においては、ときには満足のいく、長期間維持できる臨床的状態を得る場合があるが、そうしたケースは常に予知性が低い。図1-26に示す口腔内写真とX線写真は、上記のケースの25年以上のフォローアップを示している。

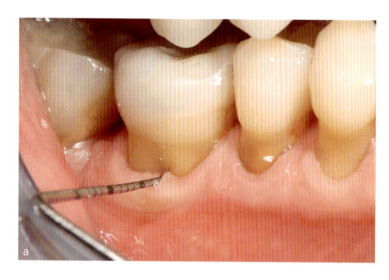
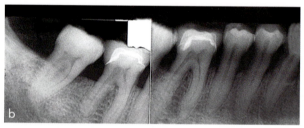
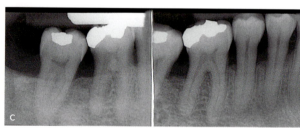
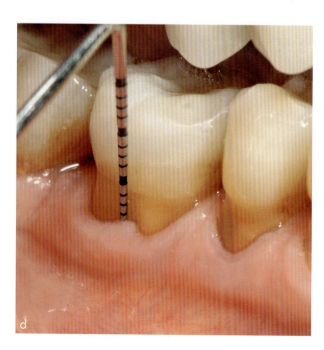
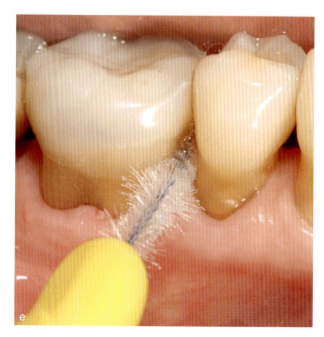

図1-26a〜e

臨床的安定性：歯周治療を長期的なゴールに導くキー

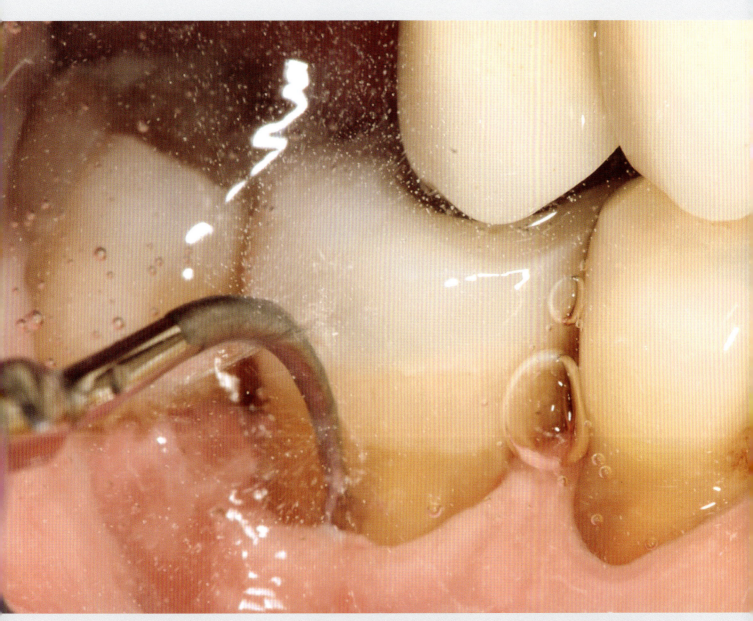

図 1-27　長期的なメインテナンスにおいては、適切で、首尾一貫した部位特異的なホームケアとともに、過剰にならない適切なインスツルメンテーションがカギとなる。

# 1章 | 臨床的安定性：歯周治療を長期的なゴールに導くキー

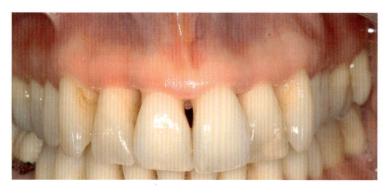

図 1-28　初診時の臨床写真。

図 1-29（a, b）
図 1-28 の症例における 3 年のフォローアップ後の臨床写真。

ルートプレーニングの際の過度に侵襲的なインスツルメンテーションは、不当なオーバートリートメントになり得る。ていねいで、非侵襲的なインスツルメンテーションは臨床的改善、時には審美的改善をもたらし、医原性損傷の修復をもたらすことがある。

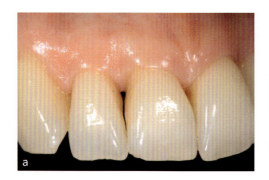
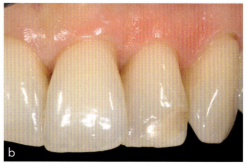

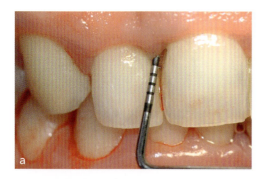
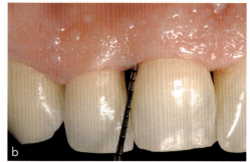

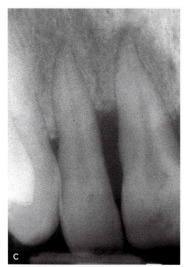
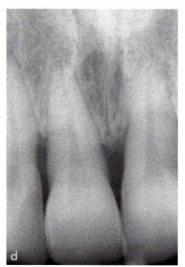

図 1-30　（a, c）治療前と（b, d）治療後の臨床写真と X 線写真。

非外科的インスツルメンテーションは、原因除去療法の治癒過程に伴う組織収縮の結果として、歯肉退縮を引き起こすことがある。前に述べたように、非外科的治療の審美性への影響をあらかじめ患者に説明しておくことは常に重要である。臨床医と患者が患者の審美的な期待を評価できるように、写真でスマイルラインを記録しておくことが望ましい（図 1-31）。

臨床的安定性：歯周治療を長期的なゴールに導くキー

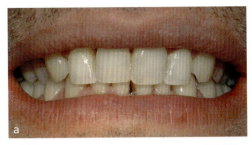
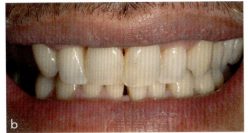
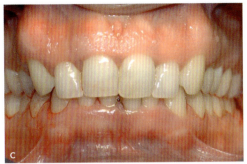
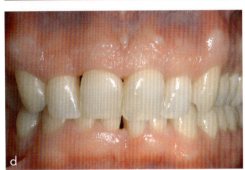

図1-31　スマイルラインがわずかに変化したことを示す、(a, c)非外科的歯周治療前と(b, d)後の臨床写真。

　インプラント合併症の対処には非外科的治療が適応となり、粘膜炎をうまく消失させることができる（4章参照）。以下の写真（図1-32〜37）は、非外科的歯周治療が奏功した症例を示している。非外科的治療は、重度のインプラント周囲炎の処置により有効と考えられていた外科的治療前の初期治療として提案されていた。しかしながらこの症例では、非外科的治療が決定的な治療となった（インプラント周囲炎の場合の非外科的治療手順は4章に詳述する）。

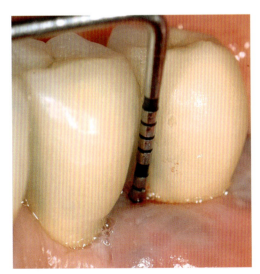
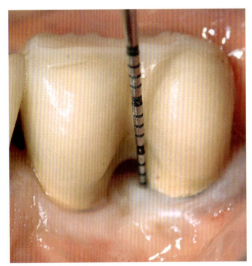

図1-32　著しい頬側の浮腫を伴い、プロービングデプスは7mmを示す術前の臨床写真。

図1-33　図1-32に示す写真の7年後の臨床的再評価。プロービングデプスは非外科的治療の1年後に2mmに減少し、このレベルは7年間維持された。

図 1-34 (a) インプラント周囲に著明な骨喪失を示すX線写真。5スレッドが露出している。(b) 治療1年後のデンタルX線写真。骨支持の改善が見られ、その後7年のフォローアップ期間中、安定していた。

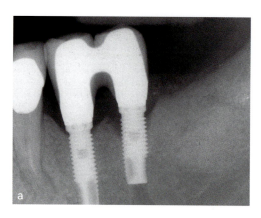
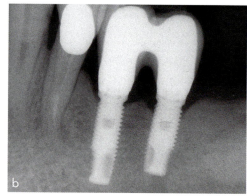

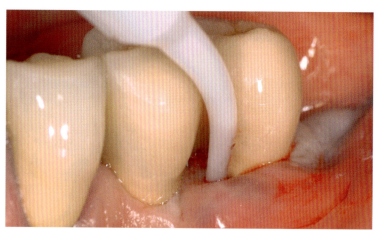

図 1-35

ダイオードレーザー（図 1-35）のような最先端の技術は、歯周治療において特に処置が困難な場合に役立ち、有益である。例えば、インプラント周辺部位は歯根表面とは異なる形態学的構造を有し、代替的な器具および治療法を必要とする。レーザーおよび/または他の方法が従来の治療法にとって代わるものではないことは明らかであるとはいえ、付加的な効果は得られるかもしれない。

非外科的歯周治療は技術に依存する方法であることを強調しておくことが重要である。以下の症例では、この概念が明確に表されている。臨床医が非外科的インスツルメンテーションを非常に入念に行うことが必要不可欠である。部位ごとに特化したアプローチが必要であり、そのためには硬質な沈着物の除去に先立ち綿密な歯石探知が行われる（3章「歯石の探知」を参照）。

経験の少ない臨床医や不適切な技術は、重大なエラーを引き起こし、治癒過程を妨げる可能性がある。場合によっては、図 1-36～62 に示すように、より良い治癒および審美性のために、望ましくない臨床結果を修正することがある。つまり目的は、もっとも満足のいく結果が得られる一貫した技術を常に用いることである。本著で詳細に考察されているインスツルメンテーションの原則に注意することが、治療目標を達成するうえで役立つであろう。

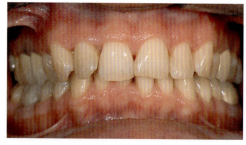

図 1-36 著者の診療所にて、同僚歯科医師によって行われた非外科的インスツルメンテーションから1年後のリコール時の患者を示す臨床写真。

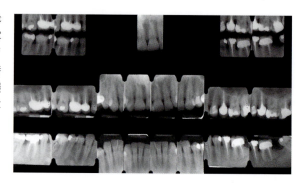

図 1-37 初診時の全顎X線写真。ベースラインとなる初診時の臨床写真は撮影されていない。

臨床的安定性：歯周治療を長期的なゴールに導くキー

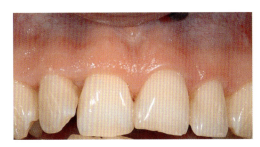

図 1-38　上顎前歯6歯の臨床写真。

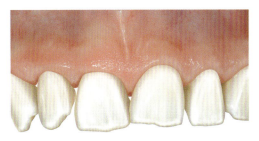

図 1-39　左右前歯部間の歯肉形態の違いを示すイラスト。

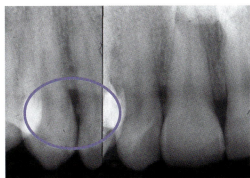
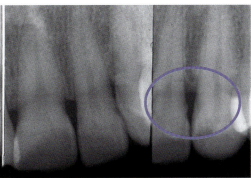

図 1-40　非外科的インスツルメンテーション前に撮影された上顎前歯部のX線写真では隣接面、特に犬歯と側切歯との間（紫円）に多くの歯石の沈着を認めた。これらの歯石沈着は、左右で同等に分布している場合がある。

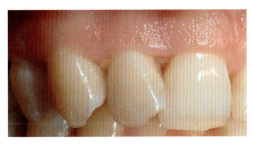

図 1-41　上顎右側前歯部の臨床所見。歯間乳頭は、適切なスキャロップ形態の対側の乳頭と比較して好ましい形態ではない（図 1-38, 44）。

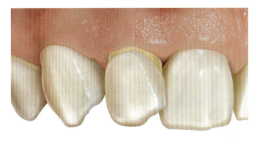

図 1-42　反対側よりも平坦な歯肉のスキャロップ形態を示すイラスト（図 1-43, 44）。

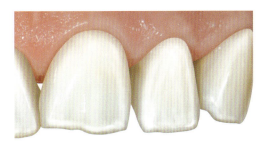

図 1-43　反対側よりも審美的に好ましい歯間乳頭を示すイラスト。

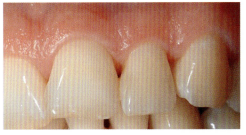

図 1-44　辺縁歯肉は放物線を描くスキャロップ形態で、歯間空隙を満たしている。

1章 | 臨床的安定性：歯周治療を長期的なゴールに導くキー

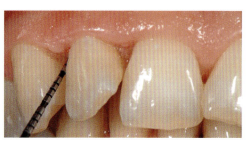

図 1-45　フォローアップ来院時、著者（著者は初期の非外科的インスツルメンテーションを行っていない）は徹底的に評価を行い、持続性炎症と外観不良の原因となっている残存歯石を確認した。

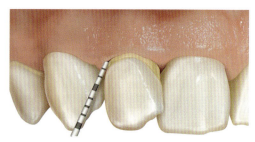

図 1-46　イラストは、プローブを用いた歯石探知手順をかなりわかりやすく示している。残存歯石沈着物を探すために、プローブは常にある角度に保持し、ゆっくり、入念に歯冠根尖方向に動かしながら使用する（3章「歯石の探知」を参照）。

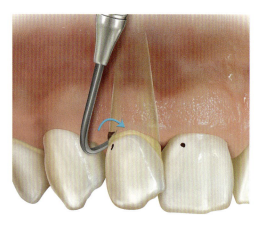

図 1-47　イラストは歯の隅角にある残存歯石の位置を示す。軟組織を損傷することなく効果的に残存沈着物を除去するために、シックルスケーラーの先端を挿入し遠心頬側方向に水平移動させながら使用することを強く推奨する。

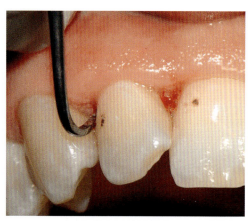

図 1-48　臨床写真は、根面上に前医が取り残した残存歯石の存在を示している。当該部位が完全に治癒しなかった原因である。

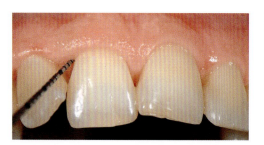

図 1-49　上顎右側中切歯の遠心面で歯石探知手順を繰り返した。

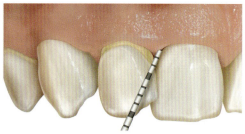

図 1-50　イラストは、プローブを歯軸に対してある角度で保ちながら残存沈着物を探知しているところ。

臨床的安定性：歯周治療を長期的なゴールに導くキー

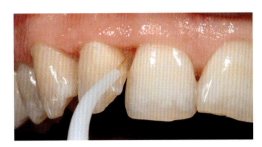

図 1-51　ダイオードレーザーはこれらの沈着物の除去を容易にするために、あるいは微細な硬質の沈着物探知の触感感度を向上させるためにも使用することがある。ダイオードレーザーは殺菌効果をもち、石灰化沈着物と歯根表面間の化学結合を弱めることもでき、不可欠で代わりのきかないその後の非外科的インスツルメンテーションが容易になる。

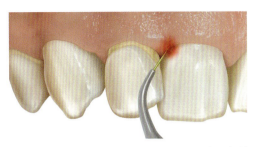

図 1-52　残存石灰化沈着物を探知する際にもダイオードレーザーが役立つことを示すイラスト。

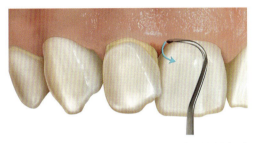

図 1-53　歯肉縁下の残存沈着物は、機械か手用の器具、またはその両方を使用して除去する。イラストはシックルスケーラーの使用を示している。この場合、遠心頬側方向（青矢印）の水平の動きを選択した。

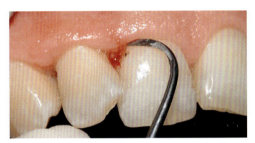

図 1-54　先端を歯根表面に対ししっかりと当てて固定した状態を維持し、器具の回転に重点を置いて、歯肉組織の外傷を避けることが重要である（図 1-53 に青矢印で示す）。

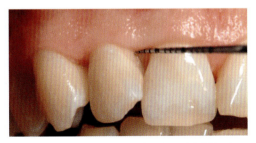

図 1-55　プローブの先端は、上顎右側側切歯の近心面の歯肉縁下に存在する残存歯石を示す。

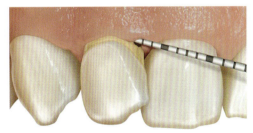

図 1-56　イラストは非外科的インスツルメンテーションの正確な目標を定義するために常に実行されなければならない、この重要な診断を示している。器具で歯肉が持ち上げられ、残存した歯肉縁下沈着物の一時的な目視が可能となる場合がある。

1章 | 臨床的安定性：歯周治療を長期的なゴールに導くキー

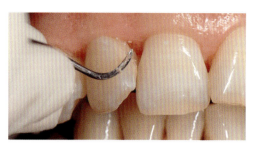

図1-57　非外科的インスツルメンテーションは、近心頬側面の水平移動を伴う鎌型スケーラーで行われる。シックルスケーラーを近心から頬側へ水平ストロークで使用し非外科的インスツルメンテーションを行った。

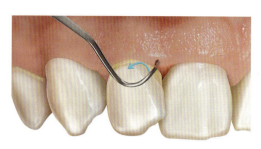

図1-58　イラストは、隅角での器具の動きを示している。歯肉縁直下にスケーラーの先端を保持し、歯根面にしっかりと当てている。

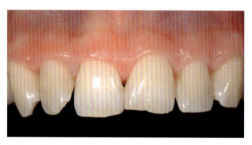

図1-59　徹底したインスツルメンテーション後、3ヵ月の臨床写真。残存石灰化沈着物はうまく除去され、その結果、歯間領域の大幅な審美的改善がもたらされた。

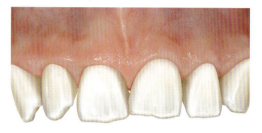

図1-60　イラストは、左右前歯部歯肉縁のスキャロップ形態を示している。

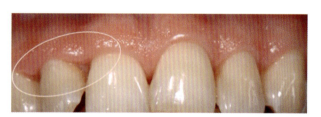

図1-61　臨床写真上の白丸は、図1-53, 54, 57, 58に示した徹底的かつ適切なインスツルメンテーションが行われる前に、不適切な非外科的インスツルメンテーションにより歯間空隙の乳頭が不十分であることを示している。

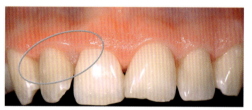

図1-62　灰色の円は、前臨床医が除去できなかった残存沈着物除去後の、理想的な治癒の徴候である適切な乳頭を示す。

臨床的安定性：歯周治療を長期的なゴールに導くキー

一貫性のないインスツルメンテーションは、技術的なエラーが原因であると考えられる。例えば、器具を歯根表面から離さず歯石をバーニッシュした場合（3章「よくある間違い：歯石のバーニッシュ」を参照）、または器具が適切にシャープニングされておらず、効果的に除去するように歯石にかみ込まなかった場合、歯石は完全に除去できないかもしれない。いずれの場合も、エラーは医原性であり、避けなければならない。

非外科的歯周治療の治療目標としての臨床的安定性に関するもうひとつの概念を以下に示す（図1-63～68）。初診時のX線写真を撮影してから11年後（図1-63）、深刻な歯肉退縮を認めた。包括的な歯周評価では臨床的な安定が見られ、著しく脆弱な状態でも維持が可能であることを示している。

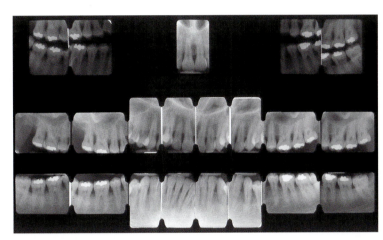

図1-63　以下の臨床写真（図1-64～69）に示す症例の初診時X線写真。

以下の臨床写真において、歯槽粘膜にプローブを置いて計測したところ、角化組織は約3mmであった（図1-65a）。歯肉溝にプローブを挿入すると、プロービングデプスは3mmであった。これは、細菌の侵入から歯を保護する付着歯肉または粘膜封鎖のいずれも存在しなかったことを意味する（図1-65b）。5mmの歯肉退縮も認められた。

上顎右側犬歯の遠心のプロービングデプスは約7mmであった（図1-65c）。歯肉のボリューム、特に可動性のある組織の増加も明らかであった。臨床写真に示すように（図1-65d）、初期の非外科的インスツルメンテーションと併用してダイオードレーザーを使用した。

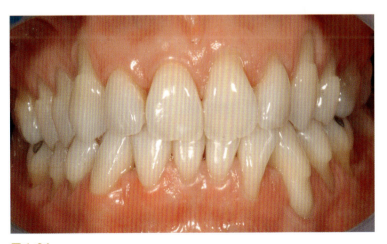

図1-64

# 1章 | 臨床的安定性：歯周治療を長期的なゴールに導くキー

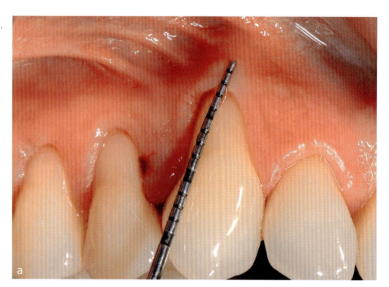

初診時の臨床画像の11年後、プロービングデプスは3mmに減少し、出血もなく、歯間乳頭は付着性で、もはや過形成ではなくなった（図1-66）。

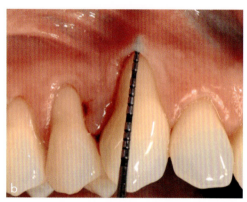
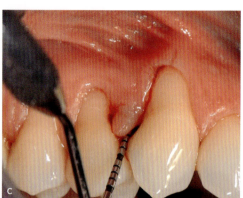

図1-65a～d

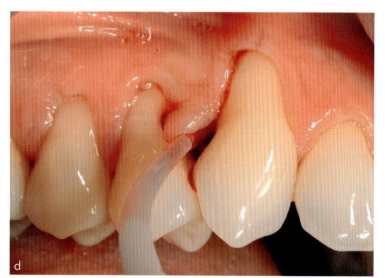

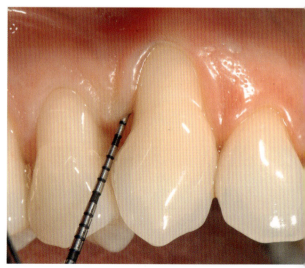

図1-66

臨床的安定性：歯周治療を長期的なゴールに導くキー

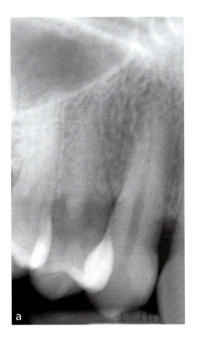
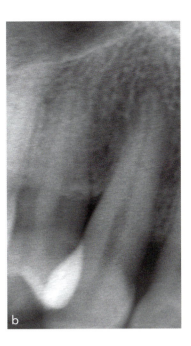

図 1-67　ベースライン（a）および 11 年後のフォローアップ（b）で得られた X 線写真の比較。

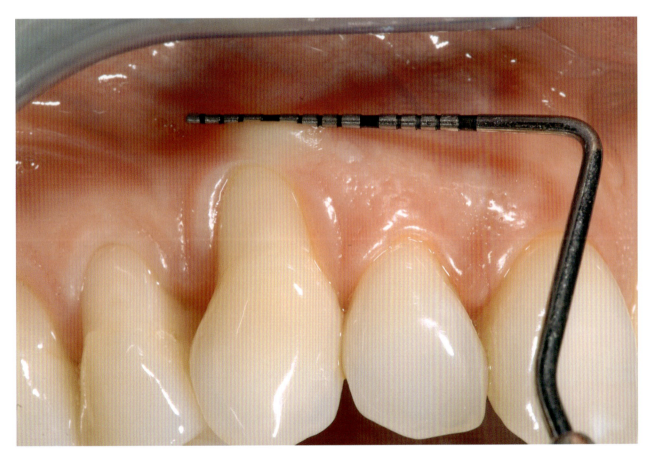

図 1-68　粘膜封鎖の質は、11 年のフォローアップ後に改善され、安定していた。

# 1章 | 臨床的安定性：歯周治療を長期的なゴールに導くキー

下に示す臨床写真はペリオドンタルメインテナンス期間中のフォローアップである（図1-69）。プロービングデプスは犬歯の中心頬側で1mm（図1-69a）、隣接する小臼歯の近心で2mm（図1-69b）、遠心で約3mm（すなわち正常範囲内）であった（図1-69c）。臨床医は、非常に慎重なインスツルメンテーションであったにもかかわらず、犬歯の遠心に残存歯石を探知した（図1-69d）。注目すべきことに、前に解説した症例のような、術者の手技に問題があったときにみられる持続性の炎症は存在しなかった（図1-38〜56）。

対照的に、この症例での原因除去療法後の臨床状態は、歯肉組織の収縮および炎症の大幅な減少をもたらしており、臨床医が非常に入念にインスツルメンテーションを施したことを示唆した。それでも、この症例では歯石の残存が認められたわけだが、これは非常に徹底的なインスツルメンテーションの後でも起こりうる出来事である。したがって、術者はリコール訪問ごとに見逃した残存歯石がないかを検査し、必要に応じて適切なインスツルメンテーションを実行できるようにすることが重要である。

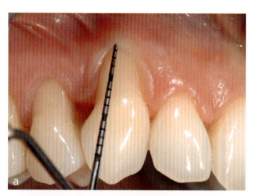
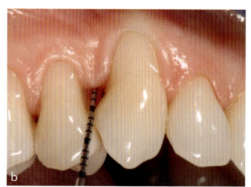
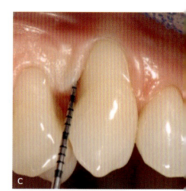
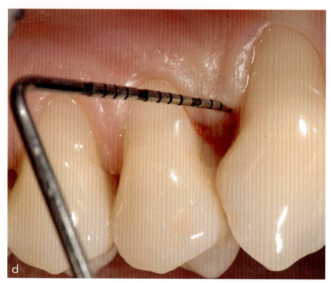
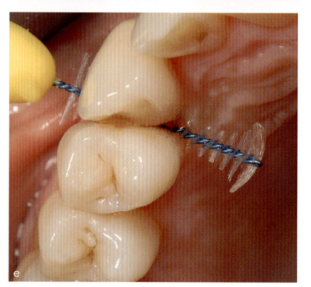

図1-69a〜e

**治療の成功には効果的な口腔衛生のスキルが必要である。このスキルの実践は臨床的安定性を得るうえで不可欠である**（図1-69e）。

臨床的安定性：歯周治療を長期的なゴールに導くキー

**歯周組織は健康であるが、劇的に退縮した（図1-70～79）。症例の安定性には、間違いなく多くの因子が影響している。ゆえに、臨床状況が非常に脆弱であっても、長期間維持することは不可能ではない。**

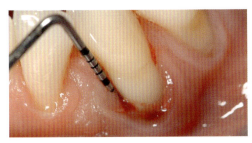

図 1-70　初診時の臨床写真は、出血と約6mmの歯肉退縮を伴う、約9mmのプロービングデプスを示している。

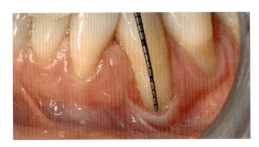

図 1-71　頬側の歯根に置いたプローブで、6mmの歯肉退縮を測定した。

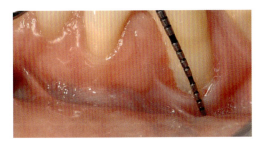

図 1-72　頬側粘膜に置いたプローブで3mmの角化歯肉を測定したが、プロービングデプス（2mm）を差し引くと、存在する付着歯肉は1mm。

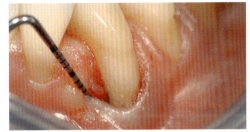

図 1-73　歯肉粘膜はプローブで容易に押し拡げられる。血液の付いた歯石も、歯肉縁下部で観察されるかもしれない。

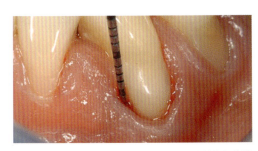

図 1-74　各リコール来院時に、口腔状態を非常に注意深く診察することで、臨床的診断を更新しなければならない。

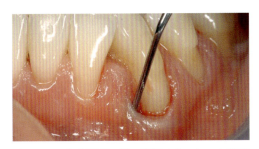

図 1-75　臨床写真では、専用のキュレットを垂直方向の動きで使用している。

# 1章 | 臨床的安定性：歯周治療を長期的なゴールに導くキー

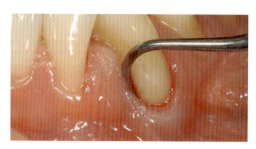

図1-76 写真では、近心頬側方向の水平ストロークでシックルスケーラーを使用している。

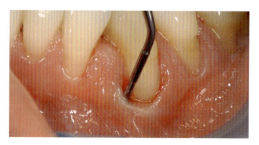

図1-77 隅角では、垂直方向の動きでユニバーサルキュレットを使用するのが効果的である。

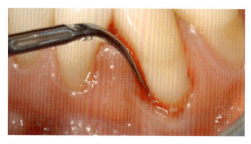

図1-78 非外科的インスツルメンテーションは、つねに機械的器具と手用器具を交互に使用する。

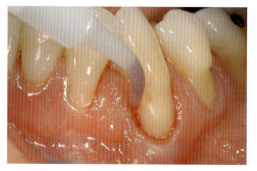

図1-79 リコール来院時には、ダイオードレーザーを非外科的インスツルメンテーションと組み合わせて使用することがある。

　本書以降のすべての章では、非外科的歯周治療後に満足のいく、そして、もっとも重要なことであるが、安定した臨床結果を達成できる手技、戦略、およびプロトコールを網羅的に詳しく説明していく。

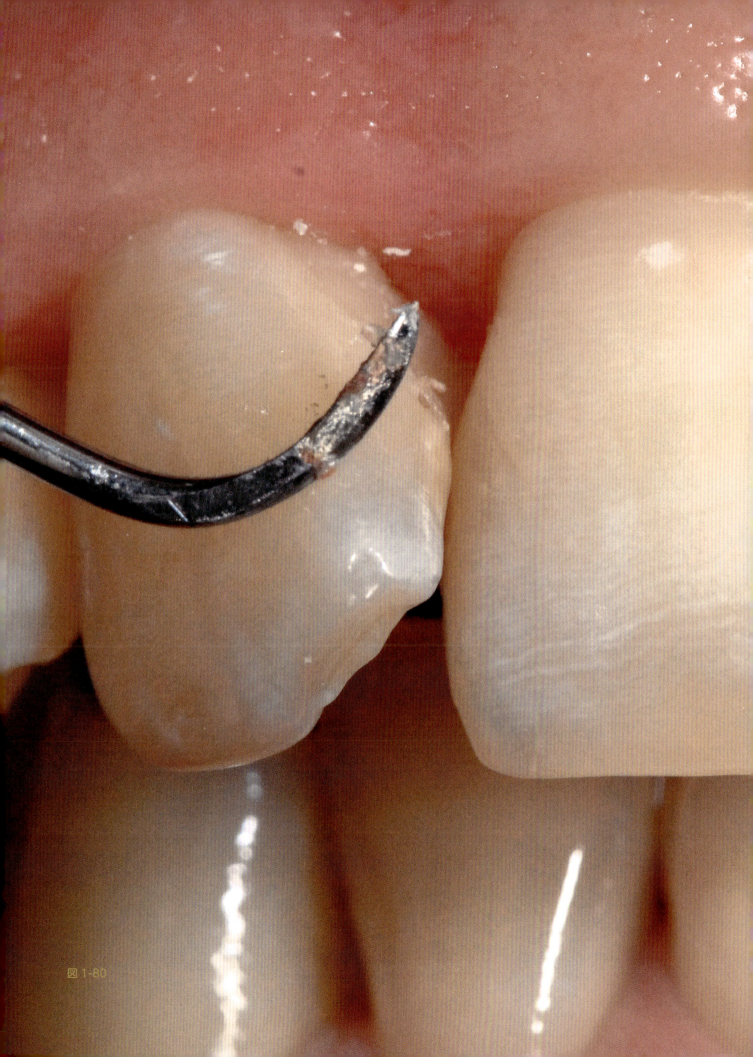
図 1-80

# 2

## 歯周病患者の
## マネージメント

手技

### 緒言

歯周治療は、予防、診断から歯やインプラントの周囲組織や支持組織の病変の治療までを幅広く含む、歯科の専門科である[1]。歯周治療のゴールは、健康で快適で美しく機能的であるために、天然歯やその歯周組織、インプラントやインプラント周囲組織が失われないように守り、状態を改善し、維持することである[1]。

健康な歯周組織の特徴は発赤、腫脹、排膿、プロービング時の出血などの炎症がないことである（図2-1, 2）。

手技

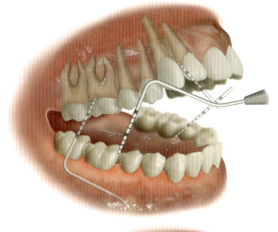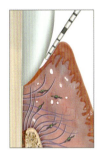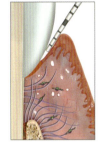

図 2-1　健康な歯周組織にプロービングを行っている図。

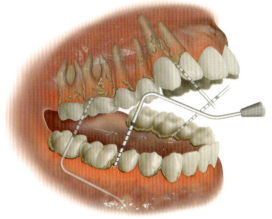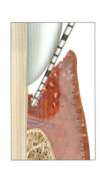

図 2-2　プラーク誘発型炎症性病変。

包括的な歯周病検査後、診断し、予後を鑑みたうえで、
常に患者に合わせた具体的で論理的な治療計画を立案すべきである[1]。

初診時
患者の現在の健康状態を包括的に評価

明らかで確実な診断

常に具体的で個々に合った、
流動的な治療計画

## 臨床手技

　非外科的歯周治療は、主に病原性の歯肉縁下バイオフィルムの除去、バイオフィルム形成やそれに引き続く破壊的な炎症を促す要因の排除に焦点を当てている。入念な診断の後、口腔の健康つまり生体内の物質や組織のバランスを崩している要因をすべて排除することが術者の主な目標となる。

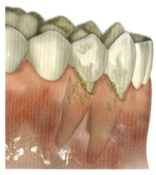

図2-3　バイオフィルム、歯肉縁上および縁下の石灰化沈着物、および変色は、歯へ損傷を与える外因性要素であり、非外科的インスツルメンテーションによって除去されなければならない。

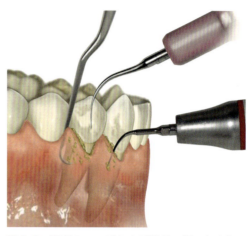

図2-4　患者のニーズおよび術者の好みに応じて、手用器具、超音波器具、またはその両方を使用し、厳密かつ有効なインスツルメンテーションのプロトコールに従い病原因子を除去しなければならない。

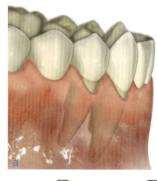

図2-5　主な臨床目標は、生物学的因子を尊重しつつ、歯周組織の炎症を惹起する因子を取り除くことである。これを行うために、術者は歯および粘膜組織の完全性を保持し、高侵襲または有害な方法（b）または過度に歯の組織を除去して（c）周辺の軟組織に損傷を与えないよう注意しなければならない。

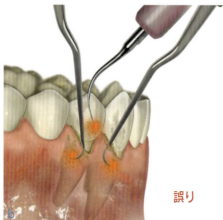

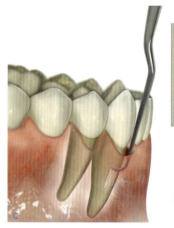

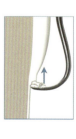

さまざまな治療方法があるが、どの方法も「個人の全身的な健康増進を図りながら、口腔の健康と臨床的な安定性を獲得する」という目標は共通している。それには患者の要望や心理的、経済的な要因を考慮し調整しつつ、患者のすべての要素を評価し、常にそれぞれの患者や口腔内の部位ごとのニーズに合った綿密でカスタムメイドな治療方法を決定する必要がある。

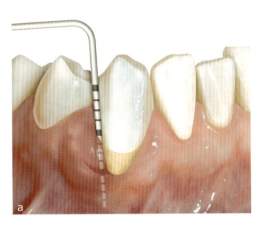
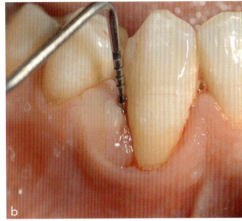

図2-6 （a, b）右下犬歯の遠心面に約9mmのプロービングデプスが認められた。

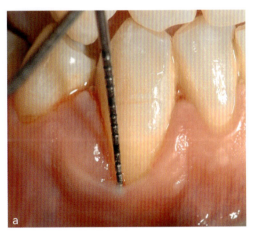
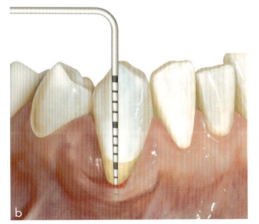

図2-7 （a, b）3mmの歯肉退縮とともに、さらに付着歯肉の非存在下で、頬側中央面には約2mmのプロービングデプスが認められた。

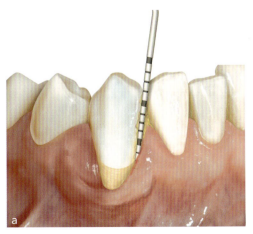
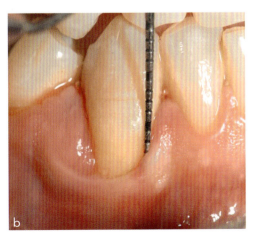

図2-8 （a, b）頬側近心面では、約2mmの歯肉退縮、2mmのプロービングデプスが認められた。

2章 | 歯周病患者のマネージメント

図 2-9 (a, b) ポケット深さの診査では、歯軸と平行角度でプローブを保ち、常に石灰化沈着物を探知しなければならない。

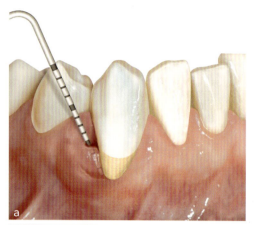
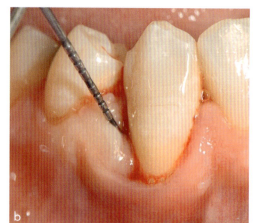

図 2-10 (a, b) この臨床写真とイラストでは、歯周プローブを歯軸に対し角度をつけて保ち、歯肉縁下の石灰化沈着物を探知し、辺縁部組織を慎重に引き離している。

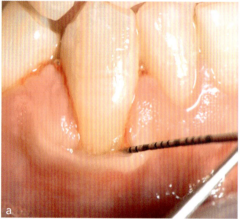
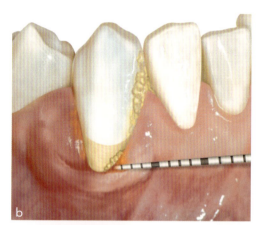

図 2-11 (a, b) 慎重に歯石を探知した後、術者はインスツルメンテーションを行っていくが、これは常に効果的、徹底的、および部位特異的、すなわち各部位に適切な方法でなければならない。

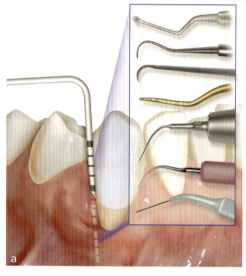
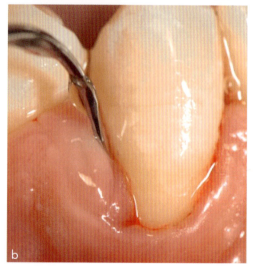

この本質的な概念を図 2-1 ～ 13 の図と臨床写真で示す。口腔内を評価するときは、それぞれの部位を慎重に評価しなければならない。同じ歯の周囲であっても処置する部位が違えば難易度や使用する器具も異なってくる。例えば遠心に深いポケットがあった場合、複雑なインスツルメンテーションのために十分な時間を費やす必要がある。特に、生体に留意しながら歯面に沈着する外来異物をすべて除去する際には多くの時間が必要となる。術者は、術者の好みや技術に応じてさまざまな道具や方法を選ぶことができる。一方で、

44

手技

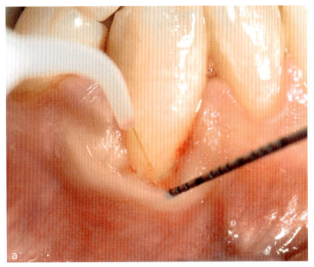
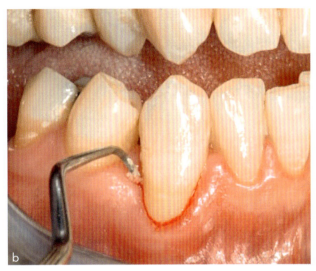

図 2-12 （a）角度を一定にすると、プローブにより歯石の探知は容易となり、またこれは、ダイオードレーザーファイバーを用いて行うこともできる。（b）頬舌側方向に水平ストロークを行い、グレーシーキュレット（5/6）を用いて犬歯遠心部の石灰化沈着物を除去している。

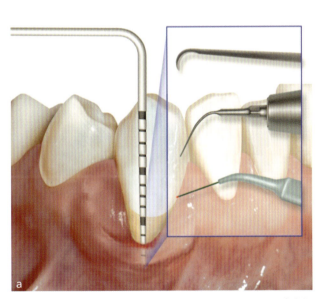
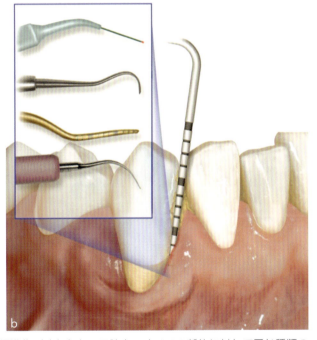

図 2-13 （a, b）非外科的インスツルメンテーションは決して標準化（すなわち、口腔内のすべての部位に対して同じ種類のデブライドメント）されてはならず、必要に応じて区別されるべきである。言い換えると、インスツルメンテーションに先立ち、常にプローブやレーザーを用いて注意深く軟組織や石灰化沈着物の存在を診査・探知しなければならない（図 2-9, 2-10, 2-12a）。

頬側や近心側においては、少ない器具で短時間のうちに行うことができるかもしれない。またポケット深さの値が異なれば、予後も異なってくる。（臨床的に得られた結果に大きな食い違いがあるかもしれないということである。）

つまり細心の注意を払って歯石の探知や測定をしなければならない。もちろん過剰な力で行うことは避けるべきである。なぜなら不要なインスツルメンテーションや健康な歯周組織付近での器具操作は、組織を傷つける可能性がある。（例えば不用意な器具操作によっ

2章 | 歯周病患者のマネージメント

て0.49mmのクリニカルアタッチメントレベルの喪失が起こると報告されている)[2]。

図2-14～26の写真と図は非外科的歯周治療を行った症例のリコール再評価時（術後1年経過）のものである。

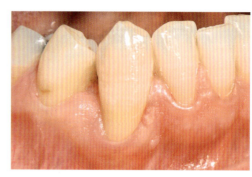

図2-14 非外科的歯周治療1年後の臨床所見。

図2-15 初診時X線写真では、遠心部に顕著な骨欠損を認めた。青線はCEJを示す。2本の茶線は、犬歯の遠心部骨欠損とCEJから約2mmの位置にある健全な状態での歯間部の歯槽骨頂を示している。

図2-16 図2-15のX線写真から1年後のX線写真。歯周組織の顕著な改善が認められる。茶線は、遠心部の骨喪失を示し、これは以前のX線写真から明らかに改善されている。

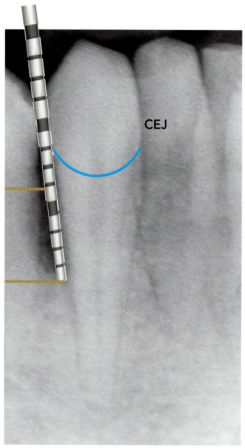

図2-15　　　　　図2-16

図2-17 （a）犬歯遠心部では、2mmのプロービングデプスが認められ、出血はなく、2mmの歯肉退縮を伴っていた。（b）これらの値もイラストにて正確に反映されており、初診時9mmのプロービングデプスより大幅に減少していた（図2-6参照）。

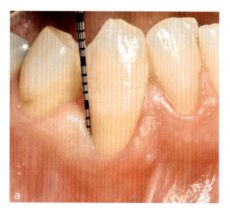
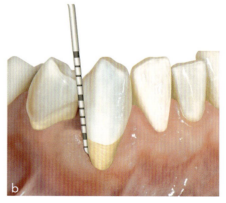

46

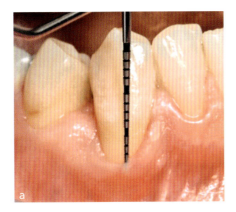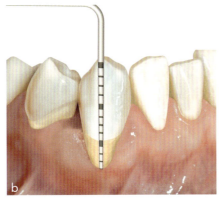

図2-18 臨床写真とイラストにおいて、ポケット深さは1mm、出血はなく、組織は安定していると思われる。新生した粘膜は歯周組織の一貫性を保護しているようであり、歯肉退縮を認めるが健全とみなされる。

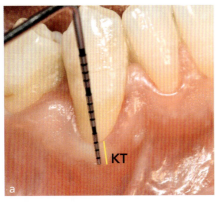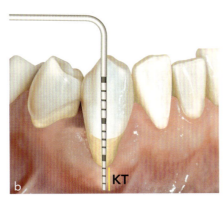

図2-19 （a, b）頬側部では、プローブにて3mmの角化組織（KT）が認められた。プロービング値1mmを差し引くと、2mmの付着歯肉となり、付着歯肉が存在しなかったベースライン時と比較すると粘膜の明らかな改善が認められる。

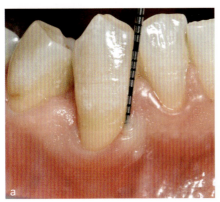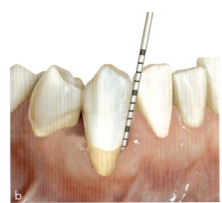

図2-20 治療後の出血の伴わないポケット深さ2mmの犬歯近心面、臨床写真（a）およびイラスト（b）。

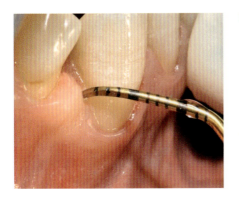

図2-21 フォローアップ中のリコール時、必要に応じてインスツルメンテーションを行う。臨床写真では、ユニバーサルキュレットを用いて頬舌側的に水平ストロークを行っている（Universale Currete, Micerium）。

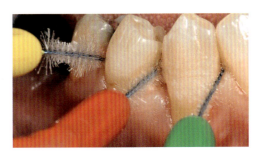

図2-22 リコール時に患者のモチベーションを強化することは良い案である。臨床写真は、解剖学的形態の歯間ブラシ（Enacare, Micerium）を使用している。

2章 | 歯周病患者のマネージメント

**患者自身でのホームケアは、最高の結果を得るうえで、とりわけその状態を長期間維持するうえでもっとも重要なファクターである。**

常に患者のホームケアの程度を評価し、ホームケアに有効な道具や情報を与え、治療を行ううえで重要な役割を果たせるよう励まし続けることは術者にとっては不可欠なことである。先ほどの図2-14〜26のケースは、1992年のSocranskyとHaffajeeが示したエビデンスを裏付けるものである[3]。それによれば歯周組織の炎症とは以下の3つに分けられる。

- 患者特異性
- 歯種特異性
- 部位特異性

したがって、それぞれの部位を個別に詳細に評価しなければならない。

**原因除去治療やメインテナンス時においては、異なる患者で同一の非外科的インスツルメンテーションを行うようなことは決してない。**

器具、技術、方法は、患者ごとに、また歯周治療のゴールによって異なるものである。同じ患者の口腔内にさまざまな臨床症状が共存しているという事実からも、このアプローチが正しいことがわかる。例えば、歯肉炎がいくつかの部位に存在し、その他の部位は歯周炎に罹患している場合、部位によって治療ニーズとその予後が異なる。

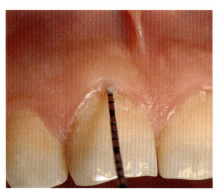

図2-23 プロービングデプスは2mmであり、多くのプラーク沈着と出血が認められた。可逆性の歯肉の炎症、または歯肉炎と診断された。

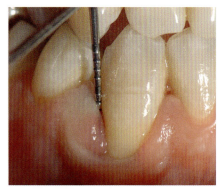

図2-24 図2-23と同じ患者で、プロービングデプスは8mm、出血を伴い、下顎右側犬歯の遠心面の歯肉がわずかに腫脹している。限局型重度歯周炎と診断された。

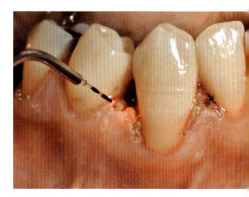

図2-25 もっとも歯周炎が進行し歯肉の肥厚がみられた部位に対し、ダイオードレーザーにて歯肉のリモデリングを行った際の臨床写真。

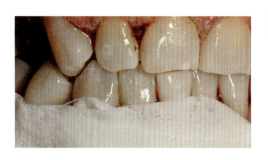

図2-26 歯肉整形後、指歯ブラシ（Enacare）を、術部、またハサミで切り取った部分まで適用することが薦められる。クロルヘキシジンを含浸させたガーゼを、術後数日間、術部の感染防止のために使用することができる。

手技

**トレーニングを受けた術者、経験豊富な術者が最新技術と次世代機器を用いることで、非外科的歯周治療は最高の臨床結果をもたらす。**

1989年のコンセンサスレポート[4]には、以下のように記されている。「知識と治療技術の進歩の結果、適切な治療、理にかなったプラーク／バイオフィルムのコントロール、継続的なケアを行うことで、大部分の患者は生涯にわたり自身の歯列を維持することができる。」[1] これは2010年に発表されたアメリカ歯周病学会のポジションペーパーにおいても引用されている。

歯周病は、歯と歯肉の間に堆積しているバイオフィルム中の細菌に対して宿主反応が生じた病的な状態である[5]。

非外科的歯周治療は主に病原毒素の機械的な除去と、きめ細かいプラークコントロールプログラムを基本としている[6, 7]。

非外科的歯周治療は歯周治療においては欠かすことのできないものである。そのため、それぞれの患者ごとに立てられた理想的な治療計画においても重要な部分である[8]。

患者ごとに治療法を選択するにあたっては、医療者側は病理学的なメカニズムやそのメカニズムと治療法の相関性を、生物学的根拠に基づいてよく理解しておかなければならない。特に重要なのは、健康な状態を生涯維持するため、容易にメインテナンスケアができるような治療法を選択しなければならない、ということである[4]。

非外科的歯周治療を成功させるうえで重要なのは、常に患者ごとにアレンジしながら、適切なプロトコールと必要な器具を用いて効果的に行うことである。特に臨床的に安定した結果を得るためにただちに功を奏するうえでカギとなる因子は、患者の態度とモチベーション、さらに言えばホームケアができているかどうか、指導されたことを守れているかどうかである。言い換えれば、満足のいく長期間安定した結果を得るためには、初めの段階から医療者と患者の間に「治療目標に向かってともに協力しながら歩んでいく協力関係」（therapeutic alliance）を築くことが必要不可欠である。

**医療者は現在の症状について正確な診断を下すことが不可欠である。その後の非外科的歯周治療の結果は、患者や、術者の選択した治療法に関連するものなど、さまざまな要因に影響される。**

marisa roncati　歯科衛生士の力でここまでできる 非外科的歯周治療

## 注意深い包括的な診断の重要性

以下の臨床症例では、注意深い診断が重要であることがよくわかる。

初診時にこの患者は他院での施術後、非常に不快感があったと訴えていた。この女性患者はルートプレーニングと思われる施術を他院で受けたとのことであった。この患者の不快感は精神的なものと痛みに関連したものであった。歯周組織は健康であったが、歯肉退縮が起こっていた（図2-27）。歯間乳頭は欠損し、歯間空隙は明らかに審美性を失っていた。初診来院後、患者にはバイオフィルムを除去するために非外科的歯周治療が施された。また、歯肉溝内も含め歯肉を傷つけないようていねいにブラッシング指導を行った。

図2-28～31の臨床写真は同じ症例のものである。初めてのクリーニングから約6年後、歯間乳頭が再形成され、スマイルラインや審美性の改善がみられる。患者の歯科医院への態度も変化し、過去の感情的な緊張状態や恐怖感は軽減した。

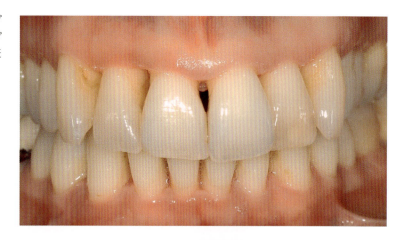

図2-27 初診時の臨床所見では、スキャロップ状の歯間乳頭が欠如している。患者は、ルートプレーニング後に悪化した強い知覚過敏の症状を訴えていた。

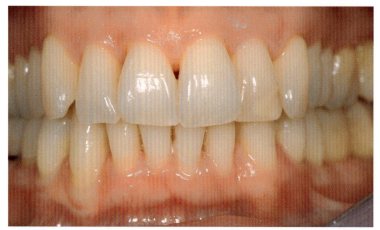

図2-28 図2-27と同じ症例の6年後。プロービングデプスは3mmから1mmに減少し、すべての部位で出血は認めず、また、治療後の写真に示されるように、それらと同様に重要な審美的改善が、より理想的な歯間乳頭の形態によって達成されている。

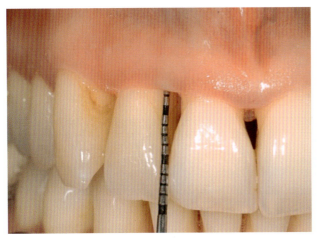
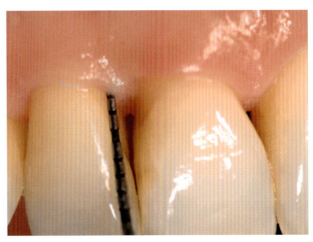

図 2-29　初診時、右上側切歯の近心面はプロービングデプスは3mmであった。

図 2-30　図 2-29 の写真から6年後、プロービングデプスは2mmまで減少し、出血も伴わなかった。歯間乳頭の審美的改善は、特に顕著であった。

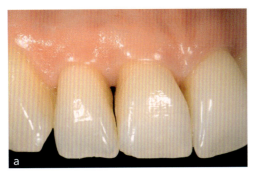
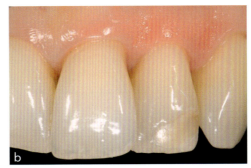

図 2-31　フォローアップ中の6年（a）および8年（b）のリコール時それぞれに撮影された臨床写真。審美的に非常に重要な部位において、健康で調和のとれた安定した臨床状態を示した。

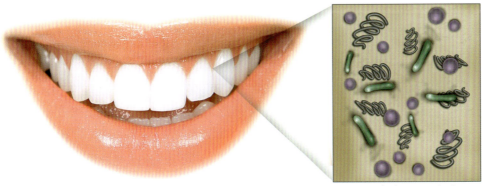

図 2-32

**バイオフィルム**

　プラークが関連する歯周組織の状態というのは、複雑な集合体が引き起こす多因性炎症状態であり、宿主の組織や細胞に付着する細菌によって引き起こされる（図 2-32）。これらは相互に作用し、サイトカインやケモカイン、炎症性メディエーターを大量に放出する。その中には歯の支持組織である骨、歯根膜を破壊する物質も含まれ[9]、それらを適切に制御することができないと、歯を喪失することにもなる[10, 11]。

## 2章　歯周病患者のマネージメント

歯周病は、非常に強い局所炎症反応を引き起こす特異的な細菌によって生じる[3, 12]。出生時、新生児の口腔内は無菌であるが、数時間後には細菌で満たされている。多くの細菌は両親、特に母親[13]、もしくはベビーシッターから感染する。つまり、効果的に初期段階で予防するために、若い患者に口腔衛生指導を行うことが重要である。

幼児の口腔衛生に関する1つの提案として、幼児の口腔内の粘膜を拭いたり、乳歯を清掃したりする際にはガーゼを指に巻いて使うのではなく、安全、簡単で効率的な指歯ブラシ（Enacare）の使用をおすすめする（図2-33〜35）。この方法の特徴とガイドラインは3章にて詳しく解説している。つまり、すべての患者は、適切で厳格で一貫したホームケアを行うことで、自然で、健康的な、また機能的で審美的な笑顔が保証されるであろう（図2-36〜39）。逆にプラークが原因の歯周組織の炎症は、歯肉炎になるかもしれないが、それ自体は可逆性であり、非外科的アプローチによって容易に治療できる。その予知性の高い効果については本書で詳しく解説している[14, 15]。

多くの基礎的なコンセプトは1960年代から知られており、1990年代に入り詳細に記述され、最近では、炎症状態にうまく対処

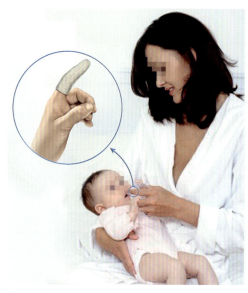
図 2-33

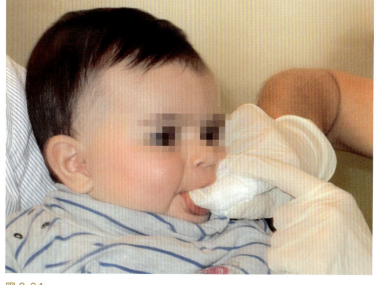
図 2-34

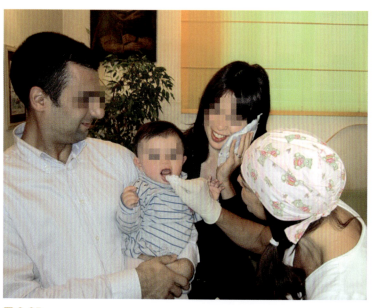
図 2-35

するうえで歯周感染症の病因論に基づいた新たな考え方が加えられている。

　1965年、Löeらによって歯周病の病因論的モデルとして実験的歯肉炎を用いた研究が行われ、プラークは歯肉炎を引き起こし、それは日和見の非特異的病原物質から構成されていることが確認された[16, 17]。その後、歯周組織の細菌叢について質と量の観点から研究が行われた。

　歯肉炎、歯周病の主な病因因子は、細菌で構成されたバイオフィルムである。このバイオフィルムは常に口腔内の硬組織（歯や補綴物）の上に形成され、歯肉溝内でも容易に増殖する。ある細菌が特定の部位に侵入し始めると、炎症反応が引き起こされ、出血を伴うことも多い。

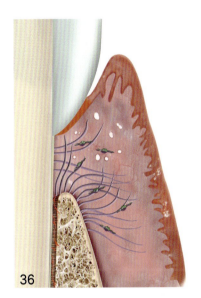
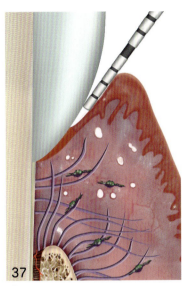

図2-36, 37　健全な歯肉では出血は認められない。

図2-38, 39　プロービング時の出血は炎症の指標であり、高い予知性を示す。

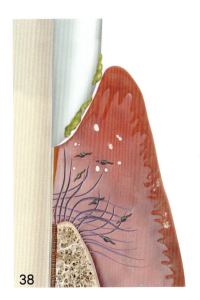
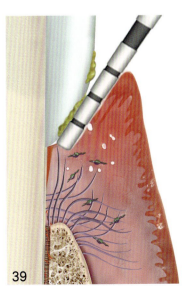

## 臨床症例（図2-40〜43）

この男性患者は中等度から重度の歯周炎を呈している（図2-40a）。X線写真からは、主に上顎左側中切歯の近心に限局的であるが顕著な骨欠損像が認められた（図2-40b, c）。患者によるホームケアは明らかに不良だった（図2-40a 参照）。歯ブラシや歯間ブラシの使い方についての詳細な指導とともに、何度も術者によるプラーク除去を行ったが、適切な口腔衛生のための患者教育、患者指導には時間がかかり、困難を極め、その結果治療期間が長引いた。指導に対する患者のモチベーションは低く、炎症状態が持続したため（図2-42）矯正治療に移行できなかった。

図2-40　初診時の臨床写真（a）とX線写真（b）。デンタルX線写真より、上顎左側中切歯に重度の骨吸収を認める。

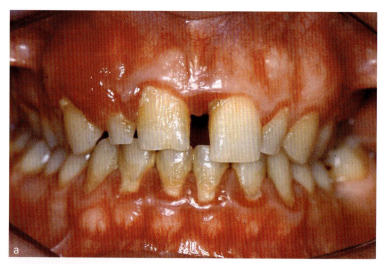
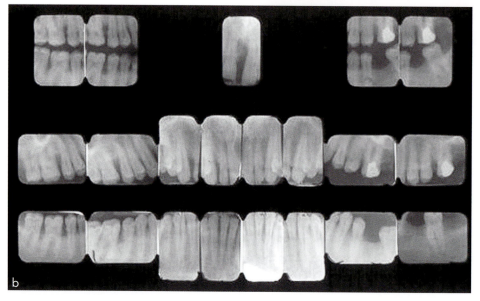
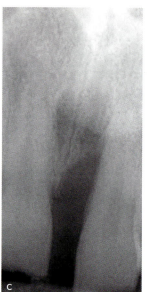

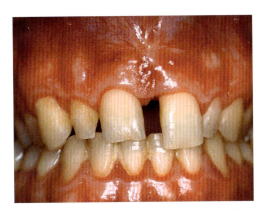

図 2-41 矯正治療前ではあるが、リコール終了後の臨床所見。

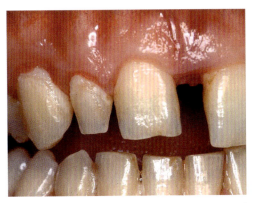

図 2-42 臨床写真で示されるように、豊富なプラークの沈着が認められたため、矯正治療は患者による清掃の改善が見られるまで延期された。

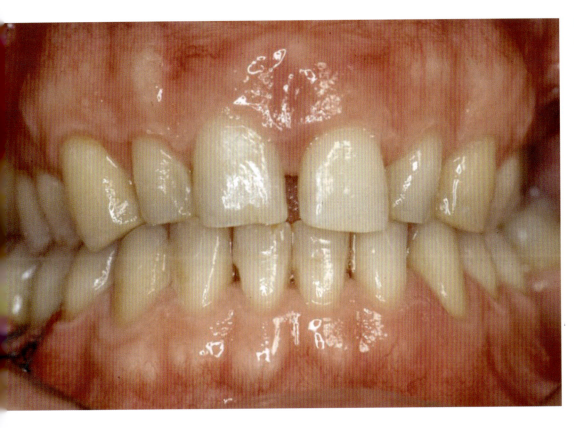

図 2-43 1年後の臨床写真、非外科的インスツルメンテーションと歯列矯正治療を行い、フォローアップでは、年四回の定期的なリコールによる患者の動機付けを行う。

　他の日和見感染のケースと同様、細菌のみで歯周病が発症するとは限らない。しかしながら、細菌がなければ歯周病は発症しない[18]。特異な免疫機能を有する場合や、厚くしっかりした歯肉のバイオタイプや、炎症性疾患を悪化させる因子がない場合には、歯周病の発症は個人の感受性と、遺伝的なリスクファクターの影響を受ける。しかし、個人の口腔清掃によってはバイオフィルムのもつ病原性に常に対抗できる[19]。

2章 | 歯周病患者のマネージメント

遺伝的に罹患しやすい人においては歯周病は重症化する[20-22]。このような人たちは、炎症に対して症状を重症化させるような経路を妨げる免疫機能に何かしら問題がある。歯周病を悪化させるリスクファクターは多くが知られているが、中でも喫煙は大きなリスクファクターである[23]。ホームケア習慣や肥満、運動不足などのライフスタイルも非常に重要である[24]。これらの因子は見直すことができるので、医療従事者は予防の基本原則にのっとり、より効率的な治療を進めるために、それらの因子を取り除かなければならない。

1996年に歯周病の主な病因病原体は同定された。*Actinobacillus actinomycetem-comitans* は1929年にTopelyとWilsonによって命名された[25]。この菌は実のところそれ以前の1912年にKlingerによって *Bacterium actinomycetem comitans* として分離された[26]。1985年にはこの菌がデンタルプラーク中に存在することが示され[27]、1977年にはNewmanとSocranskyによって限局性若年性歯周炎との関連性が指摘された[28]。

1999年の the World Workshop in Periodontics では以下の細菌が特異的な病原体として挙げられた[29]。

- *Porphyromonas gingivalis*
- *Tannerella forsythia*
- *Actinobacillus actinomycetemcomitans* （現在名 *Aggregatibacter actinomycetemcomitans* [30]）

*Aggregatibacter actinomycetemcomitans* のDNAは、アテローム性プラークから同定された。その理由は、口腔から循環系への歯周病原細菌の移行し、アテローム性プラーク形成に関与しているのではないかと考えられる（図2-44）。これまでに歯周病と循環器疾患の関連性が科学的に明らかになっている[31]。歯周組織において組織障害生じると、局所的な炎症性メディエーターが多量に産生される。それにより循環器疾患のマーカーでもある炎症性サイトカインが血清中で上昇し、それらが血流にのり、結果として血管障害を引き起こすと考えられている[31]。

**歯周病患者は、健常者と比べて心筋梗塞を発症する確率が3倍高いといわれている**（図2-45）。4mm以上の歯周ポケットが40%以上の部位に存在すると、循環器疾患のリスクが有意に上昇することも明らかになっている。

さまざまな研究で、口腔−血流間の菌の移行による菌血症によって主要な歯周病原細菌である *Porphyromonas gingivalis* がアテローム性動脈硬化症を悪化させることが示唆されている[32, 33]。

2009年アメリカ歯周病学会（AAP）とアメリカ心臓病学会（AHA）は共同でコンセンサスペーパーを作成、発表した。そこでは、歯周病と心血管疾患の間には共通のリスクファクターがあり、またそれぞれが独立した疾病のリスクファクターであるとする科学的エビデンスが示されていた[34]。ある患者においては、慢性炎症のような生物学的因子が歯周病と心血管疾患の発生、増悪に影響することが明らかになっている[33]。患者は、特に体が不自由な高齢者においては、歯周組織の健康を保つことが、体内の危険な炎症を減少させる手助けになり、心血管疾患のリスクを下げることが明らかになっていることを知っておくべきである[1, 32, 36]。

56

以下に挙げる細菌がレッドコンプレックスとして知られる細菌群であ[37]。これらは重度慢性歯周炎と関連し、侵襲性歯周炎の部位でもよく見られる[9]。

- *Porphyromonas gingivalis*
- *Treponema denticola*
- *Tannerella forsythia*（以前は *Bacteroides forsythus*、*Tannerella forsythensis* と定義されていた）

歯周病の病因形成に細菌因子が関わっているのではないかということは50年余りにわたって考えられ、Slotsのポリメラーゼ連鎖反応（PCR）を用いた研究によってようやく確認された[38]。

歯周病の臨床症状は個人の健康状態にも影響される。糖尿病、特にコントロールされていない糖尿病などがある場合、歯周病が進行するリスクは上昇する[19, 39]。

さらに、歯周病を引き起こす病原因子は、歯肉のバリアを通過して血流に侵入するため、口腔から遠く離れた臓器中にも定着できる（図2-45参照）[40]。これにより血管内で起こる肺[41-43]や心臓の感染症、もしくは整形外科用のプロテーゼ中に細菌感染が生じ、その部位で深刻な疾患が起こるリス

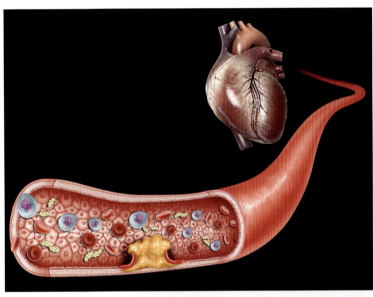

図2-44 歯周病原細菌は、口腔から循環系に移行し、そこでアテローム性プラークの形成に関与する。

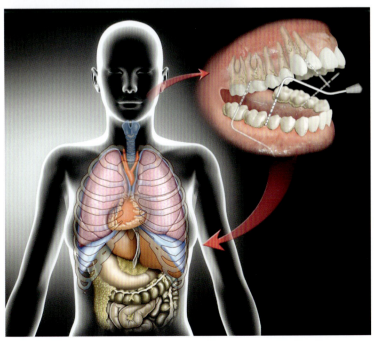

図2-45 健全な口腔衛生状態と比較して、歯周病は心血管疾患のリスクを3倍に増加させる。歯周病原細菌はまた、歯肉のバリアを貫通し、血流によって移動し、口腔から非常に離れた器官でも認められるようになる。

クが上昇する[32, 36]。細菌の侵入による慢性炎症疾患は口腔内や全身の健康状態に異常をもたらす。全身状態に関しては血液中のヘマトクリット値を測定することで、容易に検出することができるかもしれない。

歯周組織が健康な人々と比較すると、炎症状態にある患者は血流中に高レベルの顆粒球が見られる（好中球は宿主の持つ感染に対する最初の細胞防御機構である）。またC反応性タンパク質（CRP、肝臓で合成される抗炎症性タンパク質）と呼ばれる全身性のパラメータの値にも変化が見られる[44]。

高感度CRP（hs-CRP）は炎症の非特異的マーカーである。

適切な歯周治療が行われ口腔内の臨床状態が改善した結果、全身性の炎症状態の改善が見られたとする報告もある。このことは歯周病が炎症の全身感受性に影響を及ぼしている

ことはもちろん、アテローム性動脈硬化症や他部位での慢性炎症などさまざまな疾患にも影響を及ぼしているという示唆を支持するものである[45-48]。特に血清CRPレベルの上昇（hs-CRP値42.0mg/L）[31]は心筋梗塞と循環器疾患の発生を疑わせる重要な値である[45, 46, 49, 50]。

歯周病のコントロールを行った結果、他の血管機能のパラメータの改善が見られることも明らかになっている[49]。

**つまり歯周病は、歯周病菌が口腔内から血流に移行した結果アテローム性プラークの形成を促す（図2-44参照）という直接的な影響や、血清中の炎症性サイトカイン量の増加を伴いながら局所での炎症性メディエーターの産生を増加させ、その炎症性メディエーターが血流に侵入することにより血管が障害されるという間接的な影響をもたらす。**

したがって、**個別化されたオーダーメードの歯周治療、特に非外科的治療**は、**局所はもちろん全身の健康レベルでの疾病予防に有益な効果**があることは明らかであることから、たとえ**重度の疾患を抱えていたとしても、すべての患者に対し適用**することができる。

特に非外科的歯周治療は妊娠中の女性に行うことが推奨される。というのも、歯周病は妊娠に関連するさまざまなネガティブな事象において重要な役割を果たしているかもしれないからである[51-53]。

歯周組織の炎症状態が進行している女性は、病原細菌が全身に広がることにより、たびたび菌血症となることが示唆されている。細菌は子宮腔に達することもあり、早産を引き起こす可能性のある胎児胎盤部の炎症性カスケードを誘発する[54]。歯周組織の感染は全

身的に炎症性サイトカイン量を増加させ、引き続いて胎盤に変化を生じさせ、低体重児や早産を生じる可能性が考えられている[55]。つまり、口腔内の状況を含む、健康状態のモニタリングは女性、特に妊娠中の女性には必須である。そのようなモニタリングは女性にとって、妊娠中においてはいかなる場合にも禁忌になるような治療を避けるとともに不利益な産科的事象の発生を下げる手助けとなる。

また歯周病予防や歯周病治療は糖尿病患者にも必須である。口腔状態のモニタリングをすることにより、歯周組織の炎症が、治療優先度の高い全身性の症状を悪化させることのないようにコントロールすることができる。

歯周治療の治療方針は、それぞれの個人の特定のニーズに合わせてカスタマイズされるので、多岐にわたるが、以下に挙げるようなステージは常に必要である。

- 患者教育、動機付け、個別化された口腔衛生指導。その中には喫煙やストレス、全身疾患などのリスク因子のコントロール方法のカウンセリングも含まれる。必要であれば、患者を専門医に紹介する。
- 細菌バイオフィルムの除去（ほとんどの全身疾患のケースにおける医療用ガーゼもしくは指歯ブラシ（図2-46）を用いた粘膜組織、歯面、義歯のプラークの除去も含まれる。さらに重度な障害を持つケースの場合、この除去方法が歯周治療の最初の処置となる）。
- 長期にわたる歯やインプラントのメインテナンスのために常に個別化された定期検査プログラム。

次章では正確な診断方法に加えて、歯周病患者の治療における第一段階について詳細に説明する。細部まで健康管理に気を配ることにより、術者と患者間の協力関係を大幅に向上させ、未来における臨床目標を容易に達成することができる（図2-47）。

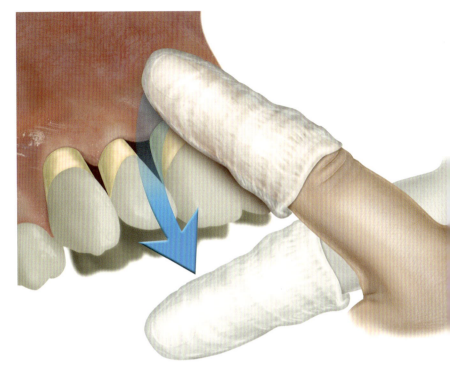

図2-46　特に、重度の全身疾患を有する患者は、バイオフィルムを除去するために指歯ブラシ（Enacare）を使用することが常に奨励される。青い矢印は、清掃におけるストロークの方向を示す。

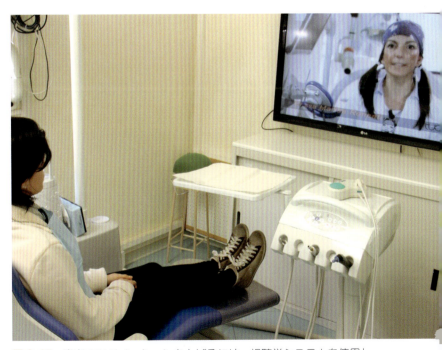

図2-47　患者のモチベーションを上げるには、視聴覚システムを使用し、詳細かつ非常に有益な方法で、家庭でのオーラルケアの方法と戦略を説明することが特に有用である。

## 初診から原因除去療法：初期治療まで

　患者は通常、歯周病専門医の予約を取るためにクリニックに電話をかけてくる。電話応対するスタッフは（図 2-48）は予約をとり、クリニックまでの道順を説明する。スタッフは患者に対し、現在のものに限らずX線写真を持っているかどうか聞き、初診来院時に持ってくるように伝えることが重要である。

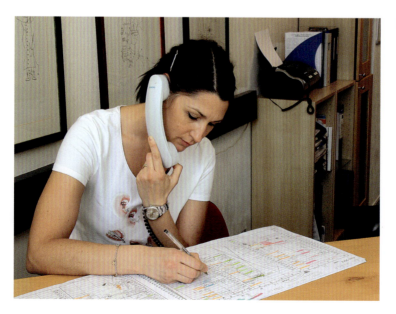

図 2-48

## 患者の診査 / 検査

　初診来院時、まず事務スタッフが患者と応対し、患者に問診表が渡され、それに記入するように促される。通常、患者は待合室に座っている間に、問診表に医科的、歯科的既往歴を記入する。その後、回答が終わった問診表は事務スタッフに渡され、事務スタッフは患者がすべての質問に答えているか確認する。未回答の部分があった場合、回答済みの問診表を歯科医師に渡す前に、スタッフは患者と協力して抜けている情報を埋める作業を行う。その後、患者は初診時診査が行われる部屋に事務スタッフもしくはアシスタントによって誘導される。

　患者と面会する前に歯科医師は、患者の全身の健康状態や過去の歯科治療経験などの情報を得るために、問診表を確認する。問診の最初に「今日はどうされましたか」と患者に尋ねることが必須である。

　この質問に対する答えによって、今回の来院が審美のためなのか、機能的な問題なのか、はたまた医学的疾患による問題か、炎症による不快感を取り除くためなのか、ということを歯科医師が知ることができる。歯科医師は、患者をさらなる精査のために関連する専門医に紹介する可能性を考慮しながら、口腔内の軟組織の状態を診査し、異常がないかどうか確認を行う。

　口腔内の軟組織診査のもっとも重要な目的は、前癌病変がないかどうか、特に頻発しや

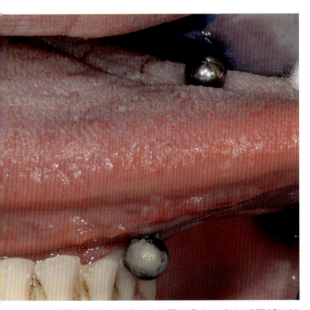
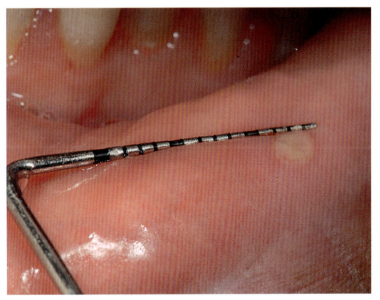

図2-49　舌ピアスが認められ、主に舌腹部には石灰化沈着物およびバイオフィルムが蓄積している。微生物のプラーク形成と同様、歯石が歯や補綴物などの硬い表面にのみ形成され、粘膜上には形成されないことが確認できる。

図2-50　患者の下唇内側には病変が認められる。病変の大きさを測定するためにプローブが用いられる。

すい下唇と舌の側縁にないかどうか確認することである（図2-49, 50）。口唇は目視可能で、容易に病変を評価できるが、舌の側面の粘膜は医療者の診査をすり抜ける可能性がある。そのため、患者に了解を取った後、舌尖をガーゼで摘み、舌を引っ張ることを勧める（図2-51, 52）。この口腔内診査は原因除去療法の初期はもちろんメインテナンス来院時にも毎回行うことを勧める。喫煙や飲酒などの従来のリスク因子とは別に、ヒトパピローマウイルスのサブタイプ、や遺伝要因、免疫不全、などは若年成人の腫瘍発症を促進する可能性がある[57]。たとえ腫瘍が悪性であったとしても、早期発見が治療の成功をもたらすことがある[58]。

診断のために初診時にもっとも重要なことは、歯周組織検査である。それにより正しい診断に不可欠な生体情報を得ることができる[59]。歯周病関連の所見を収集する際に重要なことは、何を測定しているのか、なぜそれを行うのか患者に説明することである。例えば、「今、歯と歯肉の間の溝の深さを計測しています。出血がなく、深さが1～3mmの間であれば健康な状態です。3mmを超えると問題が起きているので、それについては後

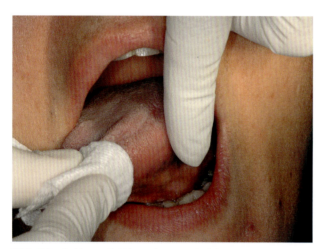

図2-51　毎リコール時に、すべての医療従事者は、徹底的な口腔内検査を行う義務がある。口腔癌の好発部位の1つは、舌側縁である。患者の舌を伸ばし、術者はガーゼパッドで舌を保持し片側に移動させ、目視および触診で粘膜組織を検査する。

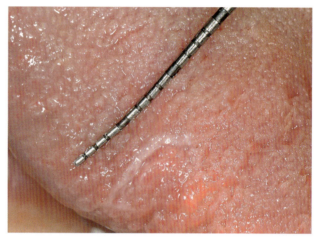

図2-52　病変の大きさ、特徴、部位を診療記録に記載する前に、写真に示されているように、通常からわずかな差であったとしても確認し測定しなければならない。歯科医師は、特定された病変を診断するか、または精密検査のため患者を専門医に紹介するかを決定する。

初診から原因除去療法：初期治療まで

で詳しくお話しいたします」といったものである。また、各歯6ヵ所の測定を行い、歯肉退縮や低位な歯肉マージン、根面露出などの存在を記録することも説明する。

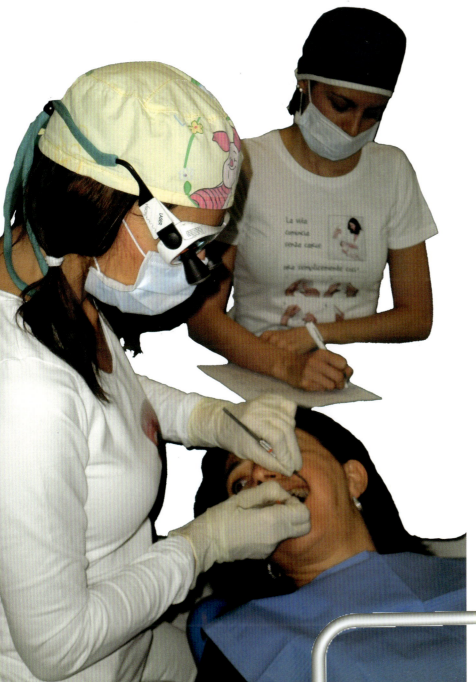

図2-53

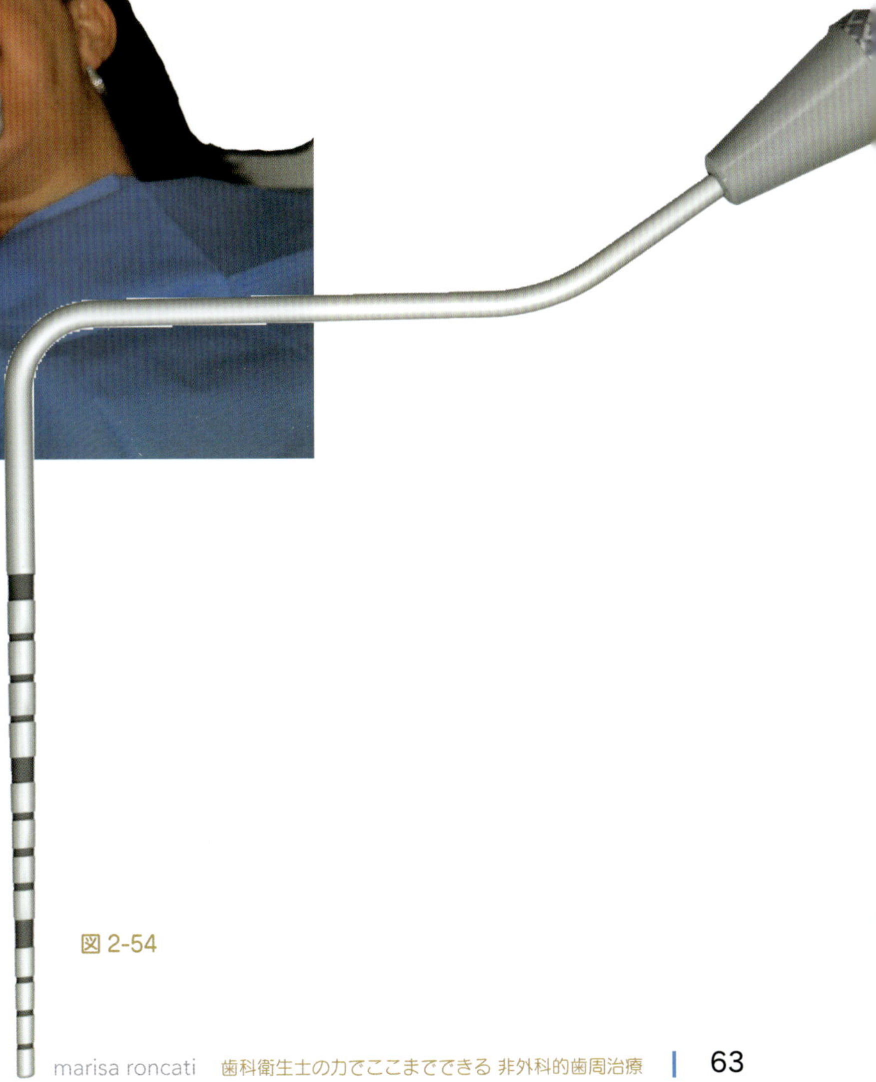

図2-54

## 2章 | 歯周病患者のマネージメント

また、術者はアシスタントにプロービングデプスや他のパラメータの記録を手伝ってもらう必要がある（図2-53～55）。最初に歯式を記録しておくと便利である。このことで、術者はアシスタントに喪失歯を知らせることができ、チャート上（図2-56）の喪失歯部分に斜線を引くことで、中断することなしにプロービングデプスを記録することができる（図2-57）。

術者はさらに、「それぞれの歯の周りの溝の深さを計測するために、ミリ単位の目盛が付いたこの器具を使います」と患者に説明する。術者はアシスタントにプロービングデプ

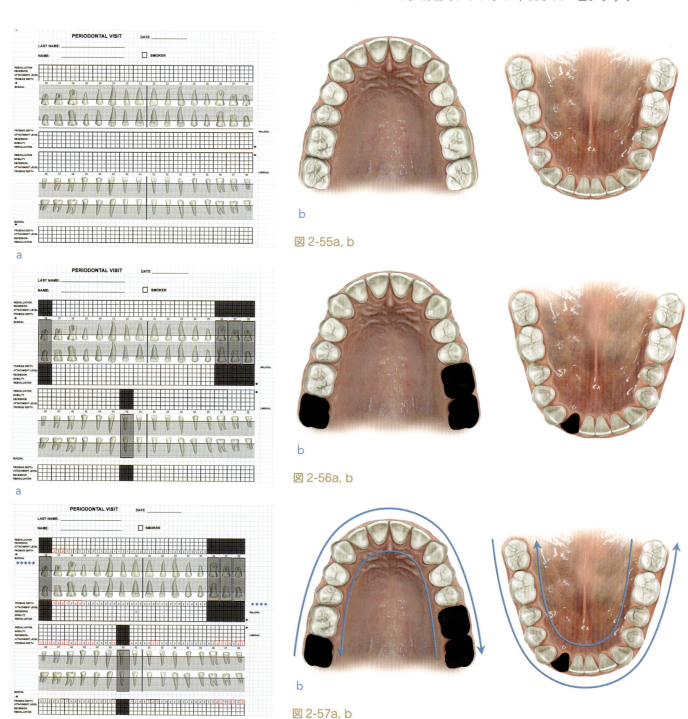

図2-55a, b

図2-56a, b

図2-57a, b

スを計測することを伝える。例えば、「上顎歯列の右側最後方歯の遠心から近心に向かって計測を始めます」などである。プロービングデプスは、次の歯に移る前に、3つの値（例：頬側遠心、頬側中央、頬側近心）を続けて記載する。すべての歯において6ヵ所ずつ計測する（図2-57；図2-83 参照）。便宜上、頬側のすべての値を先に計測する。一方の歯列の頬側のプロービングデプスを記録した後に、（図2-57b 中の青矢印で示すように）同じ歯列の舌側/口蓋側のプロービングデプスの記録に移るのが、手早く臨床値を収集するのにもっとも効率的である。

アシスタントは、犬歯のプロービングデプスを測定する前に「犬歯です」と言うことで、測定する歯と記録する歯が一致していることを術者に確認してもらうことができる。ポケットの部位や分布をすばやく把握するため、プロービング値が3mm以下の値は**黒**もしくは**青**で記載、4mm以上は**赤**で記載することが望ましい（図2-57a 参照）。

プロービングによって術者が「出血」といった場合、アシスタントは値を赤い丸で囲む。例えば、プロービングデプスが5mmで出血が見られた場合、⑤と記載する。同様に、プロービング値が3mmで出血がある場合、③と記載する。

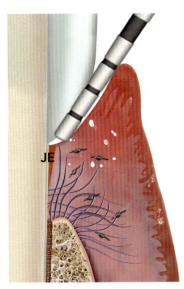

図2-58

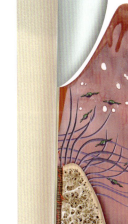

図2-59

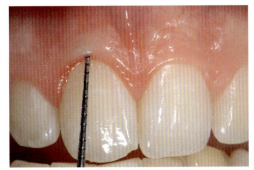

図2-60

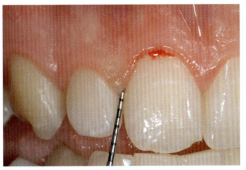

図2-61

図2-58〜61　図2-58は中等度の炎症、一方図2-59は健康な口腔組織を示している。図2-60, 61では、正常なプロービングデプスにおいてプロービング時の出血が存在している。出血を伴うプロービングは、例え正常な深さであっても、臨床的に安定している保証はなく、重要な部位として強調されるべきである[4]。注意すべき点は、このような段階では図2-63に示すように完全に健康な状態に回復し、簡単に正常に戻ることができる。図2-63は、図2-60, 61と同じ患者の数週間後を示す。JE＝接合上皮。

2章 | 歯周病患者のマネージメント

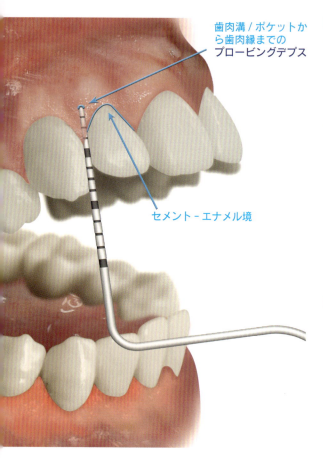

歯肉溝/ポケットから歯肉縁までの**プロービングデプス**

セメント-エナメル境

図2-62 プローブは、歯肉溝もしくはポケットの底部から、この図ではCEJの位置に位置している歯肉縁までの距離を測るために用いられている。

図2-63 プロービングは正常な値となり出血も認めず、歯肉炎は完全に回復した。

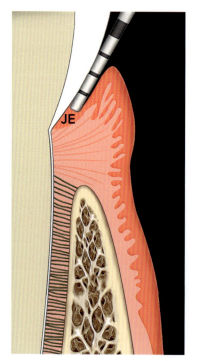

図2-64

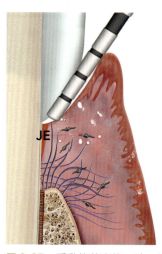

図2-65 受動的萌出後では、接合上皮（JE）は最初の位置よりわずかに根尖部へ陥入し、CEJを探知することができる。

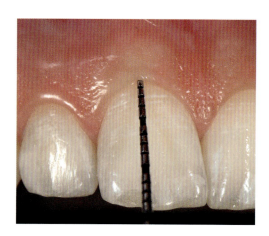

プロービングに伴う出血（BOP）は炎症のマーカーとして定義され、高い予知性が認められている（図2-58～61）。プロービングデプスが正常範囲内である上顎右側中切歯近心の臨床写真（図2-60）を示す。出血が同歯の頬側中央に見られる（図2-61）。出血はプロービングデプス測定後30秒以内によく見られる。

歯が口腔内に萌出すると、上皮性付着（例：結合組織とエナメル質の間の上皮接合部）を構成する接合上皮が歯肉溝の底部に定着する（図2-64）。健康な上皮付着であっても、接合上皮の2/3までプローブが貫通する。「受動的な萌出」の後、接合上皮は少しだけ根尖側に遊走し、図2-65に示すように、セメント-エナメル境（以下CEJ）付近で観察される。

細菌バイオフィルムが存在する場合、歯肉が肥厚し、アタッチメントロスとは関係なく、プロービングデプスが増加する（図2-66）。事実、接合上皮はCEJにとどまっている。初診時にプロービングを行い初診時のデータを取得することは、次回以降の計測データを比較するために不可欠である。

Listgartenの報告[60]によれば、炎症がある場合、潰瘍化した上皮をプローブが貫き結合

図 2-66 仮性ポケットを示す。これは、プロービングデプスが、クリニカルアタッチメントロスを伴わず、歯肉組織の量が増加したことによって深くなっていることから名付けられている。注意すべき点として、接合上皮（JE）は根尖側に陥入せず、CEJの位置にとどまっている。

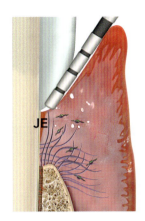
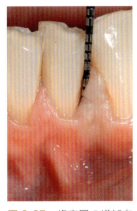
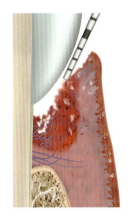

図 2-67 歯肉量の増加を示す仮性ポケットを示した臨床写真。

図 2-68 炎症組織の存在下でのプローブの挿入。

組織に到達するため、プロービングデプスが解剖学的プロービングデプスよりも約1mm深く計測されるかもしれないことが示唆されている。図 2-69, 70 には炎症を起こした結合組織をプローブが穿通する様子が示されている。

**このような状況であっても、歯周組織の検査値は初診時に収集することが推奨される。**

たとえ接合上皮が炎症によって潰瘍化し、プローブが結合組織に穿通し、解剖学的な歯肉溝の深さと臨床的な測定値の値が異なったとしても、治療の結果を評価することができる最初の基準点として有用であることには変わりない。

**主たる治療目標は、やはり満足のいく結果を達成し、経時的な臨床的安定性を保つことである。**

図 2-69 上皮が損傷している場合、プローブは炎症を起こした結合組織を貫通し、初めのプロービングデプスは過大に評価されてしまう。

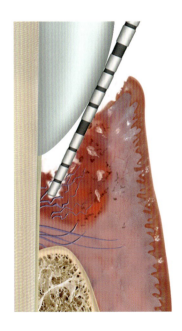
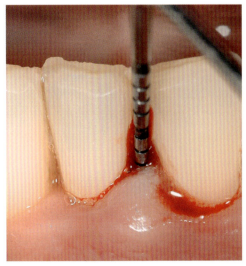

図 2-70 プローブにて、7mmのプロービングデプスを探知した。

## 歯周組織検査とプロービングテクニック

プローブは臨床診断やプロービングデプスの計測に不可欠である。太くなく、滑らかな丸い先端で、円形の断面を有するプローブを選ぶことをお勧めする。また15mmまで計測でき、ノッチが少ないものが好ましい（図2-71）。

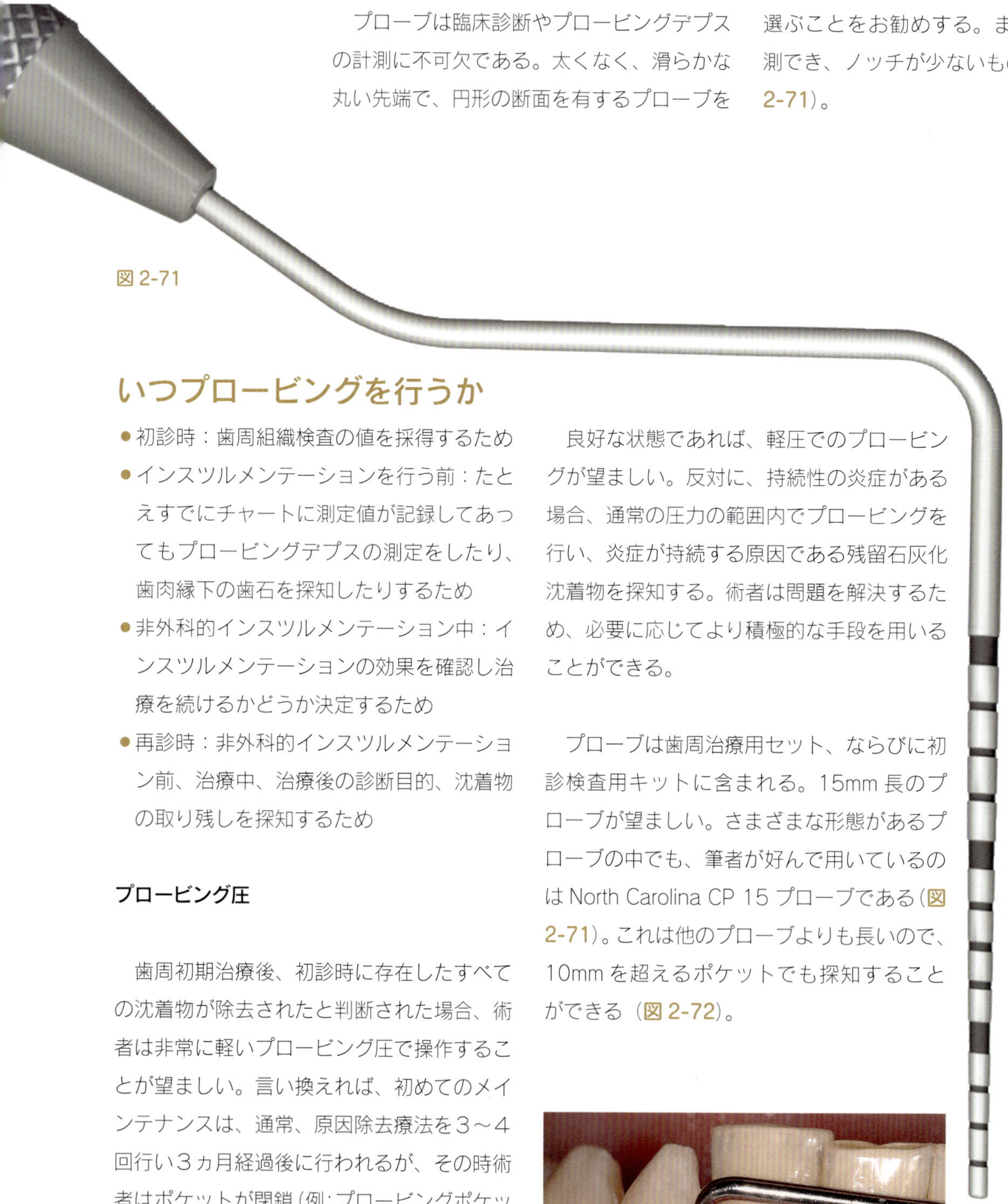

図2-71

### いつプロービングを行うか

- 初診時：歯周組織検査の値を採得するため
- インスツルメンテーションを行う前：たとえすでにチャートに測定値が記録してあってもプロービングデプスの測定をしたり、歯肉縁下の歯石を探知したりするため
- 非外科的インスツルメンテーション中：インスツルメンテーションの効果を確認し治療を続けるかどうか決定するため
- 再診時：非外科的インスツルメンテーション前、治療中、治療後の診断目的、沈着物の取り残しを探知するため

### プロービング圧

歯周初期治療後、初診時に存在したすべての沈着物が除去されたと判断された場合、術者は非常に軽いプロービング圧で操作することが望ましい。言い換えれば、初めてのメインテナンスは、通常、原因除去療法を3～4回行い3ヵ月経過後に行われるが、その時術者はポケットが閉鎖（例：プロービングポケットデプスが4mm以下）しているかどうかを見極めるため、プローブを穏やかに動かし、粘膜の接着安定性を確認する[61]。

良好な状態であれば、軽圧でのプロービングが望ましい。反対に、持続性の炎症がある場合、通常の圧力の範囲内でプロービングを行い、炎症が持続する原因である残留石灰化沈着物を探知する。術者は問題を解決するため、必要に応じてより積極的な手段を用いることができる。

プローブは歯周治療用セット、ならびに初診検査用キットに含まれる。15mm長のプローブが望ましい。さまざまな形態があるプローブの中でも、筆者が好んで用いているのはNorth Carolina CP 15 プローブである（図2-71）。これは他のプローブよりも長いので、10mmを超えるポケットでも探知することができる（図2-72）。

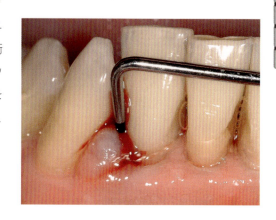

図2-72

初診から原因除去療法：初期治療まで

## プロービングテクニック

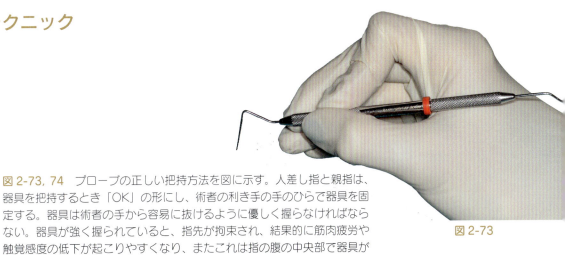

図2-73, 74 プローブの正しい把持方法を図に示す。人差し指と親指は、器具を把持するとき「OK」の形にし、術者の利き手の手のひらで器具を固定する。器具は術者の手から容易に抜けるように優しく握らなければならない。器具が強く握られていると、指先が拘束され、結果的に筋肉疲労や触覚感度の低下が起こりやすくなり、またこれは指の腹の中央部で器具が押されていると助長される（図2-73）。親指が曲がっていること（図2-73と2-74のように、正しい持ち方で曲げる）と、（図2-75のように）伸ばし過ぎないことを確認するのが望ましく、間違った持ち方では長期的には手根管症候群を引き起こしやすい。

図2-73

1. （落としてしまいそうなくらいの）軽い力の執筆状変法で把持する。中指の先がシャンクとハンドルの境目に来るように、中指の位置を動かす（図2-73〜75）。
2. プロービングを行う部位にもっとも近い歯の上に薬指を置き、安定した支点を確立、維持する（図2-76）。
3. 可能な限り歯の長軸と平行に器具の作業端を位置付け、維持する。

図2-74

図2-75 術者は、図に示すように、親指を伸ばした状態でプローブを把持しないよう注意しなければならない。手用器具の保持と同様に、図2-73, 74 に示されるように、親指を必ず曲げ人差し指で「OK」の形に形成しなければならない。これらは、触知の感覚が弱まるだけでなく、同時に正中神経を圧迫し、手根管症候群を引き起こす可能性があるため、誤っている。

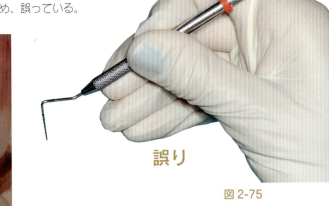

誤り

図2-75

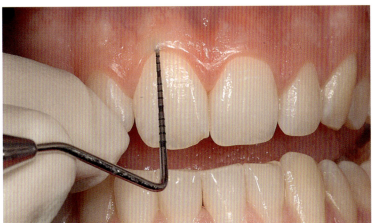

図2-76

marisa roncati　歯科衛生士の力でここまでできる 非外科的歯周治療　69

2章 | 歯周病患者のマネージメント

4. 静かにプローブを歯肉縁下の歯肉溝底部に向けて挿入する。
5. プローブが歯面上の2点に常に接しているように維持する。（組織が拡大するのを予防するため。）
6. プローブを歯肉溝、あるいはポケット内に維持しながら、（さながら歯の周囲でプローブを歩かせるように）細かい連続した上下動で、プローブを歯の周囲に動かす（図2-77）。
7. 歯間部に適合するようにプローブを回転させる。

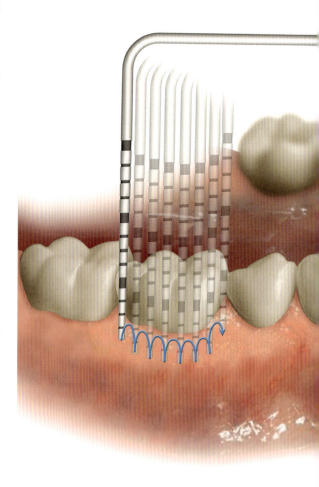

図 2-77 次に、プローブを近遠心方向に歯の形態に沿って移動させる。図2-82および図2-83に示すように、深いプロービング値を測定するためには、ゆっくりと、優しく、正確に、全周にわたって動かすことが重要である。各歯について6点計測し、患者のチャートに入力する。

図 2-78 プローブは隣接面では歯軸に対してわずかに傾けて挿入し、より効果的にポケットの存在を確認する。

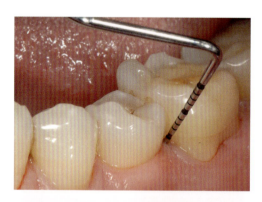

図 2-79 次にプローブを真っ直ぐにして測定し、値は3mmであった。

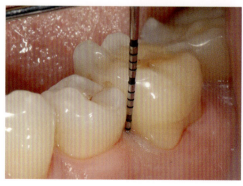

8. 効率的に歯間部の探知を行うために、コンタクト下の中央部に向けてプローブを斜めに挿入し（図2-78）、その後プローブを立てて目盛りを読む（図2-79, 80）。
9. 歯肉溝、ポケットの計測を行うために、歯肉マージンの高さの1mm刻みの目盛りに注目する。歯肉マージンが2つの刻みの中間にある場合（図2-91参照）高いほうに切り上げる。

10. 特に初めてのプロービングの時は、図 2-81, 82 に示されているように、歯肉縁下の歯石がプローブの挿入を妨げ、技術的に難しい場合があることに注意する。

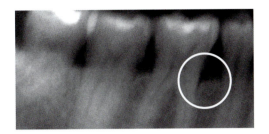

図 2-80　隣接面の歯石沈着（白丸）を示すＸ線写真。

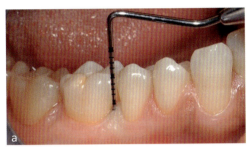
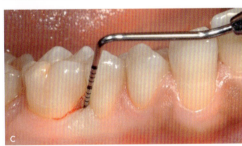
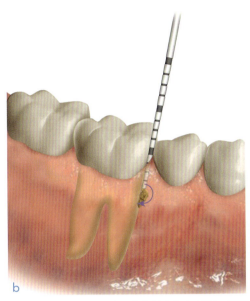

図 2-81a〜c　プロービングデプスは約３mmである（a）。デンタルＸ線写真を精査した結果、下顎右側第一大臼歯の近心に、明らかなＸ線不透過性の歯石が存在することがわかった。術者は、Ｘ線写真にみられる歯石（図 2-80 参照）に比例したサイズの沈着物を探知するべきである。そのような場合、プローブは障害物（すなわち、b に紫矢印で示す石灰化沈着物）を乗り越えポケット最深部に達するべきであり、今回のケースでは約６mmのポケットであった。(c)。

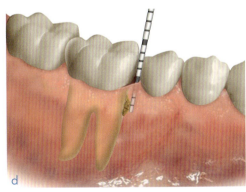
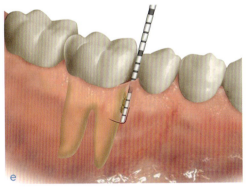

図 2-81d, e　イラストは、術者が石灰化沈着物の存在を疑う場合の正しい手法を示す。プロービングデプスを評価する際、術者は歯石の広がりによって、ポケット底部（d）に位置を間違えるかもしれない。デンタルＸ線写真分析と併せて石灰化沈着物の硬さを把握することで、術者がこのようなエラーを回避することができる。歯肉溝またはポケットの底部は常に軟らかい。縁下歯石の存在が疑われる場合、術者はプローブを根面から離し、歯肉を優しく圧排し石灰化沈着物を乗り越えるようにし、歯石の最深部まで探知し、プロービングデプスを正確に測定しなければならず、このケースでは６mmである（e）。

11. それぞれの歯に対し6ヵ所（近心頬側、頬側、遠心頬側、近心舌側、舌側、遠心舌側）の計測値を記録する（図2-82, 83）。

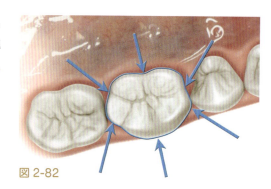

図2-82

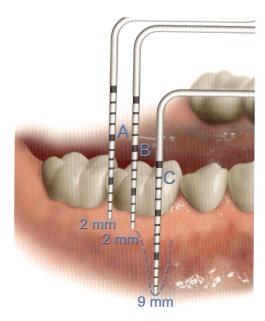

図2-83 図に示すように、同じ歯であっても部位ごとに差が大きい可能性があり、個々の歯の周りを全周プロービングすることが重要である。

## プロービングの目的

歯の長軸と平行にプローブを挿入することで次のようなことがわかる。

1. 歯周組織の病状を臨床的に評価できる。
2. ポケットの深さと病変の病理学的特徴を測定することができる
3. 根面形態を把握し、上顎中切歯の近心口蓋側もしくは遠心口蓋側に見られる口蓋溝（図2-84, 85）などの形態異常を検知する。そのような根形態の異常には、とても注意深く、特殊な診断方法、治療方法が必要である。この点に関しては、本章後半の（「再生療法における外科治療においては初期治療を行わない」）の項で解説する。

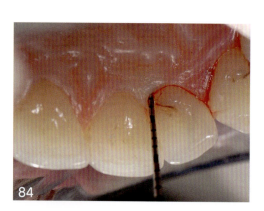

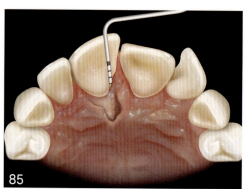

図2-84 通常のプロービングデプスの口蓋側歯肉溝。フォローアップ来院時にこの部位を観察することが重要である。

図2-85 重度歯周炎における口蓋側歯肉溝。

初診から原因除去療法：初期治療まで

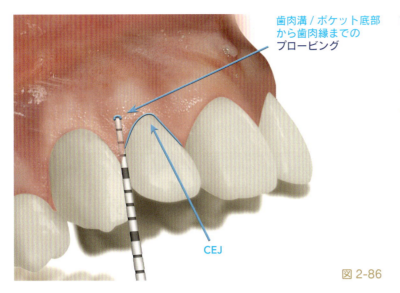

図 2-86

## 歯周組織における生体臨床パラメータ

以下の臨床パラメータが歯周組織チャートに記録される。

- **プロービングデプス**（PDの評価、単位：ミリメートル、歯肉マージンからプローブが入る底部までの距離で定義される）（図2-86）。重要な部位を素早く認識するために、深さにより色を区別することが望ましい（例：3mm以下が黒、4mm以上が赤）（図2-57a）。
- **クリニカルアタッチメントレベルの測定**（CALの評価、単位：ミリメートル、CEJから、プロービングデプスの時と同様にプローブが入る底部までの距離で定義される（図2-86参照））：歯肉退縮がある場合、プロービングデプス（図2-90参照）に歯肉退縮幅を加えたものに相当する（図2-87）。
- **歯肉の厚さ**：プロービングの際、CEJ（歯肉の下に隠れている）から歯肉縁までの距離、つまり歯肉の厚さを引く必要がある（図2-88, 89）。

図 2-87

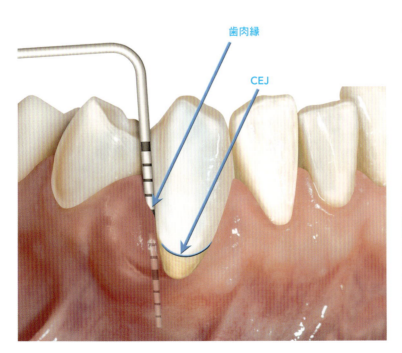

図 2-88, 89　イラストおよび臨床写真は、クリニカルプロービングデプスがアタッチメントロスと異なる場合を示す。基準点（すなわち、図の青線で示されるCEJ）の歯肉縁から測定し、歯肉量の分3mmまたは2mm増加しており、それぞれ図中の10mmのプロービングデプス、また臨床写真中の9mmの深さから差し引かなければならない。

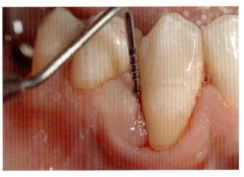

- **歯肉退縮の有無**：もし図2-90のようにプロービングデプスが2mmで歯肉退縮幅が4mmの場合、クリニカルアタッチメントロスは6mmである。この値はそれぞれの歯の臨床的状態を正確に評価するために、プロービングデプス単独よりもとても重要である。
- **ブリーディング・オン・プロービング・インデックス（BoP）**：出血がある場合、術者は診療録のプロービングデプスの値を赤丸で囲むことが望ましい（図2-57a 参照）。
- **プラークインデックス（PI）**：BoPよりは重要ではなく、高いプラークインデックスは患者の一時的な怠慢によるものかもしれない。そのような患者においては高いプラークインデックスにもかかわらずBoPが見られない場合がある。逆に長い間歯科的ケアを怠っていた患者では、歯科の予約の数日前から適切な清掃を始めた結果、ほとんどのバイオフィルムの除去とプラークインデックスの低下に成功し、きわめて低いプラークインデックスが得られるかもしれないが、その一方で、依然としてBoPが認められる。この場合、患者の口腔内の状況を表す指標としてBoPのほうがはるかに適しているといえる。

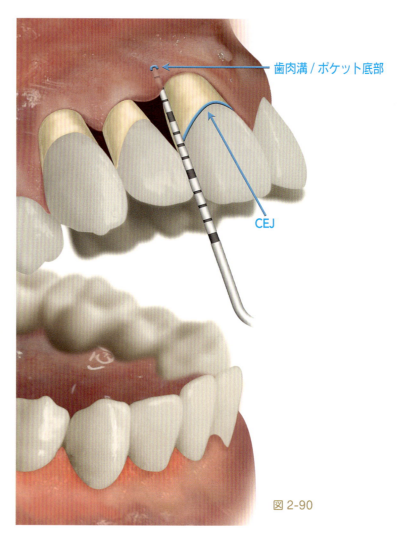

図2-90

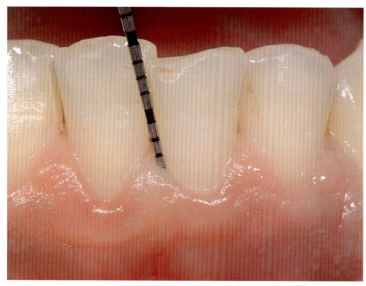

図2-91

クリニカルアタッチメントロスがなく通常のポケットよりも深い状態は、歯肉の厚みの増加と考えられるかもしれない（図2-66, 67 参照）。たとえプロービングデプスが正常でも、歯肉縁下には石灰化した沈着物が沈着しているかもしれない（図2-92）。その場合、炎症があったり、BoPがあったりするかもしれない。歯肉の厚み増加のために、クリニカルアタッチメントロスがない状態でもポケットが深い場合、その部位は「仮性ポケット（pseudopocket）」と表現できる（図2-93a）。仮性ポケットの構成要素には明らかな歯周病変を伴うこともある（図

2-93b 参照)。中等度から重度の歯周組織炎症がある場合、健全な接合上皮組織にプローブは底部にある結合組織に突き刺さる（図 2-93b 参照）。健全な歯周靱帯は骨の支持を保つために常に炎症組織の下に存在する（図 2-93b 参照）。

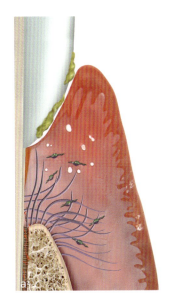
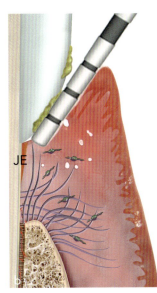

図 2-92 （a）初めの図は、バイオフィルムの存在による炎症を示す。（b）プローブにより、通常のプロービングデプスを示す。石灰化沈着物は、クリニカルアタッチメントロスを伴わない、最小限のプロービングデプスでも歯肉縁下に存在しうる。JE＝接合上皮。

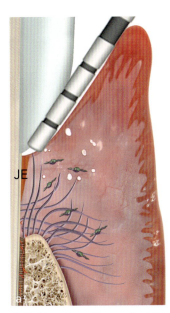
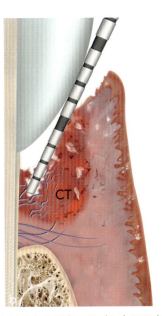

図 2-93 （a）プローブにより、クリニカルアタッチメントロスを伴わない5mmのプロービングデプスを測定した：実際、接合上皮（JE）は完全に健康な状態の場合と同じ位置にある。（b）プローブにより、約8mmのプロービングデプスを測定した。この場合にも、歯肉量が増加しており、実際のクリニカルアタッチメントロスは減少しており、ポケットデプスよりも著しく小さい。注目すべきことに、プローブは、健全な上皮バリアの欠落により、炎症を起こした結合組織（CT）まで到達している。

2章 | 歯周病患者のマネージメント

## 歯肉退縮と付着歯肉

プロービングと同時に、術者は臨床上明らかな歯肉退縮がないかどうか確認し、計測を行う。

　歯肉退縮はCEJから歯肉縁までの距離である（図2-87参照）。初診時、歯肉退縮量と部位を記録することは重要である。歯肉退縮はしばしば、審美的な面で患者を不安がらせる。

　患者はしばしば歯肉退縮、もしくは「歯肉が下がってしまった」こと、またその結果審美的な問題を抱えてしまったことを主な来院理由に挙げる。歯肉退縮（図2-94a）は、常に至急どうにかしなければならない病変というわけではない。しいて言えば、審美性に問題がある場合、知覚過敏が起こっている場合がある（図1-64, 69参照）。逆に、患者に自覚症状はないが、多くは通常のスキャロップ状の歯肉縁がCEJと一致する、つまり歯肉退縮のない他の歯に深いポケットが存在する場合もある（図2-94b）。

　歯肉退縮に対処する必要があるかどうかを評価するには、（存在していれば）残存する付着歯肉量をまず初めに測定する必要がある（図2-95〜99）。

　また悪化するようならば、外科手術が必要になるかもしれないため、経時的に歯肉退縮量を見ていくことが不可欠である（図2-100〜104）。また、歯肉退縮は歯周組織の支持の喪失の結果生まれたものなので、「開放ポケット（open pocket）」と表現できる。出血がなく通常のポケット（例：＜3mm）であるが歯肉退縮がある場合、「健康であるが退縮した歯周組織」と言い表せる（図2-97b参照）。

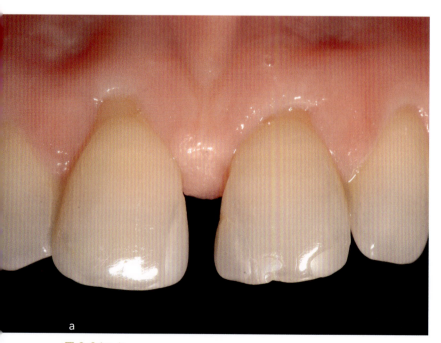
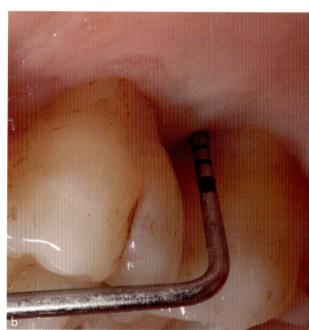

図2-94a, b

初診から原因除去療法：初期治療まで

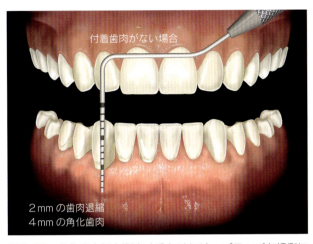

図 2-95　角化歯肉幅を測定するためには、プローブを頬側に用いる必要があり、この場合、歯肉縁から歯肉歯槽粘膜境まで4mmである。2mmの歯肉退縮も認められる。

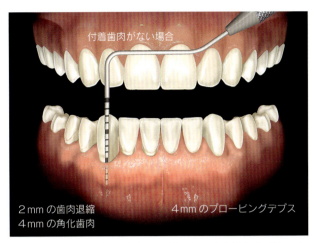

図 2-96　プローブを歯肉縁下に挿入し、歯肉縁からポケット底部までのプロービングデプスを測定する。この場合、プロービングデプスは4mmである。したがって、この部位のすべての歯肉は辺縁歯肉であり、また遊離歯肉と記載される（すなわち歯根から離れており付着していない）。したがって、付着歯肉は存在しない。組織はピンクまたはオレンジ色を呈しているが、プローブが歯槽粘膜に到達しているため、安定しているとは言えない。

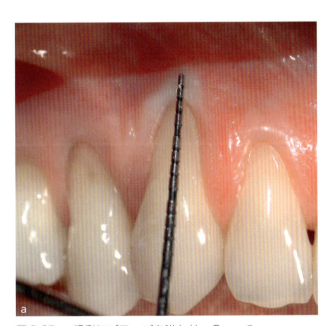

図 2-97a　頬側にプローブを沿わせ、2mmの角化歯肉が確認された。

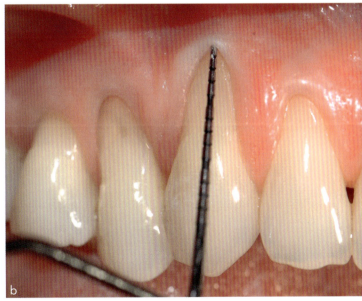

図 2-97b　プローブによって、出血のない1mmのプロービングデプスを確認した。この歯周組織は健康であるが退縮している。計1mmの付着歯肉と6mmの歯肉退縮が認められる。

marisa roncati　歯科衛生士の力でここまでできる 非外科的歯周治療 | 77

2章 | 歯周病患者のマネージメント

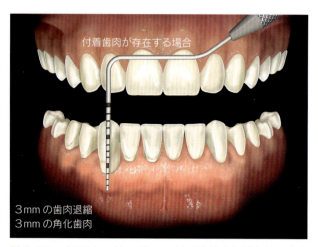

図 2-98 イラストでは、プローブを頬側歯肉に沿わせ、歯肉縁から歯肉歯槽粘膜境までの角化歯肉が3mmであり、また基準点のCEJから歯肉縁までの歯肉退縮量は、2mm、または切り上げ時には3mmであることを示す。

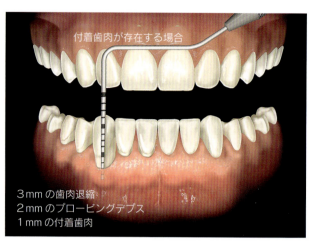

図 2-99 プローブは、歯肉溝またはポケットの底部から歯肉縁までの距離を測定するために使用される。この場合、測定されたプロービングデプスは2mmである。この値を、角化歯肉に対応する以前に測定された3mmの角化歯肉から引くと、残った付着歯肉量は1mmである。この場合のように、歯肉退縮を伴っても、一定量の組織は結合組織性付着を形成するコラーゲン線維を介して、根面に良好に付着している。

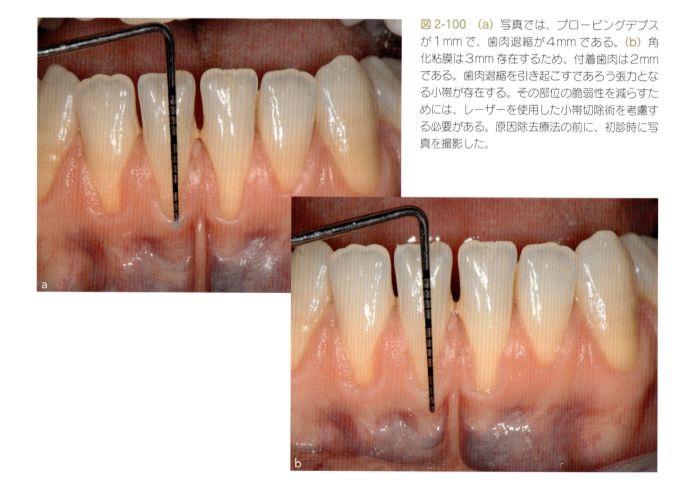

図 2-100 (a) 写真では、プロービングデプスが1mmで、歯肉退縮が4mmである。(b) 角化粘膜は3mm存在するため、付着歯肉は2mmである。歯肉退縮を引き起こすであろう張力となる小帯が存在する。その部位の脆弱性を減らすためには、レーザーを使用した小帯切除術を考慮する必要がある。原因除去療法の前に、初診時に写真を撮影した。

初診から原因除去療法：初期治療まで

プロービングデプス 2 mm; 歯肉退縮 3 mm; BoP+;
CAL 5 mm

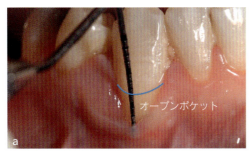
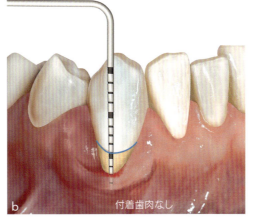

図 2-101　(a) 出血を伴う 2 mm のプロービングデプスを写真に示す（すなわち、プロービング時出血は陽性 [BoP+]）。この歯肉退縮は、クリニカルアタッチメントロス（CAL）を表すオープンポケットとしても知られている。(b) 図は、付着歯肉が欠如していることを示す。なぜなら、プローブが角化歯肉を越えて歯肉歯槽粘膜境に到達しているからである。

歯肉退縮の部位にバイオフィルムが存在する場合は、臨床的な安定を脅かすリスクファクターであることを意味する。

歯肉退縮に対処するかどうか決定する前に、術者は炎症を除去し、臨床的な安定を達成する必要がある。この手順が完了した後に外科的処置を考慮する。第1章に示したように（図 1-63 〜 79）、しばしば炎症の除去をするだけで外科的な処置をしなくても臨床的に安定する場合がある。患者にその状態を評価してもらうことも重要である。

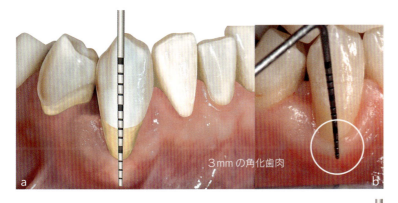

図 2-102　(a, b) 図 2-7 に示された同部位の臨床的再評価。付着歯肉のない 2 mm のプロービングデプスを認めた（白丸は図 2-7 のベースライン時写真と比較してクリニカルアタッチメントレベルの増加した領域）。

歯科医師は、常にプローブで歯肉退縮を評価し、粘膜による保護の量および質を明らかにしなければならない。

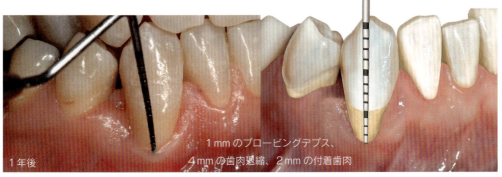

図 2-103　写真では、出血のない、4 mm の歯肉退縮を伴う 1 mm のプロービングデプスであった。

図 2-104　付着歯肉は、3 mm の角化歯肉幅からプロービング深さ 1 mm を差し引いて 2 mm となる（図 2-102 参照）。ゆえに、付着歯肉がなかった状態（図 2-7）から、現在のレベル 2 mm（1 年後）まで生物学的防御は有意に改善した。歯肉退縮は 4 mm である。

marisa roncati　歯科衛生士の力でここまでできる 非外科的歯周治療　｜　79

## 2章 | 歯周病患者のマネージメント

### 動揺度

次のステップは、絵や写真で示されているように（図2-105, 106）歯の動揺度を測定することである。

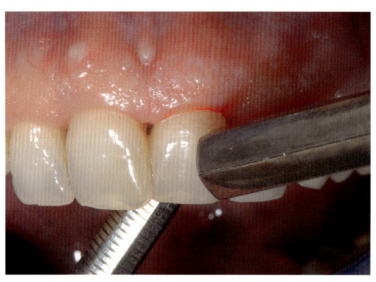

図2-105

- Ⅰ度：歯の動揺を触知できる第1段階。生理的動揺よりも動く。頬舌側に1mm以内の範囲で動揺する。
- Ⅱ度：頬舌側に2mm以内の範囲で動揺する。
- Ⅲ度：頬舌側に2mm以上動揺する。歯を根尖方向に押したとき垂直方向に動揺する。これは、支持組織が不可逆的に破壊されていることを意味する[62]。

動揺を引き起こす2つの主な要因は、細菌プラークによる骨吸収と外傷である。

### 歯の動揺をどのように評価するか？

歯の動揺は通常、術者が2つの器具のハンドル部分を用いて、揺らす力を交互にかけながら評価する（図2-105, 106参照）[63]。

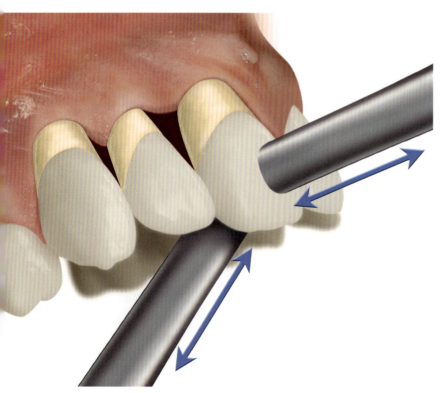

図2-106

80

初診から原因除去療法：初期治療まで

## 根分岐部病変

**分岐部病変があればその存在、部位、程度を歯周組織チャートに記入する。**

- Ⅰ度：初期病変。水平的な歯周組織の喪失が1.5mm以下。

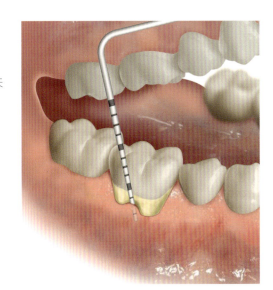

図2-107

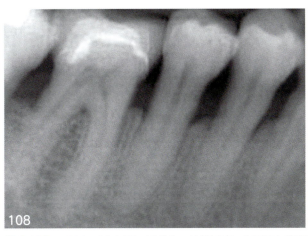

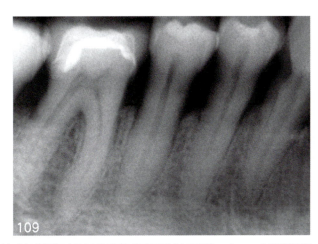

図2-108〜111　20年間の同部位のX線写真。歯周病に罹患しやすい患者において臨床的な安定を得ており、4mmの歯肉退縮で出血もなく、正常なプロービングデプスであることが確認された。歯周組織は健常であるが、歯肉退縮を認める。

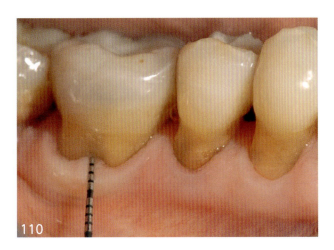

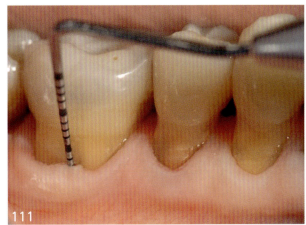

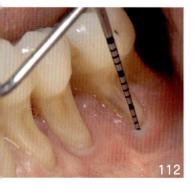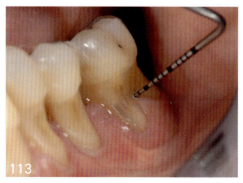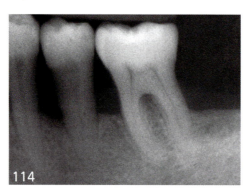

図 2-112～114 15年後のフォローアップ時、健常な歯周組織が有意に減少しても、満足できる臨床状態である：プロービングデプスは、近心頬側面で1mm（図2-112）であり、一方、歯肉退縮は10mm、クリニカルアタッチメントロスは11mmである。プローブを傾けると（図2-113）、出血なく約2mmまで挿入できる。X線写真（図2-114）では、根分岐部直下にわずかなX線透過像を示す。注目すべきは、臨床写真はX線写真の診断読影とは異なり、情報を補うことができる。軟組織はX線透過性である。したがって、X線写真では、軟組織の位置や、頬側面の歯槽骨吸収を判断することは不可能であり、この場合、歯間部の状態よりも重度である。

**診断は過去の歯や歯周組織の治療歴の情報、X線写真の情報をもとに行わなければならない**（図2-107～118）。

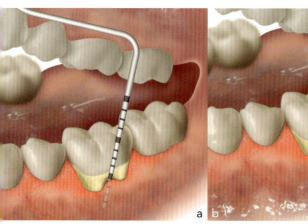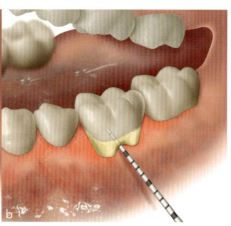

図 2-115a, b

- II度：中等度の病変（貫通しない（袋小路状））。水平的な歯周組織の喪失が1.5mm以上かつ、貫通しない状態（図2-115a）。水平的な骨吸収の測定も重要である（図2-115b, 116）。

上顎臼歯の近心根は頬舌径の半分以下である一方、頬側近心根はこの幅の半分以上を占める（図2-119）。

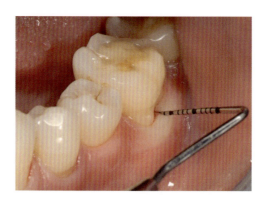

図 2-116 プロービングデプスは、大臼歯の全周に沿って通常ある。頬側中央部でわずかに出血し、根分岐部にのみ認められる。

初診から原因除去療法：初期治療まで

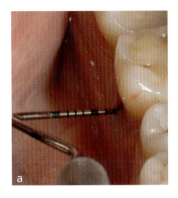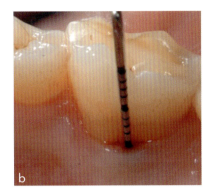

図2-117 Ⅱ度の根分岐部病変については、水平方向の根分岐部病変を記録することが重要であり、水平方向には6mm入り（a）、この場合、プロービングデプスは5mm、歯肉退縮は3mmである（b）。

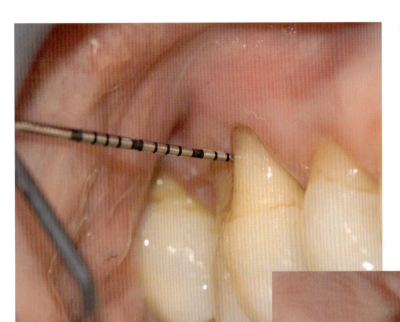

図2-118a 上顎臼歯の頰側分岐部の水平方向においては、プロービングデプスは2mmである。

臼歯部近心の根分岐部は、その解剖学的位置から考えて、口蓋側から厳密に評価しなければならない（図2-118b）。もしその分岐部が頰側から開始していると考えられる場合（図2-119に半透明のプローブで示す）、術者はこのルールに固執せず、測定する順序を変える。また根分岐部はCEJから約3.6mm（図2-119）に位置することが多く、つまりポケットデプス4mmの位置に存在する。この部位ではポケットデプス4mmと計測されることはとても多く、その場合根分岐部病変を伴っている可能性がある。

図2-118b 上顎大臼歯の近心分岐部に根分岐部病変があるかどうかは、常に口蓋側から探さなければならない。

## 貫通型（THROUGH-AND-THROUGH）の根分岐部病変

- Ⅲ度：貫通型の病変。歯周組織の支持が失われている（図2-120〜122）[64]。

根分岐部病変の程度は、長期にわたり適切に疾患を管理するうえで重要な要素である（表2-1）[65]。

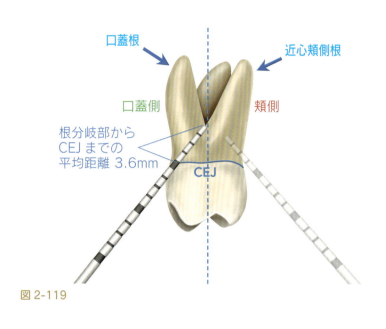

図2-119

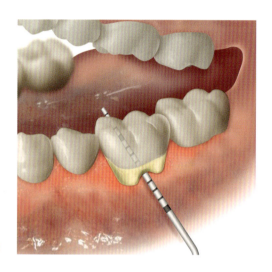

図2-120

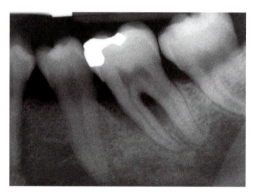

図2-121

表2-1 根分岐部病変の分類

| 分類 | Ⅰ度 | Ⅱ度 | Ⅲ度 |
|---|---|---|---|
| 重症度 | 軽度 | 中等度 | 重度 |
| プロービング（水平方向の測定）；プローブの貫通度 | 1.5mm以下 | 1.5mm以上だが、完全には貫通しない | 完全に根分岐部を貫通する、頬舌側的、近心頬側的、遠心頬側的 |
| X線写真 | 測定不可 | 明らかではないが、X線不透過性が減少 | 明らかなX線透過性 |

### 根分岐部病変の記録のしかた

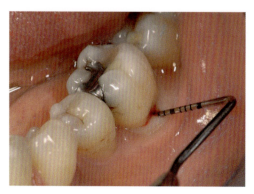

図2-122

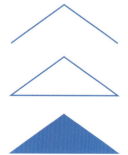

Ⅰ度根分岐部病変

Ⅱ度根分岐部病変

Ⅲ度根分岐部病変

## 歯周病の診断

最初の歯周組織検査時、術者は歯周組織のパラメータを収集する[65]。歯肉炎の診断にはこれだけで十分である（図 2-123）。口腔内の健康状態を評価するには全顎のX線写真が必要なのかもしれないが、歯周病の診断には必ずしも必要ではない。

図 2-124, 125 は、骨吸収はないが、辺縁歯肉に重度の炎症がある症例である。骨吸収がないことはX線写真から明らかである（図 2-124）。歯肉の肥厚を伴わず4mm以上のポケットデプスが複数箇所あるケースでは（つまり骨欠損が疑われる場合はいつでも）、より正確な診断を確実なものとするために、平行法と Rinn のX線ホルダーを用いた全顎のX線写真が必要である。

歯周組織検査結果と根尖周囲、歯間部のX線写真検査に基づいて、術者は正確で最終的な診断を下すことができ、さらにそれに基づいて治療計画が決定される（図 2-126）。

1999 年に開かれた歯周疾患の分類と病態の国際会議（International Workshop for Classification of Periodontal Diseases and Conditions）では、プラークが原因となる歯周疾患のさまざまな病態に関しての再分類が行われた[29, 66, 67]。プラーク性の歯周感染症のケースでは、次のような診断となる。

- 慢性歯周炎
- 侵襲性歯周炎（慢性歯周炎と侵襲性歯周炎で、全歯周疾患の95%を占める[66]）
- 全身疾患の一症状としての歯周炎
- 壊死性歯周疾患

歯周炎はさらに限局型と広汎型に区別できる。また、軽度、中等度、重度に分類できる[66]。全身疾患を伴った歯周炎とは、例えば糖尿病、とくにコントロールされていない糖尿病患者における歯周炎を指す。壊死性潰瘍性歯周炎とは、後天性免疫不全での感染症例を指す。この2つのケースを除き、慢性歯

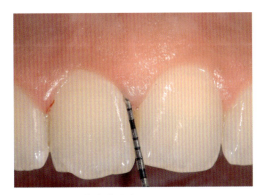

図 2-123　中等度歯肉炎。

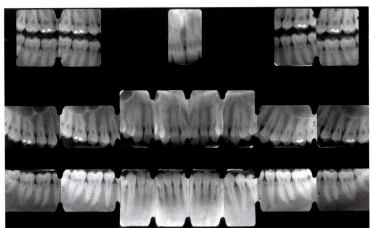

図 2-124

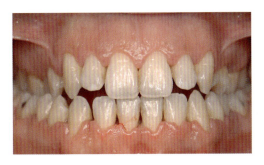

図 2-125

## 2章 | 歯周病患者のマネージメント

初診時

歯周病パラメータ

診断

歯肉炎

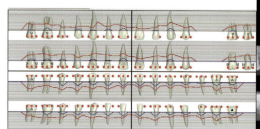

歯周病パラメータ＋全顎X線写真
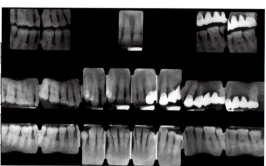
診断
歯周炎

図2-126　歯周病のパラメータは、初診時に収集され、歯肉炎の診断には十分である。一方、歯周炎の場合には、全顎のX線写真の評価後により正確な診断となる。

周炎と侵襲性歯周炎とで歯周炎患者全症例の95％以上を占めることとなる[66]。この2つの病気の主な違いは、疾病にかかわる細菌性プラークの量と質である。言い換えれば、支持組織が重度に破壊されてはいるが、患者のホームケアに対する意識や口腔衛生技術のレベルがかなり高い場合（すなわち、細菌の堆積量が疾患に大いに関与していると言えない程度で、無視できるくらい少ない場合）、侵襲性歯周炎という診断が下される（図2-127, 128）。反対に細菌が大量に堆積し、その量に比例して支持組織が重度に破壊されている場合、おそらく慢性歯周炎という診断になる（図2-129～131）。局所刺激物と歯周炎症、歯周破壊の程度が比例しないような患者の場合、全身疾患の影響が疑われる。

**慢性歯周炎においては、病原毒素の量と、歯槽骨の欠損が比例するが、一方侵襲性歯周**

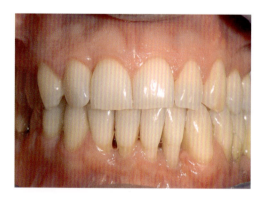
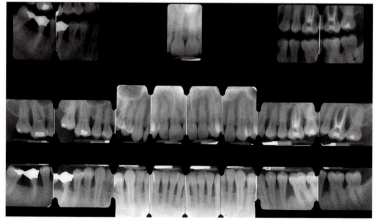

図2-127, 128　侵襲性歯周炎の症例における臨床写真と全顎X線写真。歯周病変の広がりは、良好なホームケアを示す臨床所見とは対照的に、X線写真上で判断することができる。

炎の場合、病原細菌と毒性細菌が非常に少ない状態でも支持歯周組織の破壊が顕著である。

**慢性歯周炎**は成人に多いが、子供や青年でも起こりうる[68]。通常、大量の堆積物が歯肉縁下に見られる。その進行はたいていの場合、ゆっくり、穏やかであるが、急性期はその限りではない[37, 69]。慢性歯周炎はさまざまな歯周病原細菌と関連している。口蓋溝（図2-85参照）やエナメル滴などの解剖学的形態や、補綴物の不良なマージンなど局所的な素因がある場合もある。慢性歯周炎は全身疾患があることによって悪化することがある。何においても、喫煙や口腔衛生習慣、ストレスなどの環境要因、また他のリスクファクターが臨床症状に影響を与える可能性がある[24]。

**侵襲性歯周炎**は通常、全身疾患とは関連しない。奇妙なことだが、石灰化沈着物はごく少量しか認められない。*Aggregatibacter actinomycetemcomitans*、または *Porphyromonas gingivalis*、もしくは双方が高頻度で検出される[70]。貪食能の異常がよく見られる。寛解と再発を交互に繰り返し、疾患が進行する。一般的に骨吸収がかなり進行している。いくつかの遺伝的要因が関わっていることもある[71]。

侵襲性歯周炎は、総じて第一大臼歯と中切歯に限局して起こることが多い。また若年者で発症することもある[72]。

限局性の侵襲性歯周炎は、当疾患の病原菌に対する過剰な抗体反応と関連している。反対に広汎型の場合、過去に述べられていたような年齢との関連性はない[29, 66]。広汎型は、永久中切歯と大臼歯を含む少なくとも3歯以上アタッチメントロスを特徴とする。その病態

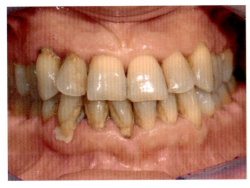

図2-129 初診時口腔内写真。

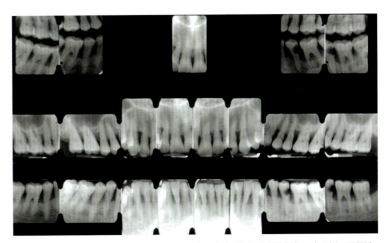

図2-130 初診時X線写真。X線写真は包括的な歯周検査のために不可欠である[66]。

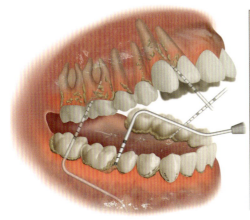
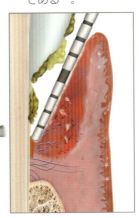

図2-131 プロービング後に臨床診断を決定する。

は重大かつ重症である。にもかかわらず、血清レベルでの抗体応答の低下が指摘されている。

侵襲性の病変において、歯肉溝滲出液（以下 GCF）中の生物学的検査を行ったところ、インターロイキン（IL）-1β（*P*＜ 0.001）、また顆粒球もしくはマクロファージの活性化を調節する他の因子が有意に高いレベルで発現していることがわかっている[73]。侵襲性歯周炎の患者では健常者と比べレッドコンプレックスやオレンジコンプレックスが非常に多く検出される[73]。侵襲性の病態が重度なほど、その病態を改善することには大きな意味があるが、達成はより困難である。患者の治療への反応は非常に似通っている。エラスターゼの減少と、レッドコンプレックス、オレンジコンプレックスに関連する放線菌類の減少が認められる。非外科的歯周治療に対する臨床的、微生物学的、免疫学的反応は大きく変わらない[73]。

慢性歯周炎の場合、診断後に薬物の全身投与は一般的には行われないが、一方で侵襲性歯周炎の場合、特に急速に進行している段階では、初診時に全身投与による薬物療法が行われることがある。方法は以下から選択する（図 2-132, 133）。

- テトラサイクリンを1日1回全量で2～3週間投与（図 2-133）。
- 薬理的ピークに達した後、抗菌薬としての作用を示さない維持用量としての用量（subantimicrobial dose）でテトラサイクリンを3カ月間投与（図 2-132, 133）[74]。
- アモキシシリン（375mg）とメトロニダゾール（500mg）を1日3回、8時間おきに8日間服用[75]。メトロニダゾールとアモキシシリンの組み合わせが早期発症型歯周炎において臨床的にもっとも効果的であることがわかっている[76]。

**慢性歯周炎と侵襲性歯周炎は異なる特徴を示すが、非外科的歯周治療の方法は類似している。**

図 2-132　ドキシサイクリンはこの用量では酵素調節因子である。

Dr Marisa Roncati Parma Benfenati
Dentist DDS
Corso Giovecca, 155/A
44121 Ferrara, Italy
Tel - Fax +39 0532 21.05.22

処方
ドキシサイクリン 20mg
１日２回
３ヵ月、なるべく朝食後と夕食後

薬剤師へ：医薬品

Dr Marisa Roncati Parma Benfenati
Dentist DDS
Corso Giovecca, 155/A
44121 Ferrara, Italy
Tel - Fax +39 0532 21.05.22
marisaron@tin.it
studioparma.altervista.org

処方 / ドキシサイクリン 100mg
朝夕１錠ずつ、２週間

処方 / ドキシサイクリン
20mg １日２回３ヵ月

薬剤師へ：
生薬

治療プロトコール
100mg 錠を２錠　１日２回　２週間、
その後 20mg １日２回　３ヵ月

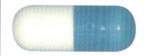

図 2-133

## 抗菌療法

抗菌薬を非外科的治療と併用する場合、他の全量投与の抗菌薬のように耐性菌を生じさせないようにするために、最近ではドキシサイクリンを1日2回（50mgや100mgではなく）抗菌薬としての作用を示さない用量（20mg）で長期間（例えば3ヵ月）処方することが推奨されている（図2-132参照）[74,77]。

ミノサイクリン、ドキシサイクリン、そしてテトラサイクリンはコラーゲン分解活性を阻害する[76]。特にドキシサイクリンは慢性歯周炎のケースにおいて、コラゲナーゼを60%～80%減少させ、歯周病における破壊的な酵素の鍵であるマトリックスメタロプロテアーゼに影響を与える[78]。

アモキシシリンとメトロニダゾールによる抗菌療法は、侵襲性歯周炎患者において、再治療時に投与されるよりも診断の直後に投与されたほうが有益であるように思われる[79]。

全身疾患を伴う歯周病の場合、局所と全身レベルでの改善を達成するために常に除去が必要な細菌毒素の量が中程度であったとしても、顕著な臨床徴候と関連している。慢性歯周炎と侵襲性歯周炎とでアプローチが異なるわけではない。

壊死性の歯周炎は29歳以下の若者によく見られ、喫煙、ストレス、後天性免疫不全、もしくは他の免疫不全の症状などの付随要因と関連する[66]。歯間部にクレーター状の陥凹がよく見られ、灰色がかった偽膜で覆われている。壊死は頬舌的に広がっていることがある（図2-134, 135）。細菌検査により大量のスピロヘータやフゾバクテリウムが確認される。特に多量のバイオフィルムが堆積している場合には、症状は急激に進行する傾向にある。患者はしばしば口臭とともに、重度の痛みを訴える。時には発熱などの症状が見られる。

まとめると、適切な診断を下すうえで、炎症の程度を評価することは必要不可欠である（図2-136）。次に歯科医師は、患者が協力的であるほどきわめて良好な予後が期待できる歯肉炎か、より複雑な予後となりうる歯周炎かの診断をしなければならない。また、不健全な生活習慣を改善し、全身疾患の予防、管理をする促進するための重要な役割を果たす場合もある[80]。これらの段階を踏んだ後、

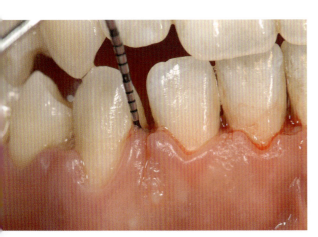
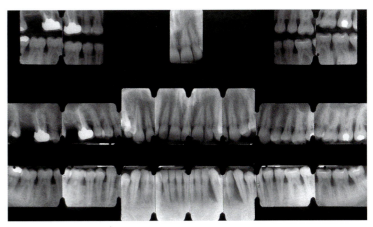

図2-134, 135　壊死性歯周疾患患者の口腔内写真および全顎X線写真。

「初期」治療計画を患者に提示し、原因除去療法に取り掛かる。患者はこのような説明を受けるであろう。「あなたのお口の中は炎症を起こしています。炎症の原因は細菌のプラークです。そのような原因を取り除くためには、特別な治療が必要です。」

**歯周病の程度および重症度は診断の段階で判定する。また歯科医師に重要なのは、局所的・全身的環境要因の関連を明らかにし、患者の全体的な生活の質を改善し、かつ口腔環境に良い影響を与えるような行動変化を促すことである。**

### 原因除去療法の詳細

- プラーク性歯肉炎の場合、患者に合ったオーダーメードの非外科的歯周治療を提示しなければならない。
- 歯肉炎と診断された場合、完全に可逆的であることから、少ない治療回数で十分対応できる。ただ患者には非外科的歯周治療を少なくとも2回以上受けてもらうことをすすめる。2回目の来院時には、前回提案したホームケア法を患者がどれくらい守っているかを主に確認し、非外科的インスツルメンテーションを完了するかどうかを決定する（詳細は図2-203〜242の症例を参照）。
- 中等度から重度の歯周炎に対して推奨されるアプローチは、常に3〜4段階に分けて行われる原因除去療法である（本章後半の「プロトコール」の項や、図2-275〜289の症例を参照）。もし診断の段階で再生療法を用いた歯周外科治療が必要と判断された場合、術者はただちに手術の予定を立て、外科介入を必要とする領域を除く他のすべての領域で口腔衛生の改善を図る（詳細は本章後半の「再生療法における外科治療においては初期治療を行わない」で述べられている）。その他すべての症例においては、一連の非外科的歯周治療の予約を取り、それに引き続いて再評価を行う。非外科的デブライドメントのみであっても、治療計画は必要不可欠である。患者と臨床医にとって満足のいく臨床的安定性が達成できたのであれば、この治療計画が確定的な治療となる（図2-203〜242の症例を参照）。反対に、非外科的歯周治療が外科手術のための初期治療となる場合もある。いずれにせよ、治癒のために十分な時間が経過したのちに判断する。

原因除去療法の終了後、臨床結果を再評価し、長期にわたり臨床的に安定させるため、患者ごとの歯周メインテナンス治療を患者と協力して計画しなければならない（5章参照）。

図2-136

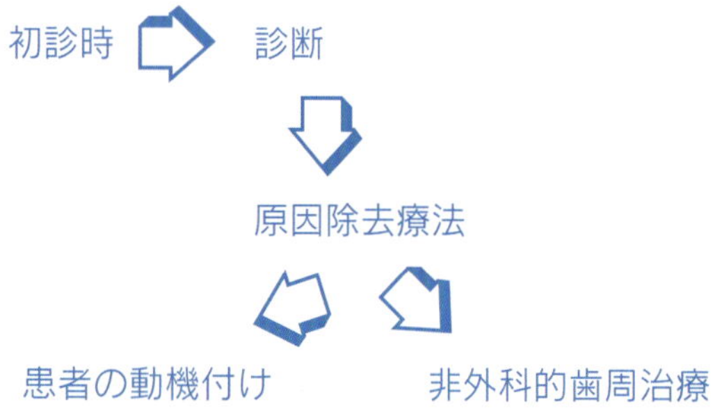

初診時  診断

原因除去療法

患者の動機付け　　非外科的歯周治療

初診から原因除去療法：初期治療まで

行った歯周治療がいかなるものであっても、メインテナンスのプロトコールに従うことが重要であることを患者に伝える必要がある。したがって、口腔内および全身的な健康状態、リスク因子の評価を逐一行っていくために、オーダーメード化された歯周メインテナンスプログラムを遵守することの必要性を、初診の段階から伝えることが不可欠である[36, 81]。

**得られた結果を安定させるために、定期検診の予約を守り、専門家の診察を受けること**が重要であることを患者にしっかり理解させることは大切である。このコミュニケーションにより、患者は自身の口腔の健康状態に全責任を負い、自分自身がセラピストであろうとする[82]。

初診来院時、この原則を説明した書面を患者に手渡すことも非常に有効である。これは一種のインフォームドコンセントとして機能する。**ボックス2-1**にそのような配布物の一例を示す。

ボックス2-1

患者様へ
　あなたの協力度によって、期待する治療成果が大きく左右されることをご理解いただくことは、とても重要です。

１．私たちが推奨しているホームケアの手順に従っていただくこと
２．個々にあったメインテナンスプログラムをしっかりと守り、私たちが提案した頻度で定期的なフォローアップをお受けいただくこと

　この非外科的歯周治療の初期段階が完了したら、再評価を受けていただきます。この時、あなたの同意を得て、あなたの口腔内の一部または全部について治療が有効であったかどうかを評価します。必要に応じて、さらなる治療の必要性についてご相談させていただきます。

## マイクロバイオーム

マイクロバイオームとは口腔などの特定な環境下での細菌、細菌の遺伝子と、その細菌どうしの相互作用の総称である[83]。最近のデータによれば、口腔内には推定19,000種の異なる細菌があるとされている[84]。各個人においては病原性を有する細菌の割合は少なく、細菌叢は個人間で異なり、つまり患者特異的である[85]。また、同じ個人でも歯によって細菌叢が異なり、歯特異的でもある[86]。同じ歯でも部位ごとに異なるため、部位特異的でもある[87]。

## バイオフィルムの構築

効果的で徹底した専門的な予防処置の後には、歯面には細菌がいない状態のはずである。しかし数分後には、唾液中の糖タンパクが清掃した歯面や補綴物に付着し、ペリクルを形成する（**図2-137a**）。このペリクルはその後の細菌コロニーの初期接着、主に好気性グラム陽性球菌が接着するための足場となる（**図2-137b**）。歯肉縁にははるかに大量（4倍以上）のプラークが堆積している[88]。

口腔細菌叢は非常に複雑で動的であり、局所的な環境変化により大きく影響を受ける[89]。潜在的な病原体を含む共生生物からなる細菌叢は、口腔粘膜の免疫が適切に発達するうえで不可欠である[90]。

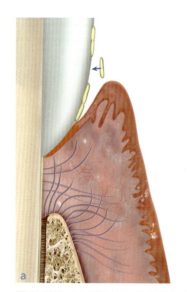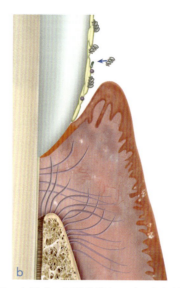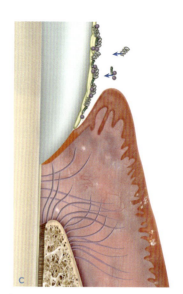

図2-137 図の流れは、微生物のプラーク形成の初期段階を示す。(a) 清掃された歯面に唾液由来の「ペリクル」が形成される。(b) 球菌のコロニーがペリクルへ初めに付着する。(c) 他の細菌群が付着し、自己複製も行われる。

　これらの細菌微生物は、口腔の多くの微小生態系（例えば歯面、粘膜、扁桃腺、歯肉溝など）において生存できるように、組織化された微生物群からなる複雑なバイオフィルムの中に生息している[91, 92]。細菌は細胞外高分子物質を分泌する微小コロニーとして成立しているので、硬い表面に接着することができる。この構造の中では、たくさんの細菌種が生物学的な相互関係を構築している。

　バイオフィルムは、細菌にとっては「（われわれから見ると）不適切な」防御機構の一形態であり、多くの場合、バイオフィルムの存在によって細菌は抗菌薬などの多様な薬剤やヒトの免疫系などさまざまな攻撃から身を守ることができる[37]。バイオフィルムは時間の経過とともに変化する動的な存在である[93]。バイオフィルムが適切に除去されなければ、バイオフィルムはさらに蓄積し、歯周病の基盤となる炎症性感染を引き起こす。歯周病の原因となる細菌を同定するために、多くの研究が試みられている。しかし、バイオフィルムは動的な存在であり、それぞれ歯周病の臨床像が異なるため、それを解明することは困難である。歯科関連の文献データによれば、歯周病の発症にもっとも強く関連する菌は、以下の菌である[94]。

- *Aggregatibacter actinomycetemcomitans*
- **Porphyromonas gingivalis**
- **Tannerella forsythia**
- **Treponema denticola**
- *Eubacterium saphenum*
- *Atopobium rimae*
- *Porphyromonas endodontalis*
- *Treponema lecithinolyticum*
- *Capnocytophaga ochracea*

**Porphyromonas gingivalis** と **Treponema denticola** はどちらも歯周組織破壊と関連している。これらは形成されたバイオフィルム中に存在し、臨床的な歯周組織の破壊に関連するメンブレンプロテアーゼをいくらか産生する能力があることが in vitro の実験でわかっている。**Tannerella forsythia** は歯周病患者においてもっとも高頻度で検出される細菌である[95]。

*Porphyromonas gingivalis* と *Porphyromonas endodontalis* はポルフィロモナス属に属している。いくつかの報告ではこれらの病原細菌が歯周炎と根管内の感染に重要な役割を果たしていることを明らかにしている[96]。*Aggregatibacter actinomycetemcomitans* は口腔内の感染、特に歯周炎のケースで見られる一般的な菌である[97]。

*Aggregatibacter actinomycetemcomitans* は侵襲性歯周炎に強く関連するグラム陰性桿菌であり、侵襲性歯周炎ほどではないが慢性歯周炎とも関連している[25]。*Aggregatibacter actinomycetemcomitans* の影響は、細菌量と宿主の感受性に依存している[98]。

*Aggregatibacter* 属は限局型侵襲性歯周炎の病因であり、青年期に発症するとされている[99]。*Aggregatibacter* 属は白血球に特異的な活性型膜毒素であるタンパク質毒素、ロイコトキシンを分泌し、感染中にヒト免疫応答を回避する[97]。*Capnocytophaga ochracea* はグラム陰性桿菌であり、歯周病の病原因子として認識されている[28, 100, 101]。

*Eubacterium saphenum* と *Atopobium rimae* はともにグラム陽性好気性球菌であり、前者は慢性歯周炎に関与し、一方後者は歯周病患者よりも歯周組織が健常な人から頻繁に検出される[91]。

*Treponema lecithinolyticum* は系統発生群としては口腔スピロヘータ群に属し、しばしば慢性歯周炎、侵襲性歯周炎と関連する。Socransky らの細菌学的な定義[87]によれば、歯周炎に関わる細菌は、主にレッドコンプレックスとオレンジコンプレックスに分けられる。

レッドコンプレックスは *Porphyromonas gingivalis*、*Tannerella forsythia*、*Treponema denticola* で構成されている。オレンジコンプレックスは *Fusobacterium nucleatum*、*Prevotella intermedia* が含まれる[102]。

感染性の損傷に対する免疫応答と、炎症の程度を調整しうる、個々の遺伝的変異性は調査価値のある重要な一要因である。1991 年に行われた Michalowicz の研究によれば、一卵性双生児でも同じ病原毒素に同一の反応を示さなかったことから、**歯周感染は 50% が遺伝的要因によって決定される**ことが確認された。1997 年、Kornman は「多型」という言葉を導入した[20]。

さらに最近になり、細菌に対する自然免疫応答を調節する重要な因子として、マクロファージやリンパ球などの細胞によって分泌される炎症性サイトカインである IL-6、そして抗炎症性サイトカインである IL-10、細胞の核に存在しいったん活性化すると DNA に結合し、隣接遺伝子をオン（またはオフ）にする能力を持つ転写因子であるビタミンD受容体が同定された[103]。

## 診断のための検査

細菌は、歯周病の発症において主要な役割を果たす。言い換えれば、**細菌が存在しない場合、プラーク誘発性の疾患は発症しない。**この知見は、あらゆる状況下において必要不可欠で、家庭や専門家による予防処置が細菌除去に効果があるという根拠を強固にするものである。**それにもかかわらず、遺伝的性質は歯周病の感受性に影響を及ぼし、他の多くの宿主関連因子とともに臨床症状の発症および進行の速度を制御する。簡単に言えば、遺伝的性質によってある人は他の人よりも疾患にかかりやすいと言える。**

臨床的に同じような症状を示す患者群であっても、歯周炎またはインプラント周囲炎の発症に影響を及ぼすと考えられている遺伝子に変異が見つかっている[104]。

多型とは遺伝子によってコードされる塩基配列の変異を意味する。遺伝子が眼の色のタンパク質をコードする場合、多型に応じて虹彩の色が緑、青、茶などになる。歯周病は周期的に発症・再発することを特徴とするが、再発を繰り返すような炎症性疾患に遺伝子の変異が関連しているのかもしれない[105]。

遺伝子多型は、タンパク質の複雑なネットワーク内のどの要素が疾患のリスクおよび重症度を決定する上で重要であるかを明らかにできる分子マーカーである。各患者の遺伝的プロファイルを知ることは、歯周炎の予防法や治療法の選択、ならびに標的治療の作用を見極めるのに有用である。

さらに最初の診断段階での器具による徹底的な臨床的評価に加えて、口腔細菌叢を分析するとともに、治療する患者の遺伝的プロファイルを明らかにする信頼性のある細菌検査を行うことが有用であり得る。この情報は、高度に個別化され、個々のニーズに合わせた治療計画を立てるために不可欠である。

## 遺伝子検査

臨床的に症状がない場合でも、遺伝子検査により疾患に対する個人の体質を評価することができる。これにより、患者の今の感受性を低下させるうえで効果的な一次予防手段を提供することができる。

この診断法は、歯周病の遺伝的素因を検査することで、その発症を予防、特定することを目的としており、歯周病を持つ患者の子どもたちに行うとよい[37]。染色体の遺伝子型は時間とともに変化するものではないので、遺伝子検査は一度だけ行えば十分である[106]。

遺伝子検査は歯周病にもっとも一般的に関連する遺伝子、すなわちIL-10、IL-6、ビタミンD受容体の対立遺伝子変異を同定することができる（図2-138）。この試験は、Taq-Man SNP Genotyping Assays法（Applied Biosystems）を用いて、患者のゲノムDNAに対して行われる。この方法は、異なる蛍光色素で標識された2つのプローブを使用することによって、特定の多型の対立遺伝子変異を識別することができる。

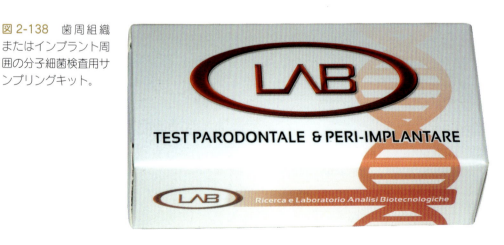

図2-138 歯周組織またはインプラント周囲の分子細菌検査用サンプリングキット。

初診から原因除去療法：初期治療まで

## 歯肉溝滲出液（GCF）を用いた歯周検査

採取した GCF を用いたリアルタイムポリメラーゼ連鎖反応（RT-PCR）による感度の高い試験法が開発されている（図 2-138）。したがってこの試験法は、標的配列とハイブリダイズ（すなわち結合）する特定の蛍光プローブを用いて、提供された生物学的試料中の DNA 分子を同時に増幅、定量することができる。この検査では次のような操作手順が行われる。

● 採取方法（図 2-139 〜 142）

GCF の採取は、円錐型のペーパーポイントを用いて行われ、細菌および上皮細胞を同時に採取する。ペーパーポイントは外科用ピンセットで把持し（図 2-139）、歯周ポケットあるいはインプラント周囲ポケットに挿入する（図 2-140）。その後少なくとも 30 秒間そのまま留置してペーパーポイントに GCF を浸み込ませ、滅菌試験管に入れる（図 2-142）。サンプルは迅速に採取でき、患者に痛みはない。サンプルは結果の追跡と患者の匿名性を保証するコードによって識別される。

サンプルが採取されると、サンプルは普通の紙の封筒に入れられ、室温で検査室に送られ、解析ののち、迅速に電子メールで術者に結果が送られる（図 2-141）。

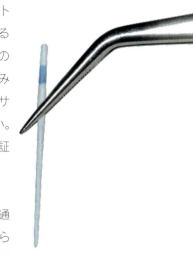

図 2-139

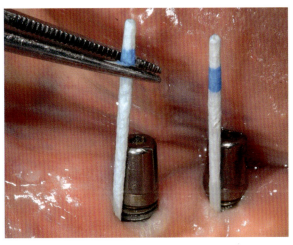

図 2-140

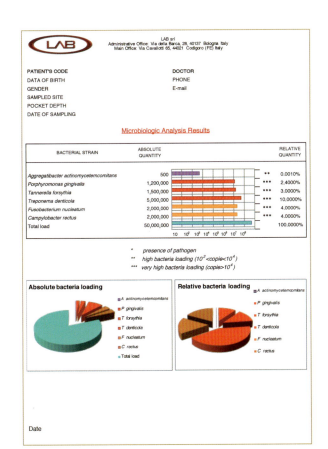

図 2-141

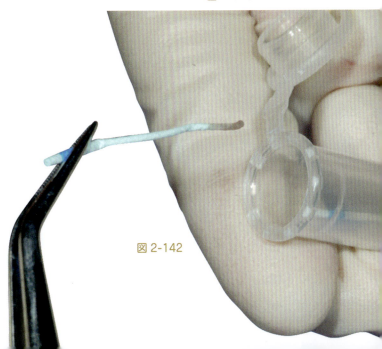

図 2-142

**2章** | 歯周病患者のマネージメント

● DNA 抽出

　細菌 DNA およびヒト DNA を GCF から抽出、精製するには、特別な抽出キットが用いられる。これによりリゾチームによる細菌細胞壁の酵素的溶解およびプロテインキナーゼ Kを用いたヒトの細胞の核膜の酵素的溶解が行われる。

　55℃で2時間反応させると全 DNA が溶出される。この溶液を、DNA を吸着できるレジンを含むカラムに通し、細胞残渣を除去する。特殊な緩衝液で DNA を洗浄し、液体中に DNA を溶出する。この溶液は保存したり、検査に用いたりすることができる。

● 次のステップは

　個々の歯周炎発症の素因となる歯周細菌のゲノムおよびヒトゲノムの特定ゲノム配列を増幅、定量することである。

　細菌検査は、サンプル中に存在する細菌の総量に関する信頼できる評価を提供し、歯周病特異的なもっとも重要な細菌種の定量検査を可能にする。検査される特定の細菌種は、*Porphyromonas gingivalis*、*Tannerella forsythia*、*Treponema denticola* である（図2-141）。

　検査は単一の反応で複数の標的の強増幅を可能とするため、ABI PRISM 7500（Applied Biosystems）と、各細菌特異的で異なる蛍光色素に標識された蛍光 TaqMan プローブ（Applied Biosystems）を用いて行われる。結果は患者の臨床状態の客観的パラメータとなり、**法医学上の記録として機能する。**

　分子細菌学的評価は、治療の有効性を確立し、得られた臨床結果の生物学的安定性を決定し、または異なる治療法を選択する目的で、一定時間が経過したら繰り返し行うことができる。**複雑なインプラント治療計画の場合、特に歯周病に罹患しやすい患者の場合には、細菌分析が推奨される。**

# 初期治療

## 歯周治療の第一段階としての原因除去療法（初期治療）

非外科的歯周治療は常に歯周治療において必要不可欠であり、また基本的な処置である（図2-143）[1, 107]。

**原因除去療法**という言葉は、主な病原因子である細菌性バイオフィルムを排除することを目的とした治療法を言い表すのにもっとも適した用語である。歯周病は内在性のバイオフィルムに由来する感染を病因としているため、微生物の集団（バイオフィルム）**なしには**、疾患は**起こり得ない**。適切なホームケアと専門家による効果的なデブライドメントとによる細菌との戦いは、炎症性疾患をコントロールし続けるために有効な戦略である。

**原因除去療法**（または初期治療）は重要で欠くことのできない歯周治療の第一段階に位置付けられる。それはプラーク関連性炎症への基本的なアプローチであり、歯肉縁上・縁下の細菌性沈着物の機械的な除去を含む[108]。

原因除去療法（3章参照）には確実で不可欠な戦略が含まれ、以下の2つに要約できる。

1. 患者教育と口腔衛生のトレーニング：患者の動機付け。患者を定期的にフォローアップするために、個々に合わせて立案されたリコールプログラムに従うようにはたらきかける。その頻度は、個々の評価に基づいて決められる。
2. 歯肉縁上・縁下の細菌性プラーク／バイオフィルムと歯石を慎重な非外科的インスツルメンテーションにて除去する。これが依然として歯周治療の基本理念[108]：すなわち包括的で効果的な専門家によるデブライドメントである[109]。

効果的な歯周治療の目的は、炎症の進行を止め、コントロールすることである。それは、歯肉縁下バイオフィルムを除去し、健康な状態に匹敵する微小環境と細菌叢を作り上げ[19]、そして長期にわたって臨床的健康状態の安定を保証するための個々の治療プログラムを計画することによって達成される[110]。

## 歯周治療のゴール

非外科的治療の当面の目標は、細菌感染により生じるさまざまな臨床症状に応じて、歯周病を予防、阻止、制御または除去することである[1]。理想的な目標の中には、口腔内すべての支持構造・組織の健康、機能、快適さ、審美性の維持が含まれる。理想的な目標が達成できない場合には、現実的な目標として炎症性疾患による傷害を修復することが挙げられる。しかしながら、治療の究極的目標は咀嚼器官を保護し、健康状態を維持することである。

非外科的歯周治療の治療目標を達成できるかは以下のような多くの因子に依存する：術者の専門的な技術や、経験、適切で効果的な器具と技術の選択、適用される手技、個々の患者の疾患の状況[111]、歯根面の形態学的な特徴[112]があり、中でも、患者個人のモチベーションのレベル（ホームケアの効果）や宿主免疫応答などが挙げられる。さまざまな治療プロトコールが提案されており、本章ではその詳細を考察する。

最大限に入念かつ包括的な歯肉縁上・縁下の軟らかい、または石灰化した沈着物の除去、またバイオフィルムの付着因子の除去を行い、それ以降の炎症反応を予防することは[37]、歯周治療の主目標である[108]。

外傷性咬合は病原因子ではないが、疾患のパターンを悪化させる可能性がある増悪因子であるため、初期治療の間に評価しなくてはならない[82]。

ルートプレーニングを行う理論的根拠は、起源は細菌のエンドトキシンがセメント質に浸透するという概念[113]に基づいていた。この理論は後にエンドトキシンはセメント質には浸透せず、表面に緩く付着しているだけで、それゆえ単純に表面をブラッシングするだけで除去できるという実験的研究由来のデータによって、誤りであることが示された[4]。それゆえ、**ルートプレーニング**は過去に病的または汚染された歯根のセメント質の除去と定義されたが、それによる意図的な歯の構造の除

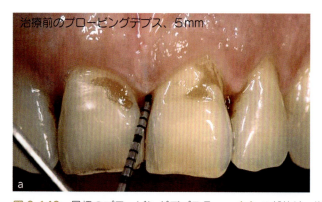
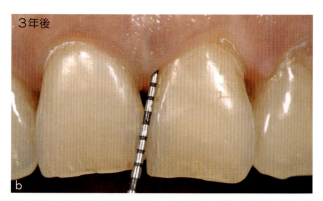

**図 2-143** 最初のプロービングデプス5mm（a）の部位は、単根歯の場合非外科的歯周治療により容易に改善することができる（b）。

去は、歯周組織治癒の必要条件とは考えられてはいない[114-117]。

その結果、ポケットおよび歯根のインスツルメンテーションはむしろ、歯質の除去は最小限で、それでいてバイオフィルム破壊と歯石除去に効果的な器具を用いて行われる必要がある[118]。

過去には、ポケット深さ5mm が非外科的アプローチにより予知性のある結果を保証できる限界と考えられた[119, 120]。しかしながら、この限界は絶対的なものではない。実際に、非外科的歯周治療がもはや効果的ではなくなるような最初のプロービングデプスの確かな値はなさそうである[121]。しかしながら、最初

のプロービングデプスが5mm を超えるような歯周ポケットに対する非外科的治療では、多様で予知性の低い結果となることもある[4]。

本書では、最初のプロービングデプスが6mm を超える部位に対して非外科的アプローチで治療を行った多くの症例について、その治療法を選択した理由を示しながら考察する。またある症例では、再評価ののち、初期治療として提案された治療法により、臨床的に安定な状態が達成されたために、初期治療が確定的治療として終わった。また他の症例では、非外科的な解決法は患者が提案された外科治療を拒否した場合の治療選択肢となった。

## 非外科的インスツルメンテーション：スケーリング・ルートプレーニングから歯根面のデブライドメントへの転換期

まず覚えて欲しいこととして、「スケーリング・ルートプレーニング」という言葉は時代遅れである。「非外科的インスツルメンテーション」という表現のほうが原因除去療法を含む治療アプローチをうまく表している。非外科的インスツルメンテーションは、特に学んだり効果的に実践したりすることが難しいと思われている。歯石を完全に除去できるかは術者の経験と技術に委ねられ、それゆえ術者依存の要素がいくぶん多いように思える[4]。

### 非外科的歯周治療の適応と限界

喫煙、異なる部位でのプラークコントロール、歯の種類（単根か複根か）は有意に非外

科的歯周治療の結果に影響する[61]。

### 非外科的インスツルメンテーションで起こりうる（マイナスの）結果

歯肉退縮は非外科的歯周治療後によく起こる。これは歯肉腫脹が有意に減少し、歯肉組織が収縮するために起こる（「過度なインスツルメンテーションが及ぼす審美的影響」を参照）。臼歯部では、この結果は患者が歯間部の清掃を行いやすくなるという有益な影響を与える。逆に、前歯部では歯肉退縮は有意な審美的なダメージとなることがある（図2-161 ～ 166 の症例を参照）。

# プロトコール

初診後、非外科的治療のプロトコールを患者に提示する。図2-144に示すように、後に「再生療法における外科治療においては初期治療を行わない」の項で述べるが、審美的な影響が大きい部位に再生療法を行う場合に限り、診断後すぐに外科治療が行われる。インスツルメンテーションを行っていない部位だけが、外科処置の対象となる。一方、口腔内の他のすべての部位に専門家による徹底的なデブライドメントが実施される。ほとんどすべての他の症例で原因除去療法が必要である。そして必要に応じた回数が数回のアポイントメントに分けて行われる。少なくとも2回のアポイントメント、多くて5回のアポイントメントに分けられる。図2-144は、きわめて珍しいものの、1回きりのアポイントメントで終わる可能性を示している。著者がもっとも採用することの多いプロトコールは、青背景で強調した1週間に3回のアポイントメントと、およそ30日後の1回のアポイントメントである（図2-144参照）。以下に注意点を述べる。

- 非外科的インスツルメンテーションは複数の異なるプロトコールに従って行われている。もちろん初期治療のための理想的なプロトコールというものはないが、術者は責任をもって、患者の臨床状態と心理的因子を評価したうえで、個々のニーズに合わせて個別化された、もっとも適した治療法を決定する必要がある[122]。
- どのプロトコールを用いるかにかかわらず、歯の外面に付着した全物質（細菌性バイオ

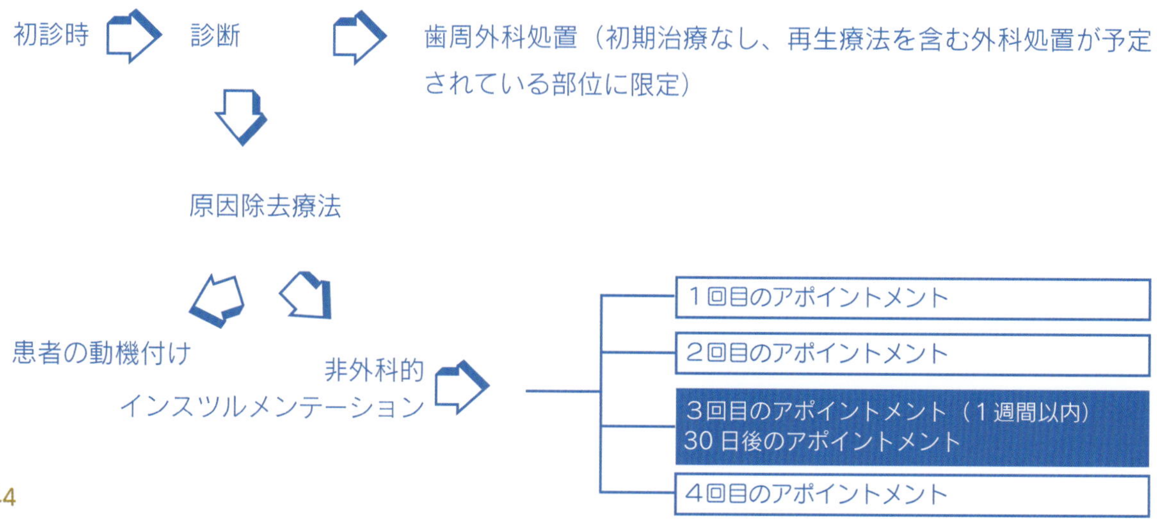

初診時  診断  歯周外科処置（初期治療なし、再生療法を含む外科処置が予定されている部位に限定）

原因除去療法

患者の動機付け  非外科的インスツルメンテーション ⇒

- 1回目のアポイントメント
- 2回目のアポイントメント
- **3回目のアポイントメント（1週間以内）　30日後のアポイントメント**
- 4回目のアポイントメント

図2-144

フィルム、歯石、変色）を、生物学的構造を重視したうえで除去するためには、非外科的インスツルメンテーションは必要不可欠である（図2-3〜5参照）。

言い換えれば、主な目的は、患者の示したニーズを満たしながら、炎症の病原因子を術者の手技技術と知識に応じたもっとも効果的で適した方法で除去することである。これらのプロトコールは決まったものではなく、むしろ個々に応じたものであり、適宜変更されなければならない。**可能であれば、最初の非外科的デブライドメント（3回の予約で計4時間）は1週間で終えるべきである**[123]。なぜならば、一度診断がなされれば、病原因子を効果的に除去することは治癒過程を加速させ、治療結果をより良いものとするからである。歯周組織の細菌学的知見の分野における進歩と技術の改良とがあいまって、感染した歯周組織の正確な状態を理解できるようになり、その結果、もっとも効果的で合理的な治療を行うことができるようになった[124]。本項で提示されている症例の治療プロトコールは、おおむね1週間に3回、1時間処置を行った（初回のアポイントメントには全顎のX線写真と患者に適切な口腔衛生を指導する時間がとれるように2時間必要である、図2-145）。最近の文献によると、非外科的歯周治療期間を設けることにより、速やかに最適な結果がもたらされるが、そのためには常に治療の質を担保する必要があるとされている[123]。

患者には、欠くことのできない基本的な処置である非外科的インスツルメンテーションにダイオードレーザーを併用するかどうかで異なる金額の詳細な見積もりを提示する（図2-146）。歯周病患者の状態をより正確に把握するため、診断用の全顎的なX線写真も必要となる。毎日の口腔ケアや、患者個々の歯周病メインテナンスプログラムに従い定期的にフォローアップのリコールに応じることが、治療の成功に大きく寄与することを書面によって示し、患者に強く求める必要がある（図2-146参照）。

アポイントメントごとに、非外科的インスツルメンテーションは全顎的治療計画に従って行う必要がある。多量の沈着物がある症例では、初回のデブライドメントは、主に超音波器具を用いた歯肉縁上のインスツルメンテーションにあてられるであろう（図2-147）。しかし、歯肉縁下のインスツルメンテーショ

---

### 原因除去療法において推奨されるプロトコール

| 2時間 | 1時間 | 1時間 |
|---|---|---|
| 1回目のアポイントメント | 2回目のアポイントメント | 3回目のアポイントメント |
| 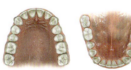 |  |  |
| 1時間は全顎X線撮影と患者への動機付け、あと1時間は歯肉溝やポケットのデブライドメント | 患者への動機付け＋歯肉溝やポケットのデブライドメント | 患者への動機付け＋歯肉溝やポケットのデブライドメント |

**図2-145** 非外科的インスツルメンテーションは、最良の結果を得るうえで、またあらゆる症例に対して治療の質を維持するうえで、短期間（1週間以内）で行うべきである[123]。

ンにおいては、使用可能であればダイオードレーザーを使用する場合もある。

術者は各アポイントメントでの口腔内全体に対するインスツルメンテーションにベストを尽くすことがきわめて重要である。特に初回では、歯肉縁下の歯石をすべて除去することは不可能かもしれないが、沈着物を有意に減らすことはできる。沈着物がいくらか取り残されてしまうことは避けられないが、以下の図に示すように、これはあちこちに分散することが多い（図 2-148, 149, 図 3-209 ～ 224 参照）。辺縁歯肉よりほんの2～3mm 下の、器具が到達しやすい部位に沈着物を残さないようにすることは重要である。このエラーは非外科的インスツルメンテーション後の急性症状のリスクにつながりうる。それは「カフ効果」と定義され、図 2-150, 151 に示している。この初期段階でダイオードレーザーを使用すると、さらに術後合併症のリスクを減らすことができる（図 2-148, 149 参照）。その殺菌作用によって、残存した沈着物はおそらく無毒化されて、潜在的病原性が低下する。

**Dr. Marisa Roncati Parma Benfenati**, RDH, DDS
Corso della Giovecca, 155/A
44121 Ferrara, Italy
Phone +39 0532 210522
e-mail: info@studioparmabenfenati.it
Web Site: www.studioparmabenfenati.it

患者様へ
今回専門医へ受診され診査の結果、ある程度の情報が得られました。歯周組織の炎症に対する治療には、歯根またはインプラントの表面からバイオフィルムと石灰化物を除去する処置が必要です。以下に示す、原因に関連した非外科的歯周治療を推奨します。

| | |
|---|---|
| 歯周治療での来院 | € 100.00 |
| 全顎的な口腔内のＸ線写真（21枚の口腔内デンタルＸ線写真） | € 155.00 |
| □細菌学的検査 | € 50.00 |
| □局所的抗菌療法 | € 70.00 |
| N ...3... 原因に基づく　歯周組織に対する非外科的デブライドメント | € 110.00 |
| N ...1... 原因に基づく　レーザーを使用した非外科的歯周治療 | € 150.00 |
| 合計金額 | € ...735... |
| 専門的な清掃のための術後のフォローアップリコール | € 90.00 |
| □細菌学的再検査 | € 50.00 |

この最初の非外科的歯周治療では、歯肉より上と歯肉の中に沈着しているプラークと歯石を除去するもので、この後にさらに治療が必要になることがあります。

あなたの協力レベルが治療結果に大きく影響することをご理解いただくことがとても重要です：

1．私たちが推奨するホームケアの方法をしっかりと順守していただくこと。
2．私たちが推奨する頻度で定期的なフォローアップリコールの予約をおとりいただき、個人に合わせたメインテナンスプログラムに従っていただくこと。

この最初の非外科的歯周治療の後、このような原因除去療法が一部あるいは口腔内全体において決定的な治療であったかどうか、もしくは、インフォームドコンセントを行ったうえでさらなる治療が必要であるかどうかを判定するために再評価のご予約をいただきます。

**Dr. Marisa Roncati Parma Benfenati**, RDH, DDS
Corso della Giovecca, 155/A
44121 Ferrara, Italy
Phone +39 0532 210522
e-mail: info@studioparmabenfenati.it
Web Site: www.studioparmabenfenati.it

患者様へ
今回専門医へ受診され診査の結果、ある程度の情報が得られました。歯周組織の炎症に対する治療には、歯根またはインプラントの表面からバイオフィルムと石灰化物を除去する処置が必要です。以下に示す、原因に関連した非外科的歯周治療を推奨します。

| | |
|---|---|
| 歯周治療での来院 | € 100.00 |
| 全顎的な口腔内のＸ線写真（21枚の口腔内デンタルＸ線写真） | € 155.00 |
| □細菌学的検査 | € 50.00 |
| □局所的抗菌療法 | € 70.00 |
| N ......... 原因に基づく　歯周組織に対する非外科的デブライドメント | € 110.00 |
| N ...4... 原因に基づく　レーザーを使用した非外科的歯周治療 | € 150.00 |
| 合計金額 | € ...855... |
| 専門的な清掃のための術後のフォローアップリコール | € 90.00 |
| □細菌学的再検査 | € 50.00 |

この最初の非外科的歯周治療では、歯肉より上と歯肉の中に沈着しているプラークと歯石を除去するもので、この後にさらに治療が必要になることがあります。

あなたの協力レベルが治療結果に大きく影響することをご理解いただくことがとても重要です：

1．私たちが推奨するホームケアの方法をしっかりと順守していただくこと。
2．私たちが推奨する頻度で定期的なフォローアップリコールの予約をおとりいただき、個人に合わせたメインテナンスプログラムに従っていただくこと。

この最初の非外科的歯周治療の後、このような原因除去療法が一部あるいは口腔内全体において決定的な治療であったかどうか、もしくは、インフォームドコンセントを行ったうえでさらなる治療が必要であるかどうかを判定するために再評価のご予約をいただきます。

図 2-146a, b

図 2-147

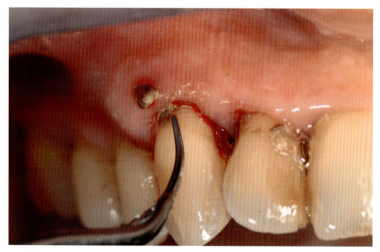

口腔内の全領域至る所に対して均一にインスツルメンテーションを行えば、歯石沈着物が劇的に減少するとともに、軟組織に限局した炎症の消退につながる。インスツルメンテーション後に依然として残存歯石があったとしても、それらはまばらで、互いに十分に離れており、また初めに比べてとても小さくなっている（図3-217～223参照）。複雑な歯周病の症例において、従来の歯周組織の感染コントロールのための段階的なアプローチでは、口腔内を4ブロックに分けて、週ごとのアポイントメントのコースの際、1ブロックずつインスツルメンテーションを行っていた。1/4顎ずつインスツルメンテーションを行うということは、処置後の膿瘍形成のリスクを避けるために、ある部位のインスツルメンテーションを開始し、完了するまで次の部位に移らないのが重要だ、という理念からくるものである。この「カフ効果」は、歯冠側では適切にインスツルメンテーションが行われ、根尖寄りでは不十分であった場合、治癒の早い段階で起こるとされている（図2-150, 151）[125]。歯科の文献によると、多くの研究が最適な臨床実践方法を明らかにするために、さまざまな種類のプロトコールを対比・比較している[7, 126, 127]。

ベルギーの大学が、24時間以内に2時間のアポイント2回で処置を終える短期プロトコールを紹介している。このプロトコールでは、治療部位に未治療部位からの細菌が感染しないように、主にクロルヘキシジンを用いた抗菌物質での追加処置をする[128]。歯周病原因子は舌や粘膜、唾液、扁桃そして歯周ポケットなど口腔内に存在し、そこから異なる部位や異なる個体に移行しうる[129, 130]。

機械的治療の間、すでにデブライドメントされたポケットは、他の未処置のポケットや口腔内の他の歯牙部にコロニー形成している歯

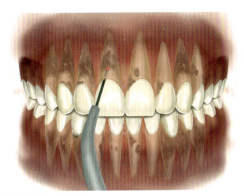

図2-148

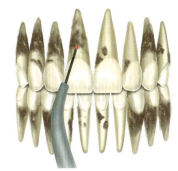

図2-149

周病原因子に再感染する可能性がある。

再評価は歯肉組織が治癒するのに十分な時間をおくため、歯周治療後2、3ヵ月後に行う[131]。

スウェーデンの大学は最近、1回のアポイントメントを最短2時間で終える「超短期」と定義されるプロトコールを提案している[132, 133]。この治療プロトコールは以下のものを含んでいる：初回のアポイントメントでは、生物学的計測の歯周病パラメータ（プロービング時の出血、プラーク指数、プロービングデプス、臨床的アタッチメントレベル）を計測し、動機付けを行い、個々に適した口腔衛生方法を患者に指導し、そして非外科的インスツルメンテーションを歯肉辺縁の上下に行う。1ヵ月後に患者を評価するのがよい。なぜなら、患者が口腔衛生の技術を体得したかを術者は確認する必要があり、何かしら必要な追加のホームケアの強化を提供しなくてはならない

場合があるからである。最後または、単回のインスツルメンテーションを行ってから2ヵ月後、生物学的な歯周組織のパラメータを収集して（プロービング時の出血、プラーク指数、プロービングデプス、臨床的アタッチメントレベル）、状態を再評価する。

　これらの生物学的パラメータの変化は、文献に示されている従来のプロトコールによるインスツルメンテーション後の値に近い[134, 135]。プロービング時の出血は、短期プロトコールで有意に減少していた。プロービング時の出血は炎症のマーカーであり、予後を評価するうえで大きな価値がある。このタイプのプロトコールは抗菌薬の予防投与が必要な場合に適しており、石灰沈着物が少ない場合、患者が複数の薬剤を適用するのを避けられる。施術時間が限られていることから、超音波と手用のインスツルメンテーションが依然必要である。とはいっても、短期プロトコールはすべての患者には適さず、以前の歯科治療経験によりトラウマを負っている患者や、とりわけ心配性な患者には禁忌である。

　短期プロトコールは、細菌叢が特に病原性の高い、すべての形態の侵襲性歯周炎に特に適していると考えられる。急性期の、防御と治癒の細胞の遊走が促進されているpHが酸性の環境下で、非外科的デブライドメントは行われるだろう。

**すべてのプロトコールの様式が、デブライドメントに推奨できるものである。
絶対にこれ、という理想的なプロトコールはない。術者は患者の希望と好み、自分自身の技術と経験、治療計画、治療法の費用対効果に従ってデブライドメントの様式を選ばなくてはならない。**

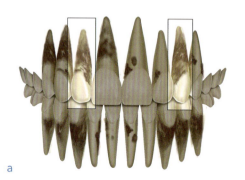
a

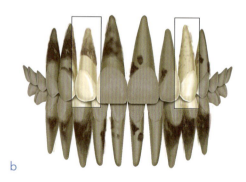
b

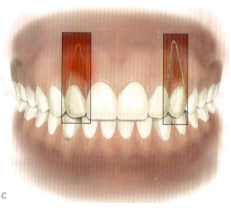
c

図2-150a～c　カフ効果：図は上顎左側犬歯の適切なインスツルメンテーションの結果を示しており、また逆に上顎右側犬歯の不十分なインスツルメンテーションを表している。不適切なインスツルメンテーションは、歯冠側の石灰化または非石灰化沈着物の徹底的な除去が歯肉下わずか数mmどまりであることを意味する。そうしたインスツルメンテーションの怠慢は、結果として軟組織が生物学的に再付着し得る歯冠側表面を作り出すが、ポケットのもっとも根尖側の部分には依然として病原性の毒素が存在し、排膿路の不在下で予防処置後の膿瘍を引き起こす。

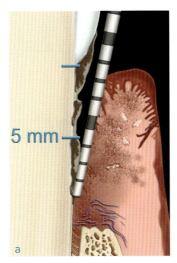 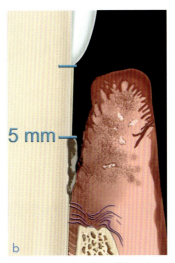 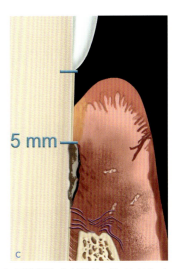

図 2-151　カフ効果の詳細。(a) 約9mmの深さの歯周ポケット。(b) 不適切な非外科的インスツルメンテーション後、石灰化沈着物は歯冠側5mmだけ取り除かれ、一方5mmより根尖側の石灰化沈着物は無傷の状態で残される。(c) その結果歯周の再付着が歯根表面に形成されるが、病原性の毒素が依然としてポケットの深部に存在し、これが予防処置後の歯周膿瘍の形成を引き起こす。

## 推奨されるプロトコール

典型的には、1週間に3度の来院を含む（図2-145参照）かなりの短期プロトコールは、患者と術者の双方を満足させるように思われる。というのも、患者は問題を早く解決したいと望んでいるし、術者は患者の治療をより効率的にでき、アポイントメントのキャンセルの可能性を減らせ、口腔衛生状態を評価し、必要があれば再指導でき、また残遺沈着物を探知した際には除去できるからである。

初回のアポイントメントでは、全顎のX線撮影と、患者の動機付けのための時間を追加で設けるのがよい（図2-145参照）。それゆえ、最初のアポイントは2時間で、2回目と3回目のアポイントメントは1時間とし、可能ならこれらを1週間のうちに行う予定を組む（表2-2）。歯周ポケットが非常に深い場合には、患者が快適に治療を受けられるように局所麻酔を使用してもよい。この選択は術者の裁量

表2-2　推奨されるプロトコール

| 1回目のアポイントメント、2時間 | 2回目のアポイントメント、1時間 | 3回目のアポイントメント、1時間 |
|---|---|---|
| ● 全顎X線撮影<br>● 家庭での口腔衛生法の徹底指導<br>● 主に超音波器具、または部位や術者の判断により手用器具を用いて口腔内全体の非外科的インスツルメンテーションを行う。インスツルメンテーションは、歯肉縁上に限らず、ポケット内全体を処置することを強調しておく。使用可能であるならば、歯肉縁下の処置を行う前にダイオードレーザーを用いることを勧める | ● 前回のアポイントメント時に行われた指導をもとに、再度患者の動機付けを行い、家庭での口腔衛生管理を行えているかどうか評価する<br>● ダイオードレーザーや超音波器具、手用器具などを必要に応じて使用し、口腔内全体にわたり非外科的インスツルメンテーションを行う。インスツルメンテーションに先立って、常に標的を定め、特異的にそして効果的に処置を行えるように、徹底した、かつ慎重な歯石の探知を行うことを勧める | ● 家庭での口腔衛生管理が効果的に行われているかを観察、評価し、必要があれば器具や方法を変更する<br>● 残存歯石や炎症が継続している部位などを徹底的に調べる<br>● 歯石が残っている部位に対して、必要に応じて術者の判断に基づきレーザーや超音波器具、手用器具を用いて選択的にインスツルメンテーションを行う<br>● 最後に着色の除去や審美的なホワイトニングを目的として歯のポリッシングを行う |

## 2章　歯周病患者のマネージメント

と自身の技術に応じて決めることだが、患者の疼痛閾値に考慮しながら慎重に行う。局所麻酔が必要であれば、従来の4ブロックに分けるアプローチをとるのがよい。全顎に対する治療でも、限られた量の麻酔を必要に応じて行うことは問題ない。

代替法として、局所麻酔薬の2.5％リドカインと2.5％キシロカイン（Oraqix, Dentsply）を鈍針とシリンジを用いて、ポケット内部に注入する。その際あふれ出た余分な製剤は粘膜への麻酔効果を高めることに役立つ（図2-152, 153参照）。

初期の原因除去療法の非外科的デブライドメント期間が完了する4回目のアポイントメントは、最初の3回のアポイントメントから約30日後にとる（図2-144）。このように時間をあける理由は、治癒過程がすでに進行中

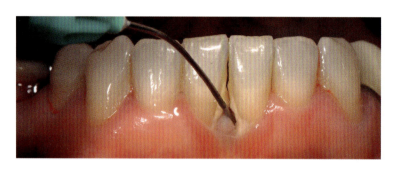

図2-152

であり、それゆえ一部組織に退縮を生じているので、とりわけ歯肉縁下深くではない歯肉縁付近の残存歯石の探知や除去がしやすくなる（図2-154〜158）。この4回目のアポントメントまでに、ポケットの最深部までインスツルメンテーションを行い、残存沈着物がまばら（歯根面に沿って低密度に散りばめられ）に、サイズが小さく、限られた数しか残っていない状態にすることが重要である。

原因除去治療期間を3回の近いアポイントメントで行い、およそ1ヵ月後に4回目のアポイントをとることの利点は、術者が以下のことを行えるようになることである。

- 患者自身による口腔衛生の効果を評価でき、必要であれば追加のホームケアの強化を行う
- 残存する沈着物をより容易に探知できる
- 残存歯石が表層に現れているため、容易に除去できる（図2-157a参照）
- 何よりも、以前のインスツルメンテーションでは探知することができなかった歯石を再確認し、技術的な見落としを取り返すこと

---

4回目のアポイントメントでは、下記の手順をとるのが望ましい。

**4回目のアポイントメント、1時間**
- 口腔衛生管理の状態を評価し、必要があれば動機付けを行う
- プローブを用いて歯肉縁下に残存沈着物がないかどうか確認する
- 術者の判断や各々の部位の特異性により、ダイオードレーザー（可能であれば）や種々の手用、機械的器具を用いて非外科的インスツルメンテーションを行う
- 着色の除去と漂白効果をねらってポリッシングを行う
- 3ヵ月ごとのリコール予約を取る

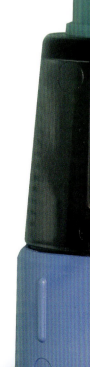

図2-153

ができる。これらの見落としが少量で、かつ低密度であれば、それが原因で重度の炎症が起きることはなく、また容易に除去できる。

言い換えれば、インスツルメンテーション後に歯肉が退縮することで、血液によって染色された黒または茶色の硬い歯肉縁下沈着物は表層に現われ、容易に探知できるようになる（図 2-154 〜 159）。

4 回目の非外科的デブライドメントの予約の終わりに、1 回目のフォローアップリコールの予約をとる。これは、原因除去療法後およそ 3 ヵ月に予定する。中等度と重度歯周炎では、この期間に必ずフォローアップすることが推奨される。逆に、それほど重度でない歯肉炎や局所的な軽度の歯周炎では、プロトコールは 2 回の専門家による非外科的デブライドメントとなることもあり、以下のような内容となる（図 2-144，表 2-3 参照）。2 回目の原因

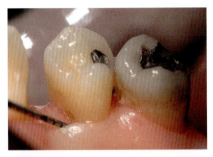
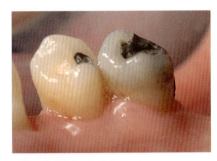

図 2-154　3 回目の原因除去療法のアポイントメントからおよそ 30 日後の、4 回目の非外科的歯周治療のアポイントメントにおいては、血液由来の歯石は表層近くに位置する。

図 2-155　3 ヵ月後のフォローアップリコールの臨床写真からは、図 2-154 で見られる居所的な炎症が解消している。

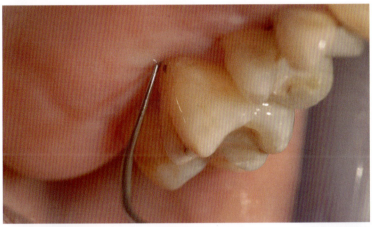

図 2-156　臨床写真から、非外科的インスツルメンテーション後、歯肉が退縮したことで血液により着色した歯石が、今や歯肉縁より上に位置していることがわかる。超音波のチップを挿入して、歯石の位置や形態学的特徴が確認できると、より効果的なデブライドメントができる。

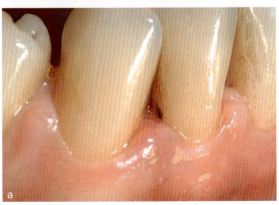
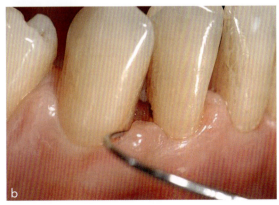

図 2-157a, b　下顎右側側切歯遠心面に小さな歯石小片が認められる。これは歯肉縁上に位置し、肉眼でも見えることから、プローブまたはエキスプローラーを少し傾けることで容易に確認できる。

## 2章　歯周病患者のマネージメント

除去療法の終了後、さらなる治療が必要である場合、または患者に口腔衛生指導を再度行わなければならない場合は、術者は30日以内にアポイントメントを予定する。そうでなければ、理想的には次回のリコールの予約は3ヵ月後となる。

患者または術者の判断で、問題なく、また特別な必要性がない場合には、原因除去療法後1年で歯周病メインテナンスを推奨する。このプログラムには、年4回の専門家による予防的処置も定期的なフォローアップリコールに含めるべきである。

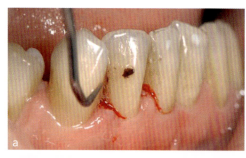

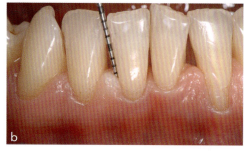

**原因除去療法後のチェックアップ、専門家による予防、定期的フォローアップリコール予約が最初の1年は3ヵ月ごとに予定されるべきである。**

図2-158 （a）シックル型のスケーラーを使うことで、術者は容易に先端を沈着物に当てて効率的に除去することができる。（b）しかし、治療の効果はリコールアポイントメントの後にプローブによって評価する。

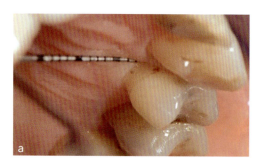

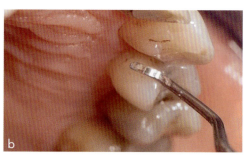

図2-159 写真は、3回の原因除去療法のアポイントメントの後の、4回目のアポイントメント時に、以前のインスツルメンテーションによって残された残存歯石を識別するうえでプローブをどのように使用するかを示している。（a）残存歯石を探知することは大切であるが、術者がまだ沈着物が残っていることを認識し、そしてそれを完全に除去することが重要である。

表2-3　原因除去療法のアポイントメントの構成

| 1回目のアポイントメント、2時間 | 2回目のアポイントメント、1時間 |
|---|---|
| ● 全顎X線撮影<br>● 家庭での口腔衛生法の徹底指導<br>● 口腔内全体にわたり、超音波器具、または部位や術者の判断により手用器具を用いて非外科的インスツルメンテーションを行う<br>● もし使用可能ならば、ダイオードレーザーを併用する | ● 家庭での口腔衛生管理が効果的に行われているかを観察、評価し、必要があれば器具や方法を変更する<br>● 残存歯石や、炎症が継続している部位などを徹底的に調べる<br>● 歯石が残っている部位に対して、必要に応じて術者の判断に基づきレーザーや超音波器具、手用器具を用いて選択的にインスツルメンテーションを行う<br>● 最後に着色の除去や審美的なホワイトニングを目的として歯のポリッシングを行う |

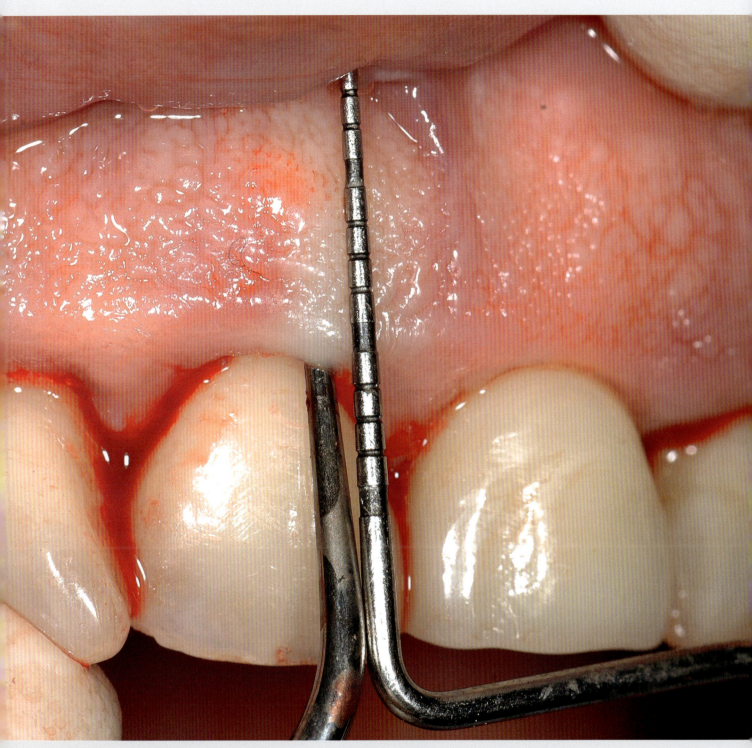

図 2-160

## 過度なインスツルメンテーションが及ぼす審美的影響

　1989年、Millerは初期治療による炎症減少は、粘膜組織の退縮につながり、再生の量を制限する[4]と主張した。その中では慢性歯周炎との診断後、従来の原因除去療法によって治療した症例が挙げられている。十分にポケットの深さが減少し、炎症は効果的に消退した。この健康な状態は長期にわたって維持されたが、審美的にきわめて重要な部位において、患者にとっても術者にとっても受け入れがたい不均一な歯肉ラインとなる問題が残った。

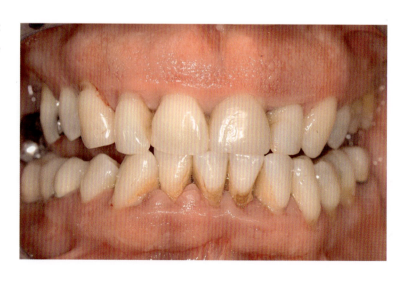

図2-161　54歳、男性。次の理由で来院した：出血、腫脹、口臭、起床時に枕に出血の跡がある。

過度なインスツルメンテーションが及ぼす審美的影響

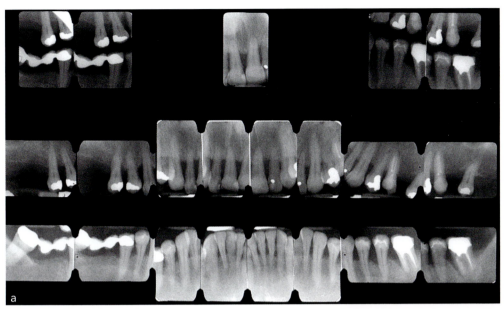

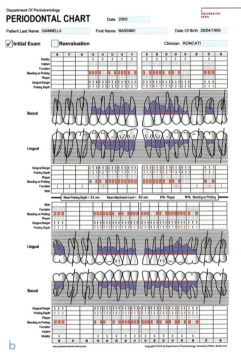

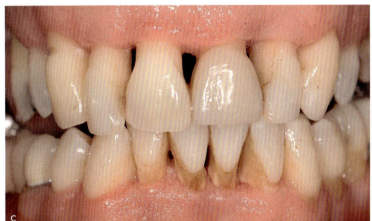

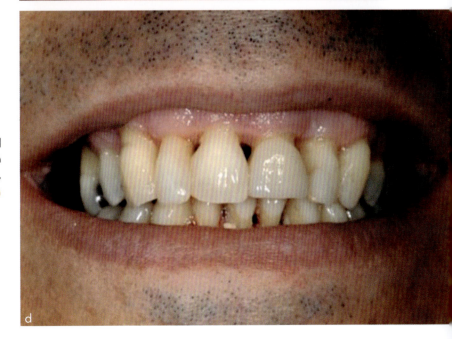

図2-162 全顎のX線写真（a）と生物学的歯周病パラメータ（b）より、重度歯周病を示している。非外科的インスツルメンテーション後、著しい歯肉退縮が前歯部すべてにわたって起こり（c）とりわけ大きく笑った時に顕著である。

2章 | 歯周病患者のマネージメント

**注意点：非外科的インスツルメンテーションを実行する前に
患者のスマイルを観察し、また歯周組織の状態や術後に起こりうる
歯肉退縮について予想しておくことはきわめて重要である（図2-160〜163）。**

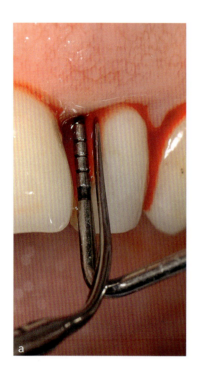

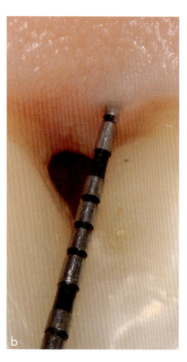

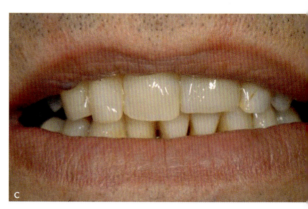

図2-163 （a）初診時プロービングデプスは10mmで、出血も多い；著者はプローブの横に見える細い超音波のチップを推奨する。（b）10年後の再評価時のポケット深さ：3mm、出血なし。（c）患者のスマイル時の写真。治療による審美的な結果も評価することが重要である。

　非外科的インスツルメンテーションにより、十分にポケット深さが減少したこと以上にすばらしい結果を得ることができた。この症例では、ポケット深さ10mm以上の部位（図2-163a）が3mm（図2-163b）まで減少した。しかし、治癒期間の初期に、審美的に重要な部位に顕著な歯肉退縮が起こった（図2-162c, d, 164a）。この予測できる結果は、治療の前に患者と話し合っておかなければならない。患者は、歯肉の炎症が消退した後に起こる退縮について十分理解し、同意していなければならない。この症例では、患者からスマイル改善のために修復処置をしてほしいとの要望があった（図2-163b, 164b, 165, 166）。

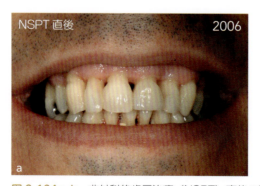

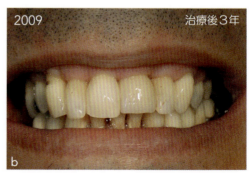

図2-164a, b　非外科的歯周治療（NSPT）直後の写真（a）と最初の治療後3年の写真（b）。

112

## 過度なインスツルメンテーションが及ぼす審美的影響

　患者が大きく笑ったときでもスマイルは大幅に改善した（図 2-164 参照）。患者はそれでも微笑しかせず、その際には歯肉は見えずに歯のエッジのみが見えるだけである。（図 2-163c 参照）。多量の歯石沈着物と線維性組織から、大きく歯肉が退縮していることがわかる。（図 2-160, 163a, 165a, b）。非外科的歯周治療後、瘢痕収縮となり審美的に大きな変化が起こった：3mm の歯間空隙ができ、そこには歯間乳頭が存在しない（図 2-165c）。

　修復治療により審美的な改善ができ、10 年以上にわたってこの状態は維持されている（図 2-166）。

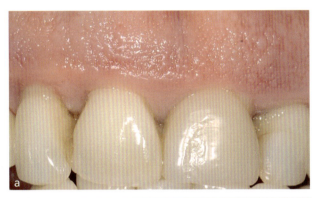
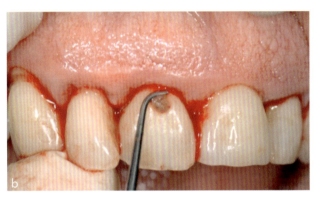

図 2-165 （a）術前の臨床所見。（b）非外科的歯周治療中、多量の石灰化沈着物が歯肉縁下から除去された。（c）治療直後の所見から、軟組織の収縮が明らかである。

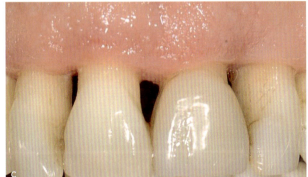

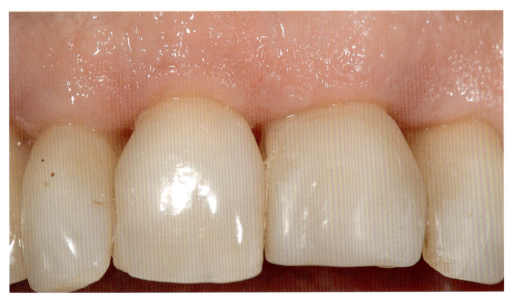

図 2-166　図 2-165 の症例の、最初の処置から 10 年後の所見。スマイル時の審美性は図 2-165c に比べて有意に改善した。

## 再生療法における外科治療においては初期治療を行わない

外科処置が行われた部位や、最初の診断により重度に歯周病による侵襲がみられるが高い審美性が要求される部位で、非外科処置後に歯肉歯槽粘膜手術を行ったとしても満足のいく結果とならないような顕著な歯肉退縮を起こしそうな部位に対しては、原因除去療法は適応ではない。もちろん他の口腔内のすべての部位では、原因除去療法は通法に従って行われるべきである。

歴史的に、審美性が要求される部位に対しては、口蓋側からのフラップとバリアメンブレンを用いた再生療法が行われる。

図 2-167a, b 上顎右側中切歯近心面のポケット深さは正常で、出血や退縮はない。

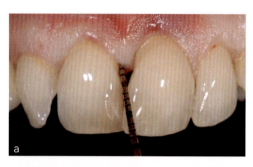 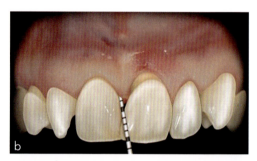

図 2-168 （a）図のように、上顎左側中切歯近心面では歯肉退縮が2mmで、プロービング値は10mmであった。（b）隣の図参照。

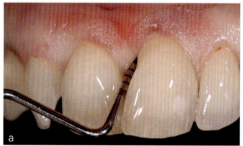 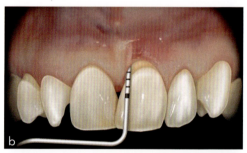

図 2-169a, b 唇側中央部では出血はなく、歯肉退縮は2mmで、プロービング値は2mmであった。

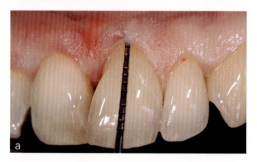 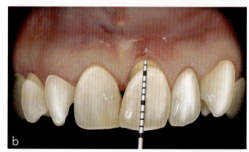

図 2-170a, b 上顎左側中切歯遠心面ではプロービング値は正常の範囲内の1mmで、出血は認めない。

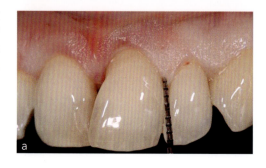 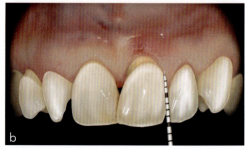

次に示す患者は、前歯部のみ辺縁歯肉の調和を維持するために歯周外科による治療を行った。初期治療期間に診断のため計測を行い、(図2-167〜171)、正確な診断を下した後、歯科医師は提供すべき治療選択肢を素早く決めることが重要である。この症例では、再生治療を伴う外科治療が選択された。

患者は外科治療までの予定として、外科治療を行う部位を除くすべての部位に対して非外科的デブライドメントを行うこととした。外科処置予定部位には、手用器具や超音波器具の使用を避けて、ダイオードレーザーのみを用いた(図2-172)。積極的な非外科的インスツルメンテーションを行うと、軟組織が退縮するリスクがあり、最初の切開から縫合までの外科手技や組織のマネージメントが困難になる。専門的な予防処置は外科処置が行われる直前にのみ行う。

図5-2〜9(5章、メインテナンス)に示すように、臨床的にも、審美的にも満足のいく結果が得られ、X線診査からも上顎左側中切歯近心面に骨再生が認められる。

フォローアップのリコールアポイントメントの間、特に術直後初期の間、常に厳密で注意深く細心の口腔衛生管理が必要となる。再生療法を用いた外科手術後、初期の9ヵ月間にプロービングを行うことは絶対に避けるべきである。

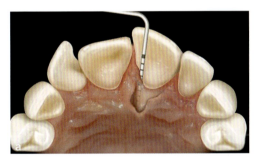
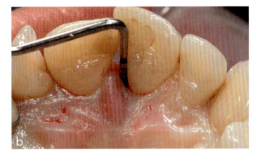

図2-171a, b　上顎左側中切歯の口蓋側近心部に、約12mmのプロービング深さが認められた。図は解剖学的な異型できわめて局所的な特徴とされる口蓋面溝を示している(5章「メインテナンス」の図5-2, 3参照)。

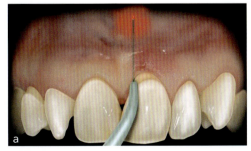
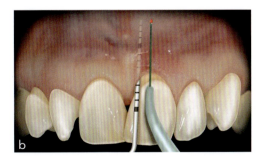
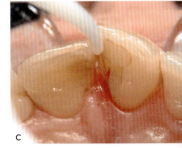

図2-172a〜c　術前の専門的な予防処置時には、軟組織の質と量を維持するためにインスツルメンテーションは行わず、その部位の感染除去のためにダイオードレーザーを用いる。歯周外科の当日に、超音波器具を用いて術野のバイオフィルムによる汚染を減少させたのち、ダイオードレーザーで細菌を除去する。

## 口蓋面溝の非外科的治療

　以下の写真は重篤な全身疾患のため、外科治療が行えなかった患者の症例である。上顎左側側切歯に限局性のおよそ9mmのポケット（図2-173a）が認められ、その部位には口蓋裂溝が存在した。図2-173bは、同症例に対してダイオードレーザーを併用した非外科的歯周治療から1年後の状態で、この時ポケット深さは3mmまで減少し、出血も認められなかった。

　口蓋裂溝を探知した場合、患者にプラークをコントロールするよう伝えることは重要である（図2-174）。この解剖学的な問題により、歯周組織は感染しやすい状態となる。このような部位であっても口腔内を健康に維持することはできる。

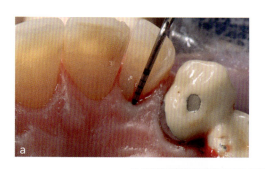
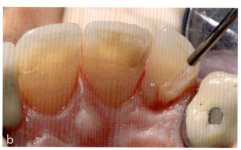
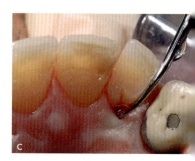
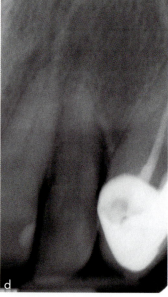
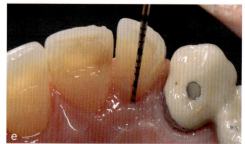
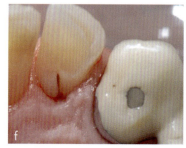
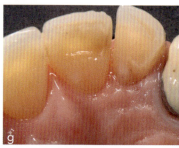

図2-173a〜h　プローブを用いて、口蓋面溝が存在する部位にかなり限局した9mmのポケットが確認できた。(b) デンタルX線写真から、垂直性骨欠損が認められた。(eとg) 非外科的歯周治療後の同部位の臨床所見。プロービング値は現在2mm。(e) 1年後の状態。2つの画像からは非外科的歯周治療前後の口蓋裂孔の状態を比較できる (fとg)。ダイヤモンドコーティングされたチップを用いて溝を修正し、プラークが原因となり炎症を再発させることとなるバイオフィルムが蓄積しやすい「抵抗性の低い部位」をなくした点に注目。

過度なインスツルメンテーションが及ぼす審美的影響

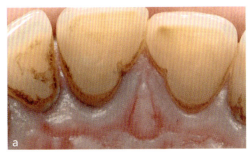 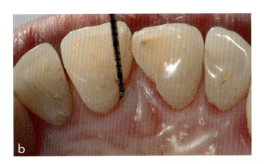

図2-174 （a）口蓋面溝には血液によって染まった石灰化沈着物が認められた。広範な炎症も確認された。患者は喫煙者であることから、歯石はニコチンでも着色されていた。写真は初回の非外科的原因除去療法のアポイントメントの時に、専門家によるデブライドメントの前に撮影した。（b）3年後の同部位の写真。患者は初回の原因除去療法後、6カ月ごとに定期的なフォローアップリコールの予約をとっている。上顎左側中切歯近心口蓋側面の口蓋面溝が見られた部位のプロービング値は2mmであった。患者個人のモチベーションが高い状態で非外科歯周治療を行うことで、図2-173に示すような極度に限局したポケット形成の要因である「抵抗性が低い部位」を探知することが可能になる。

## 非外科的インスツルメンテーション前の審美的評価

　非外科的インスツルメンテーションを実行する前に、患者に微笑してもらうことは、歯肉の構造を評価するために勧められるが、しかし、もっとも重要なことは、歯肉縁が露出し、とても魅力的とはいえないようなスマイルになる可能性があることを伝えておくことである。前述のように、患者には非外科的歯周治療の結果として、歯肉退縮が起こるかもしれないことを伝えることは重要である。深いポケットがある部位というのは、口腔内写真からはわからないが、X線写真で示されるように歯肉の裏打ちとなる歯槽骨が根尖付近まで吸収しほとんどなくなっていることを患者に伝えておくべきである。患者がこのことについて心づもりができていれば、特に笑ったときに歯肉が見えない場合にこの変化を受け入れる。

　次に示す写真は、重度歯周疾患で非外科的歯周治療を受けた患者で、わずかではあるが微笑の時に歯肉縁が見える（図2-175）。患者は事前に歯肉退縮の可能性を知らされており、この変化を予想できていた。

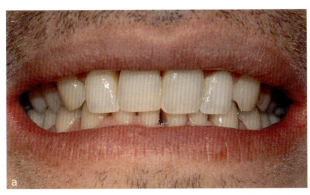 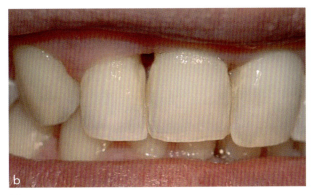

図2-175 （a）非外科的歯周治療前と（b）治療後の患者のスマイル。

写真（図2-176a）は、上顎右側中切歯遠心面にプローブが9mmのポケットに挿入されているところを示している。同時に、X線写真（図2-176b）は、右側中切歯と側切歯の間の重度水平性骨欠損を示している。図2-177，178はそれぞれ、非外科的デブライドメントから1年と、6ヵ月の治療結果を示している。

歯間部のコンタクトポイントと歯肉縁の間に5mmの空隙が存在し（図2-179）、その歯肉の少なくとも2mm根尖側に、歯間部歯槽骨頂が位置していた（図2-180）。X線写真から、歯肉縁から骨の間には4mmあることがわかった（図2-180 参照）。それゆえ、歯間乳頭が成長して戻ってくる可能性はほとんどなかった。

Tarnowらによる古典的研究から、歯間部のコンタクトポイントから歯槽頂までの距離が5mm以下であれば、100%歯間乳頭が再形成されることを示している。しかしながら、こ

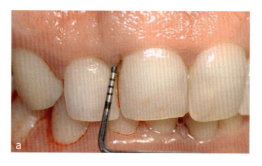
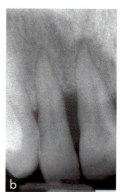

図 2-176 術前の臨床所見およびX線写真（a）最初のプロービングデプスは9mm。（b）上顎右側中切歯と隣の側切歯の間に重度の骨支持の破壊が見てとれる。

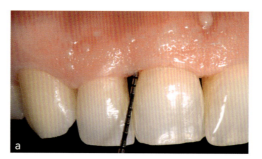
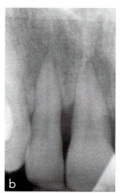

図 2-177 非外科的歯周治療後1年の臨床所見およびX線写真。（a）写真から、プロービング値が9mm（図2-176a）から2mmへとかなり減少したが、歯間乳頭がほとんど存在しないことがわかる。最初のプロービングデプスが9mm。（b）また、デンタルX線写真から支持骨の質の改善が見てとれる。

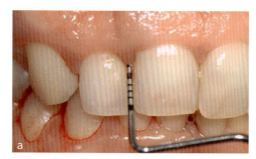
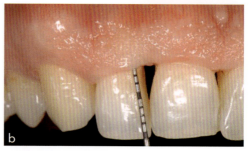

図 2-178 術前の臨床写真から、上顎右側側切歯近心面におよそ8mmのポケットがあることがわかる（a）。同部位の初期治療6ヵ月後、プロービング値は2mmで出血もない。

の距離が1mm増えて6mmになると、56%でのみ、乳頭で歯間部が埋まった。そして、空隙が7mm以上である場合、そのような結果はわずか27%の症例でしか見られなかった[136]。

患者が表情豊かに表現する際、歯間乳頭は重要である。なぜならそれは、大人の患者の91%以上、そしてロースマイルの患者の87%で見えるからである。この審美的要素はそれゆえ重要であり、よって初期の段階から評価する必要がある[137]。

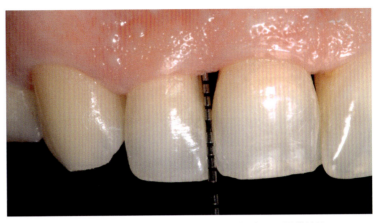

図 2-179　歯間部コンタクトポイントから歯肉縁までの距離は5mm。

図 2-180　写真はコンタクトポイントと歯間部歯槽骨頂の間の距離を示している。およそ9mmであるが、このことは非外科的治療後に、乳頭がその隙間を埋める可能性がまったくないことを示している。

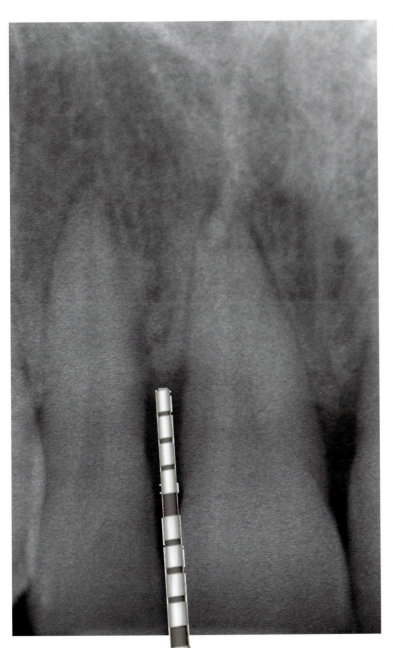

# 原因除去療法の再評価

歯周炎は本質的に炎症であることは、何度も強調してきた。宿主の免疫器官において、疾病は病原微生物を「疾病発生の臨界となる量」まで減らすことによってコントロールできる。「臨界となる量」とは臨床症状が生じる残存微生物の最小の量または質である。これは宿主器官の免疫システムと微生物の影響との間に成り立つ繊細なバランスである（図2-181）。したがって、非外科的歯周治療後に各部位を詳細に検査し、そして何より治療

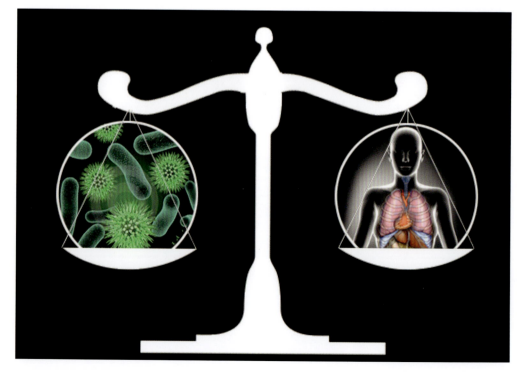

図2-181 歯周組織の健康な状態は、臨界となる細菌の量と宿主の免疫防御間のバランスである。

結果を長期にわたり綿密に観察することは術者にとって重要である。

非外科的歯周治療後の再評価を行うまでに、完全に治癒するのに必要な時間を十分に設けることが大切である（組織は治癒に時間が必要）。この治癒過程において、治療に対する反応として初期治癒の所見が現れるのに4～6週間以上必要であり、さらに本書での多くの症例が示しているように、その状態も時間とともに変化する（図5-40～46参照）。

**術者は、改善して健康になった歯周組織が臨床的に安定しているからといって、治療の効果を過大評価しすぎないようにすることを強調しておく**[138]。

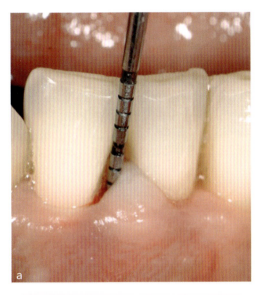
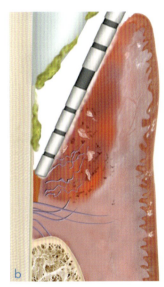
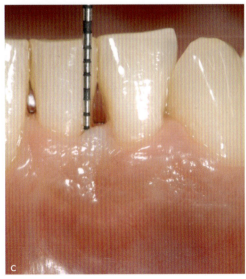
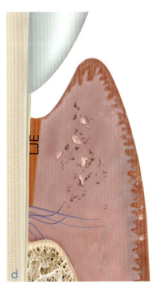

図2-182　最初の下顎左側中切歯の遠心のプロービング値は8mmであった（a）。クリニカルアタッチメントロスに加え、仮性ポケットが存在する（b）。1年後に臨床的な安定性の重要な所見となる、出血のない2mmのポケットを計測した（c）。再付着による治癒により形成された長い接合上皮（LJE）のイラスト（d）。

図2-182は、長い接合上皮の形成を伴う治癒過程を示している。歯肉のボリュームの減少が、プロービング深さ減少の主な要因である。このケースは、対象歯が単根で多量の歯石の沈着がある前歯であることから、このような結果は良好な予後が見込まれる所見である。

歯周組織の治癒という生物学的な過程が進むには、十分な時間が必要である[4, 37]。非外科的歯周治療後の治癒における非常に重要なステージは、治療後の3〜4週の間である。この間に、長い接合上皮が形成され、血管新生は減少し、線維化が進み、細胞外液が減少する。このことは歯肉のボリュームが減少することを意味し、ポケット深さの減少につながる。また生物学的な歯周組織の指標を最初に記録する際に、炎症があるとプローブは病変部の上皮のバリアを突き抜け、炎症のある結合組織に到達する点に注意する必要がある（図2-69, 2-93b 参照）。

すなわち、計測したプロービング深さは実際の組織学的な深さより1〜2mm深い傾向がある。それゆえ、プロービング深さの減少量は、本書で述べられている多くの症例にあるように、かなり大きく示されることがある。

以上より、単根歯に深いポケットがある場合には、バイオフィルムや歯石を効果的に除去できたときは、非常に好ましい治癒となることが多い。バイオフィルムなどを適切に除去することで、ヘミデスモゾーム結合により歯根面に長い接合上皮が形成される（図2-182d 参照）。この上皮性付着は多少脆弱であるという特徴も持っている。通常のプロービング圧で計測すると、長い接合上皮を貫通し、組織学的位置と異なる位置で最初のプロービング深さを計測してしまうことになる（図2-183）。

したがって、著者らは原因除去療法の終了後3ヵ月で来院するよう患者に伝える。専門

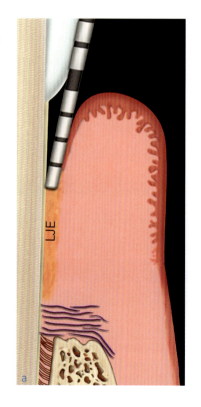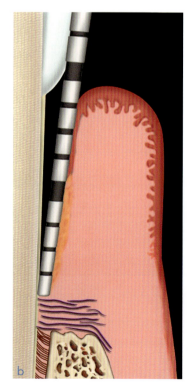

図2-183 （a）非外科的インスツルメンテーション後の長い接合上皮（LJE）の形成。（b）結合組織はまだ成熟過程にあることから、非外科処置後1ヵ月の段階で通常圧でプロービングすると誤った値を記録することになる。よって術後最初の1年間はすべてのメインテナンス時において弱い力でプロービングすることを推奨する。

原因除去療法の再評価

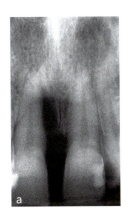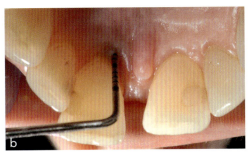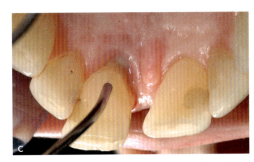

図 2-184　初診時のデンタル X 線写真。上顎右側中切歯近心に重度な垂直性骨欠損を認める (a)。初診時プロービング深さは 7mm で近心口蓋側から出血と排膿を認めた (b)。治療にはダイオードレーザーも使用した (980nm, Wiser, Doctor Smile, Lambda) (c)。

的な予防処置の際には、プロービングしてから器具を使用しなければならない。以下で述べる臨床上のアプローチは、著者の個人的な経験論であり、文献的なエビデンスによる裏付けはない。

著者は、まず粘膜組織にプローブを歯軸と直角になるよう当てて、歯肉が強固に付着しているかどうか、弱くなっている傾向があるか歯周組織の質と色調を評価することを推奨している。

次に治癒期間には、歯肉溝内にプローブを挿入する時には非常に注意深く行うことを推奨している（図 2-185, 186）。歯肉に炎症がなく、根面に付着しており、その他に炎症所見が認められないときには、慎重に、非常に弱いプロービング圧で行うべきである。**言い換えると、歯肉溝に数 mm 挿入して、非常に弱いプロービング圧で弾性のある抵抗を感じたら、新たに形成された接合上皮を剥離しないように、より強い力を加えることは避ける。**

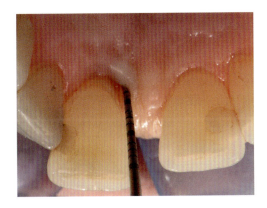

図 2-185　この図は非常に弱いプロービング圧（通常より弱い約 0.20N の力）でプローブを使用しているところを示している。このことにより、除去可能な残存付着物の探知をすることができ、続いて慎重かつ徹底的にバイオフィルムの除去を行うことができる。

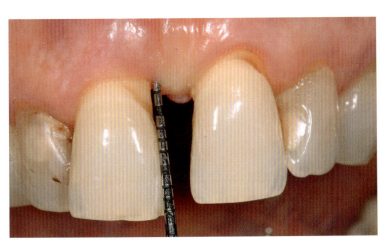

図 2-186　弱いプロービングにより初診時（7mm）よりポケットが浅く（3mm）なったことが示された（図 2-184b）。

次のステップで必要な処置は、非常に注意深く慎重にバイオフィルムを除去することである。そして次回のメインテナンスの予約を決めることである。治療後最初の1年間は3ヵ月ごとの予約を推奨する[139]。臨床で行う内容はそれまでと同様で、形成されたバイオフィルムや石灰化沈着物を除去するために、常に非外科的インスツルメンテーションが必要であり、また患者には家で正しい清掃ができているかを再確認する。

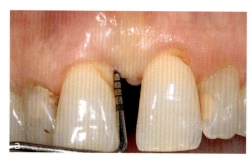 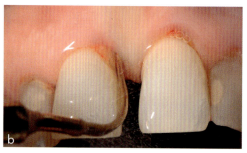

図2-187 （a）通常のプロービング圧では初診時のポケット深さ（10mm）と同程度のプロービング値である。（b）もし残存石灰化沈着物の存在が探知できたなら、リコール時に必要に応じ適切な処置を行う。

初期治療終了後約1年の予約では、臨床家は約0.30Nの通常のプロービング圧でポケット深さを評価し、医科/歯科診療録に記載する。この時、臨床家と患者は、同じメインテナンスプログラムを継続するか、臨床的に満足のいく安定が得られるように他の付加的治療が必要かどうかを決める。

リコール時に持続性の炎症所見が認められる場合は、また違った問題として扱う必要がある。軽圧でのプロービングで出血があり、他の炎症所見である発赤、腫脹、浮腫が認められたり、探知可能な残存石灰化沈着物が存在する場合、術者は正確なプロービング深さを評価するために、約0.30Nの通常のプロービング圧でプロービングを行わなくてはならないと思うであろう。（図2-187a, 196参照）。そしてインスツルメンテーションが必要な場合には、その前にプローブの角度を変え除去前に歯石を探知する必要がある（図2-209, 245, 248, 256, 262参照）。次に示すのは初診時のポケット深さが約14mmあった患者の写真である（図2-188）。そしてこの患者にはダイオードレーザーを補助的に使用し治療した（図2-189）（808nm, Quanta System）。

図2-188 プロービング深さは14mmであった。

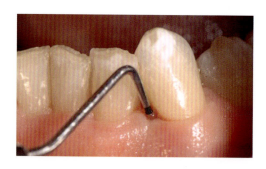

図2-189 頬側のプローブはポケットに挿入したダイオードレーザーの先端が達した深さを表す。

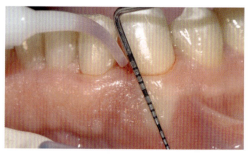

原因除去療法の再評価

　リコール時にプローブで炎症が残っていると判断した場合、その部位は必要に応じてインスツルメンテーションを行わなければならない。メインテナンスリコール時に行う処置の最後に、術後治癒を効果的に促進するために生体刺激モードでダイオードレーザーを使用し、さらに感染を取り除いた部位にクロルヘキシジンジェルを塗布し、患者に歯間ブラシの使用を奨励する。歯間ブラシにはクロルヘキシジンを染み込ませて使用すると良い（図2-190）。

　基本治療1年後、歯周組織の状態は著しく改善した（図2-191a）。

　特に初診時にポケットが深い場合には、メインテナンス期間には厳密に管理する必要がある。

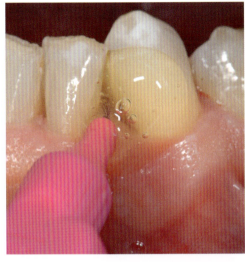

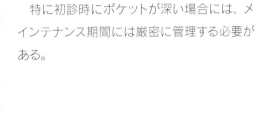

図2-190

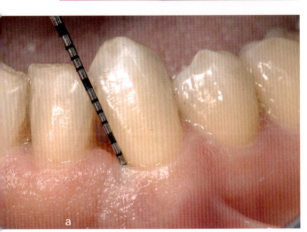
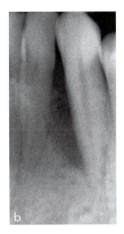
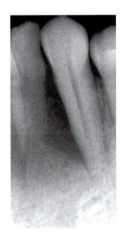
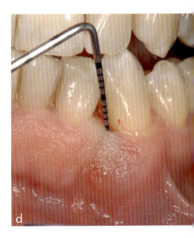
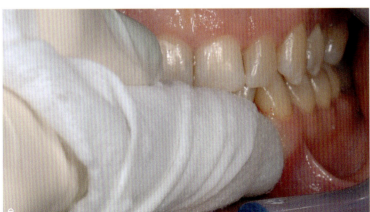

図2-191　基本治療1年後のリコール時、臨床所見は改善しているように見える（a）、しかしデンタルX線写真では術前と比較して有意な変化はみられない（bとc）。適切なプロービングでも出血が認められる。（d）必要に応じて器具を使用し適切なインスツルメンテーションを行う。その部位を正しく清掃するよう患者に指導することが基本である（e）。

## 2章　歯周病患者のマネージメント

リコール時、プロービング値は5mmであった（図2-191b〜d）。2ヵ月後患者が出血に気付き、以前アドバイスされたとおり、次のメインテナンスを待った。

デンタルX線写真を撮影し、現像を待つ間に、膿瘍部を優しく効果的に清掃する方法を指導した（図2-191e）。このような症例では、指歯ブラシか（図2-192）、クロルヘキシジンを含浸させたガーゼの使用を特に推奨している。これには、指でかける圧により排膿を促す効果もある。生活反応もあり、さらに瘻孔（図2-193）もみられることから、歯周膿瘍と診断した。術者から歯周外科処置の適応であることが伝えられ、次週に予約がとられた。同アポイント時にポケット内の微生

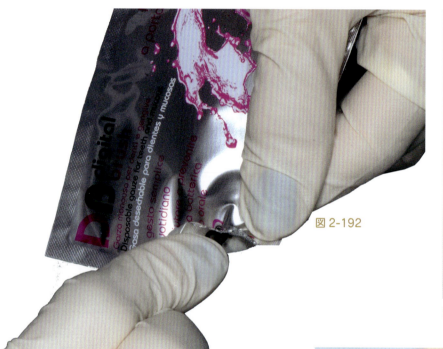

図2-192

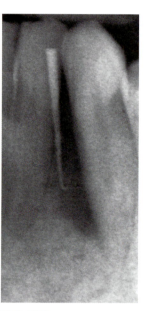

図2-193

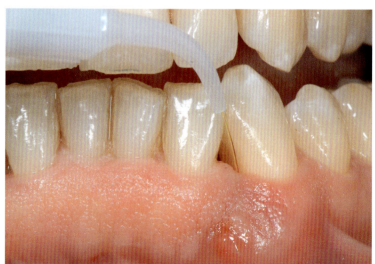

図2-194

物を減少させるため、ダイオードレーザーによる治療を行った（図2-194）。**この症例では、非外科的インスツルメンテーションは再生治療を伴う歯周外科手術前の初期治療となった**（図2-195）。

特に緊急性や必要性が術者や患者から訴えられない場合には、外科処置を行う前に臨床状態を改善し、炎症を減少させるため、少なくとも1年間初期治療を行う。そしてその間繰り返し患者に厳密で徹底的なホームケアプログラムを行うよう指導する。

もし外科治療を提示した場合、モチベーションの高い患者は、いかなる治療よりも良好な治療結果を長期維持することができることができる。

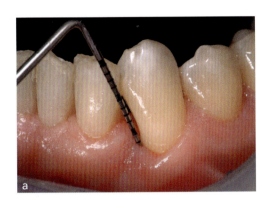
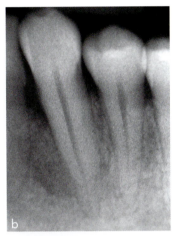

図2-195 （a, b）再生療法を伴う歯周外科手術の術後1年での臨床およびX線写真。

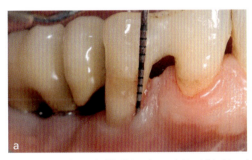
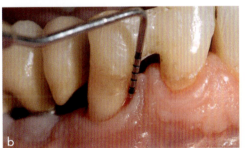

図2-196 （a, b）慎重にプロービングを行ったが、歯周組織は不安定で、容易に出血した。このような時には、現状のポケット深さを確認するため、通常の圧でプロービングすることが推奨される[139, 140]。

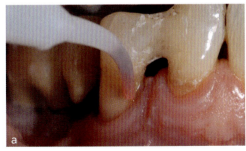
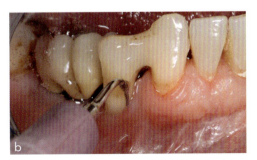

図2-197 （a, b）リコール時は必要に応じて、小さいチップでの超音波器具の使用に続き、ダイオードレーザーを使用してインスツルメンテーションを行う。

2章 | 歯周病患者のマネージメント

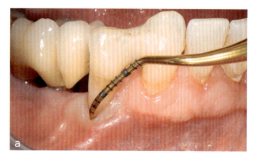
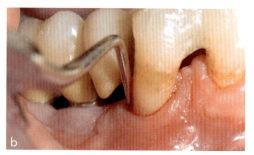

図2-198 （a, b）リコール時にユニバーサルキュレット（a）やペリオドンタルファイル（b）といった手用器具を使用することも推奨する。

　文献で示されているコンセンサスによると、原因除去療法後4週間未満でのプロービングは行わず、再評価はすべきでない[139, 140]。粘膜の変化は数ヵ月にわたって起こるが、これは結合組織の成熟を伴い、歯周組織の生物学的なパラメータを変化させながら6～12ヵ月の期間がかかる[134, 142, 143]。

　非外科的歯周治療の成績は、必要に応じて計画される、後に続くリコール時のインスツルメンテーションと初期治療の結果でもある（図2-199～202）。

図2-199 プロービング深さは9mmであるが、歯肉が3mmほど増大していると思われる。したがってクリニカルアタッチメントロスは6mmである。

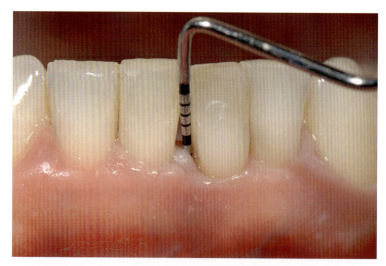

図2-200 1年後の再評価ではプロービング深さは1mmで歯肉退縮は3mmである。クリニカルアタッチメントロスは4mmに減少した。

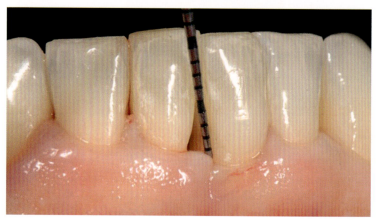

図2-201 同部位のX線写真。

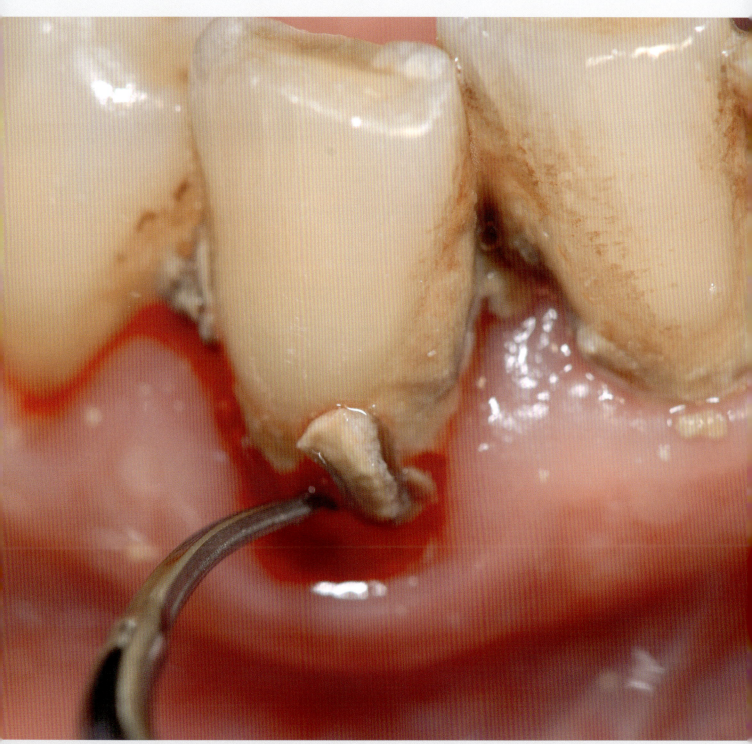

図 2-202

## 2章 | 歯周病患者のマネージメント

# 来院2回のプロトコール例：確定的な治療 （図2-203〜242）

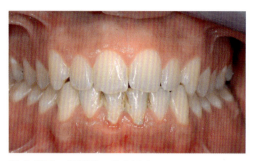

図2-203 初診時の臨床写真。

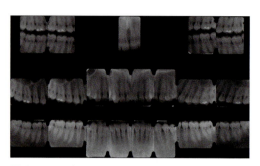

図2-204 全顎X線写真から、歯肉炎と診断された。歯肉炎の症例では必ずしもX線写真は必要ではないが、口腔内の包括的な評価には依然推奨されている。

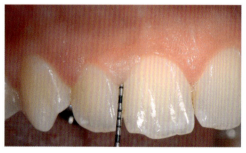

図2-205 プロービングからポケット深さは3mmである。歯間乳頭部は正常で、歯肉の形状はスキャロップで放物線状である。この値は正常の範囲内で、通常③と表記される。図2-206で示されているように30秒以内に出血があったことから、赤で囲う。

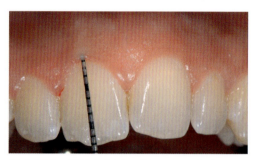

図2-206 頬側中央部のポケット深さは1mmであった。この値はチャートに黒文字で記載する。注意すべき点として、遠心部は、30秒を超えたとしても出血があることから、数字の3を出血を表す赤で囲う。右側中切歯と側切歯の間の歯肉にはわずかに炎症と浮腫を認めた。

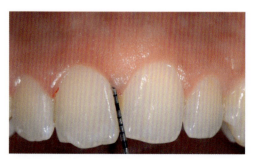

図2-207 近心にはわずかに歯肉の炎症が認められたが、出血はなくポケット深さは2mmであった。

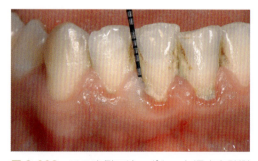

図2-208 この症例では、ポケット深さを計測するため、歯軸に平行にプローブを挿入しており、その深さは3mmであった。また、出血を認めたため赤で3を囲った。

原因除去療法の再評価

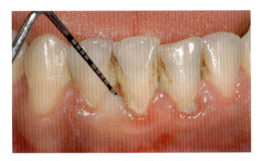

図 2-209 各部位の非外科的インスツルメンテーションを始める前に、歯石を触知した時の感度を上げるために歯軸に対して角度をつけた方向にプローブを挿入し、根尖側や歯冠側に動かすことを推奨する。

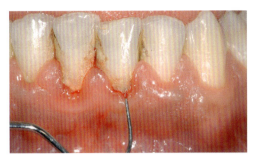

図 2-210 特に歯肉縁直下の沈着物を探知するために、プローブの代わりにエキスプローラーの使用を勧める。

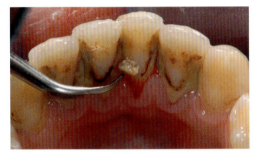

図 2-211 舌側の多量な石灰化沈着物を除去するうえで、標準サイズのチップの超音波器具を使用するとよい。本写真でこの器具の臨床上の効果を示す。

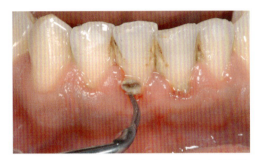

図 2-212 このチップは歯肉縁付近にも効果的で、素早く歯石を除去できる。3章に詳細が記載されている処置のルールや術式がきわめて重要である。

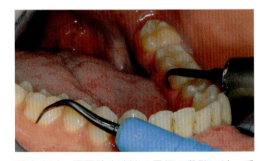

図 2-213 原因除去療法の最初の段階では、手前の明るい青色の磁歪式か、下顎左側の舌側で使用している奥の圧電（ピエゾ）式の超音波器具が用いられる。双方ともに適しており効果的である。器具の選択よりも治療技術が重要である。歯肉縁上では、標準サイズのチップを推奨する。

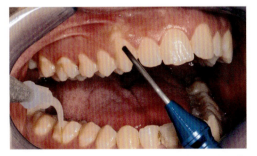

図 2-214 歯肉炎に対しては、殺菌作用や、後に続く非外科的インスツルメンテーションを効果的に行うため、ダイオードレーザーも使用される。その鎮痛効果を生かすため、歯肉縁下のデブライドメントの前にレーザーを使用する。

2章 | 歯周病患者のマネージメント

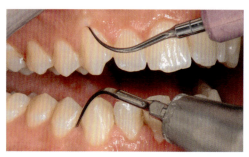

図2-215 著者が歯肉縁下へのインスツルメンテーションを行う前に何回か行うようにと述べてきたことだが、各部位に対して歯石を確認するためのプロービングを行った後、超音波器具のチップを歯肉縁上で使用したものに変えて処置を始めるとよい。歯肉縁下のデブライドメントにおいては、磁歪式か圧電式か、使用する超音波器具のタイプに基づき、もっとも適した、長くてストレートの細いチップを選ぶとよい。

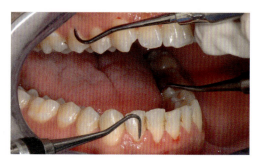

図2-216 超音波器具の代わりとして、または細いチップを使用した直後に、手用器具を使用することが推奨される。それにより機械的なデブライドメントを補足することができる。最初はスケーラーかシックルスケーラーで、全顎に対して水平的に用いる。その他の手用器具は必要に応じて使用する。

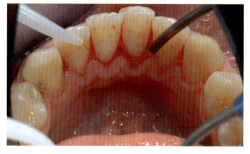

図2-217 機械または手用器具は常にダイオードレーザーで代用できる。この器具を使用する場合、照射ペダルを踏まずに歯肉縁下にレーザーの細いファイバーを挿入することで、残存沈着物を把握することができる。その後、ペダルを踏みレーザーで発光させることで非外科的インスツルメンテーションを容易にし、殺菌作用を得ることができる。

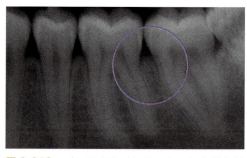

図2-218 インスツルメンテーションを行う前に、大きなサイズの石灰化沈着物を識別するために、X線写真を注意深く評価することが役立つ（紫円）。このステップはプローブで歯石を触知する段階での手助けとなる。

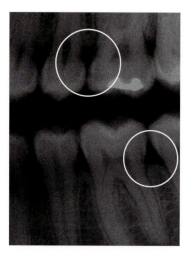

図2-219 隣接面のX線写真はう蝕を確認するうえで有用であり、この症例では、上顎左側第一大臼歯の近心（上の白丸）に認められる。このX線写真から、歯周組織の構造は損なわれておらず、歯槽硬線がはっきり確認できる。下顎左側第一大臼歯の遠心には小さな歯石（下の白丸）が認められ、これはプローブにより探知できるであろう。

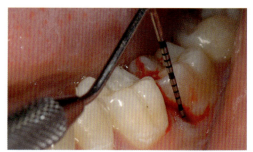

図2-220 プロービング値は3mmで出血も認められる。また、歯肉縁下の石灰化沈着物も触知できた。

原因除去療法の再評価

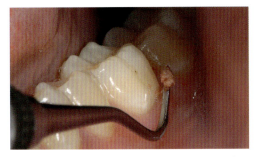

図 2-221 この症例では、手用器具あるいは超音波器具をともに使用できる。大切なことだが、プローブで触知して、X線写真で観察された沈着物を効果的に除去すること。

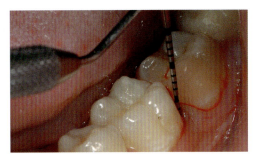

図 2-222 沈着物が確実に除去できたかを確認するために、プローブを頻繁に用いる。そして必要に応じてインスツルメンテーションを続ける。

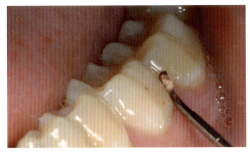

図 2-223 術者の好みに応じて、ユニバーサルキュレットかグレーシーキュレットのような手用器具を使用して歯石を除去する。

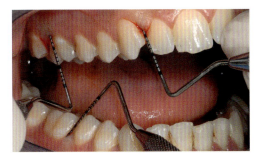

図 2-224 インスツルメンテーション中は頻繁にデブライドメントの効果を確認するようにする。どのような処置が必要なのかや、インスツルメンテーションの目的が達成されたかどうか（すなわち、すべての病原毒素が除去されているかどうか）を確認するうえで、プローブは基本である。この評価は部位ごとに行う必要がある。

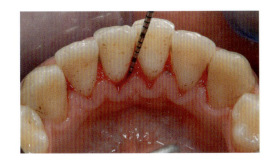

図 2-225 もし下顎舌側に大量の沈着物があり、初診のポケット深さを計測できないような場合、最初の原因除去療法の日に、この部位の値を加えてポケットチャートを完成させなければならない。各歯6点法で値を記録する：舌側3点、頬側3点（写真は下顎中切歯近心舌側部を示している）。この症例では炎症が顕著であるが、ポケットは深くない。

2章 | 歯周病患者のマネージメント

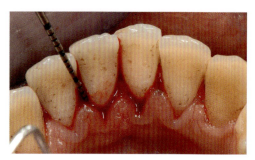

図2-226　同歯の遠心舌側のポケット深さを計測することで、この歯の記録は完成する。

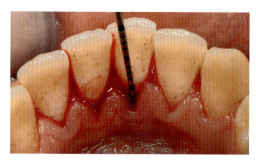

図2-227　ポケット深さは正常の範囲内であったが、著しい出血を認めた。

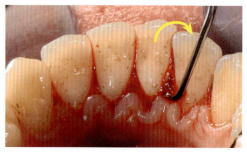

図2-228　手用器具を用いてインスツルメンテーションを行う場合には、その原理に従うことが常に重要である（すなわち、黄色の矢印で示されているように、チップを挿入し、汚染された歯面から離すようにハンドルを動かしながらストロークを行う）。

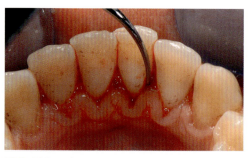

図2-229　手用器具の代替として、またはさらなる効果を上げるために超音波器具を使う際には、スタンダードのものより小さいチップを使用すべきである。図は磁歪式超音波器具のチップを示す。

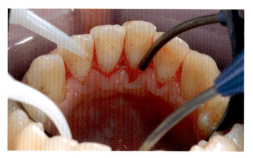

図2-230　プローブよりも細いファイバーであるため、より繊細に触診でき、残存沈着物が探知されたときに必要となる後のインスツルメンテーションがしやすいダイオードレーザーを再度用いる。同日にポケット汚染除去モードから生体刺激モードに変えてレーザーを使用する。そして非外科的インスツルメンテーションを終えるための2回目の予約を忘れずに取ってもらう。

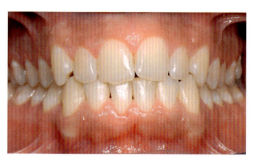

図2-231　初日から6日後の2回目の原因除去療法時。写真から、全顎的に著しい改善が見てとれる。

134

原因除去療法の再評価

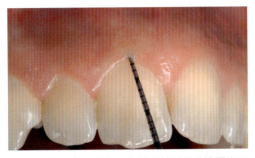

図 2-232　上顎右側中切歯の頬側中央部のポケット深さは正常の範囲内である。したがってこの部位に対してインスツルメンテーションは必要ない。

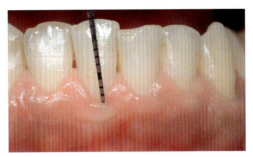

図 2-233　下顎前歯の頬側面ではポケット深さは正常で出血もない。

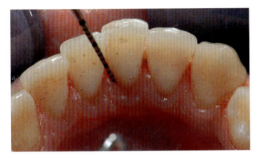

図 2-234　ポケット深さは正常で出血もないが、舌側中央にわずかな歯肉退縮を認める。

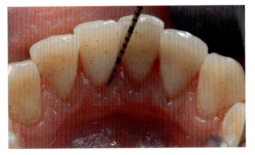

図 2-235　対象歯の全周をプロービングすることで、歯周組織が健康な状態であることがわかる。

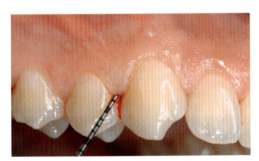

図 2-236　上顎右側犬歯と小臼歯の隣接面部に残存歯石が確認された。

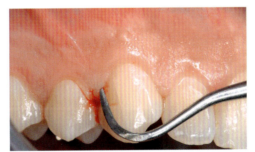

図 2-237　例えばシックルスケーラーなど、手用器具を近遠心方向に水平に動かすとよい。

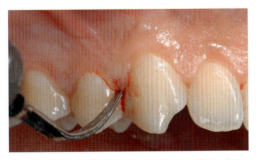

図 2-238　超音波器具を用いる際には、沈着物を効果的に除去するために、探知の際電源を切ってチップを使用するとよい。

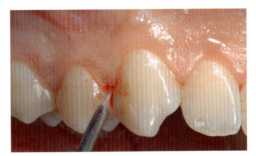

図 2-239　繰り返しになるが、すべての症例で機械・手用器具の代わりにダイオードレーザーの使用を推奨する。

2章 | 歯周病患者のマネージメント

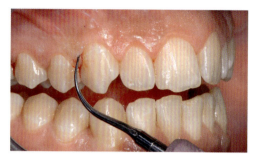

図 2-240 インスツルメンテーションが十分に行われたと判断された時でも、超音波器具で術部を洗浄し、根面から剥がされた石灰化沈着物が歯肉溝やポケット内に残ってしまわないように取り去る必要がある。

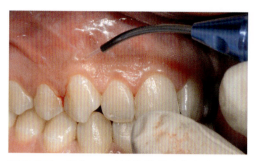

図 2-241 操作モードを汚染除去から生体刺激へ変え、同じファイバーを使用した（808-nm ダイオードレーザー, Picasso, AMD LASERS）。汚染領域の拡がりはいくらか減少する。

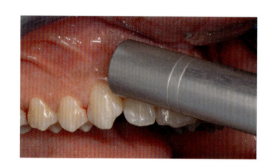

図 2-242 320nm のファイバーを 600nm のハンドピースに代えて、さまざまな方向から照射する（808nm ダイオードレーザー, Quanta System）。汚染部から約 1cm 離し、粘膜面へ円状に動かし続けることを推奨する。生体刺激モードか、パルス波の 00.5W あるいは連続波モードの 0.1W で、施術する範囲に応じて約 60 秒間、2～3 回繰り返し使用する。

## 来院2回のプロトコール例：非確定的な治療（図 2-243～274）

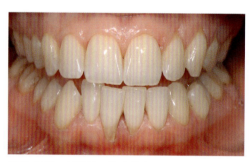

図 2-243 初診時の臨床写真。

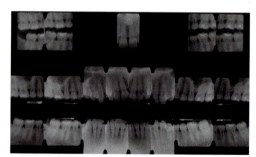

図 2-244 全顎X線写真。

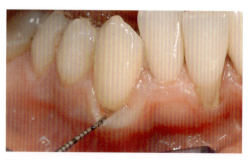

図 2-245 下顎右側犬歯の頬側中央部に角度をつけてプローブを入れることで、歯肉縁下に存在する血液由来の歯石を明示できる。

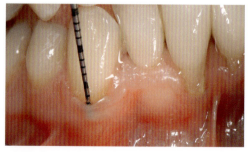

図 2-246 プローブは 2mm のポケット深さを示している。血液由来の歯石は暗い色調を呈するため、粘膜の上から識別できる。

原因除去療法の再評価

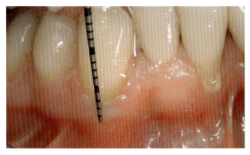

図 2-247 歯肉の外側にプローブを当てると、角化歯肉幅が3mmであることがわかった。ポケット深さは2mmであることから、引き算をすると、付着歯肉が1mmだとわかる（図2-246 参照）。

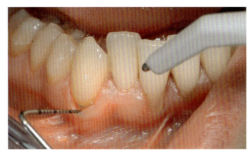

図 2-248 より効果的に石灰化沈着物を明示するために、角度をつけてプローブを挿入し、ユニットのエアシリンジを使うことで、より光沢のない乾いた歯石がわかる。知覚過敏がある症例では、この手技は要注意であり、エアーでなくガーゼを使い組織を乾燥させる。

図 2-249 Ｘ線写真から下顎右側犬歯の近心に骨吸収を認める。この部位を拡大鏡で観察すると、とても小さい歯石が隣接面に視認できる。しかしながらＸ線写真では頬側の歯石は探知できない。そのため、図2-245や2-248で示しているように角度をつけてプローブを使い、徹底的に歯石の沈着を調べる必要がある。

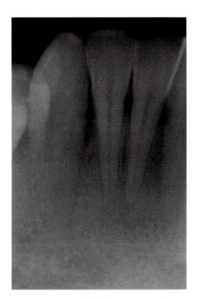

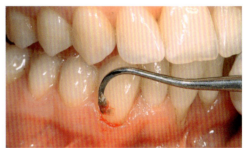

図 2-250 2回のうちの最初の原因除去療法中に、歯肉縁下に存在する石灰化沈着物を除去する。この図ではスケーラーやシックルスケーラーを遠心から近心方向に水平的に動かしている。

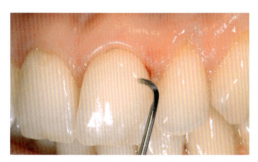

図 2-251 部位特異型キュレットの正しい動かし方（グレーシーキュレット 1/2）。粘膜を傷つけることなく、手用器具で残存する石灰化沈着物を効果的に除去している。

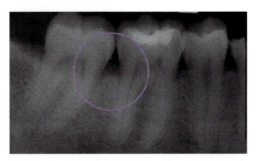

図 2-252 下顎右側臼歯部のデンタルＸ線写真から、隣接面の歯石が確認できる。（紫円）。この所見から、術者はインスツルメンテーションが必要と判断する。

## 2章 | 歯周病患者のマネージメント

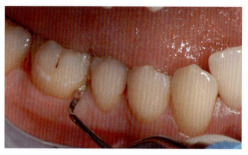

図 2-253 石灰化沈着物が存在し、X線写真からも確認できるとき、インスツルメンテーション中に除去した歯石がX線写真の分析から予測した大きさや特徴、部位と一致するかを確認しなければならない。

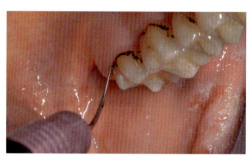

図 2-254 非外科的インスツルメンテーションは常に、以前の写真で示したように（図 2-250, 251, 253）手用器具と超音波器具を併用して行う。図はまた磁歪式超音波スケーラーの細いチップを用いて着色を除去しているところをを示す。

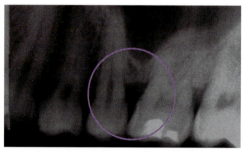

図 2-255 X線写真から隣接面に暗褐色の歯石が確認できる。

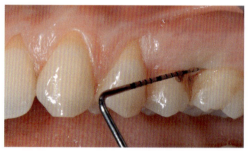

図 2-256 X線写真からの情報に基づき、角度をつけてプローブを挿入し、歯肉縁下に存在する石灰化沈着物を徹底的に探査する。写真は、プローブで歯肉をずらした時に見つかる沈着物を示した。

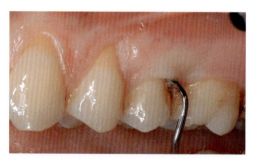

図 2-257 本症例では、ユニバーサルキュレットを選択し、垂直的な動きで使用した。

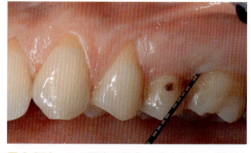

図 2-258 この写真で見られるように、歯石は除去されたと思い込まずにプローブを繰り返し使用し確実に除去できたと確認することが重要である。沈着物が残っているかもしれない。

原因除去療法の再評価

　最初の非外科的治療から6日後に2回目のアポイントを予定する。2回のアポイントをできるだけ近いところで一緒に予約を取ることを推奨する。歯科医院の予約状況や患者の予定にもよるが、1週間以内がよく、2日連続でもよい。

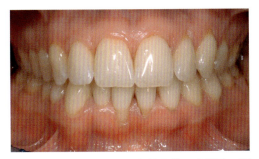

図2-259　最初の処置から数日後の2回目の原因除去療法時の臨床写真。患者による効果的なバイオフィルムのコントロールもあり、口腔内全体の状態の著しい改善が認められる。

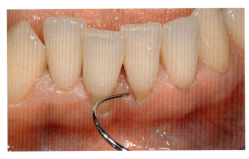

図2-260　エキスプローラーの先端で、特に歯肉縁直下の歯石を探知できる。根面に沿って根尖から歯冠方向・歯冠から根尖方向に滑らせるように動かす。

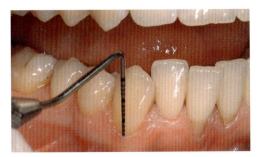

図2-261　下顎右側犬歯の頬側面は優しくプローブを挿入し、とても注意深いプロービング圧にて確認する。もし残存沈着物が存在しない場合、さらなるインスツルメンテーションは行わずに、バイオフィルムを除去するための歯面清掃のみを行う。

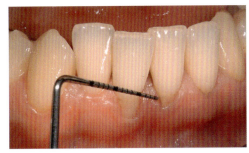

図2-262　プローブにより探知された残存沈着物。プローブは常に歯軸に角度をつけて用いる。

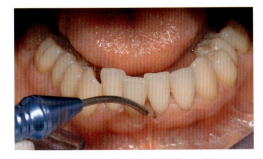

図2-263　図で示すように（808nm, Picasso, AMD LASERS）、後に行う非外科的インスツルメンテーションをしやすくするためにダイオードレーザーを使用している。

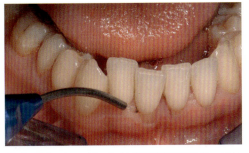

図2-264　レーザーには殺菌作用があり、また石灰化沈着物と歯根面の間の化学的な結合を減弱させることでインスツルメンテーションをしやすくすることから、必要不可欠である。

## 2章 | 歯周病患者のマネージメント

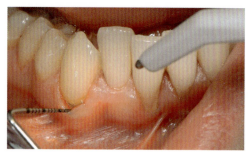

図 2-265 角度をつけてプローブを用いることで歯肉縁下の暗褐色の歯石を探知でき、またユニットのエアシリンジを使うことでより明示される。

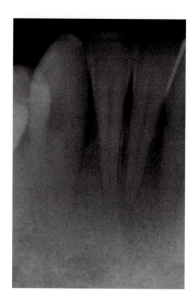

図 2-266 非外科的インスツルメンテーションを始める前に注意深くX線写真を分析すべきであり、それにより隣接面のみではあるが沈着物を探し出すことができる。

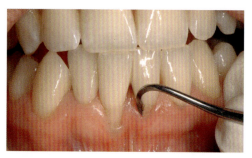

図 2-267 シックルスケーラーを舌側から頬側方向に水平的に動かしている。この手用器具は特に隣接面と頬側中央部の間の隅角にある沈着物を除去する際に効果的である。この動かし方をするときは、歯根の解剖学的な特徴を理解して外形に沿って忠実に動かすように常に注意しなければならない。また、術者が動きをコントロールできなくなったり、軟組織を損傷するリスクを避けるうえで慎重な弧状の動きが重要である。

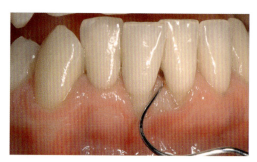

図 2-268 図 2-267 で示したかなり大きい石灰化沈着物を除去した後に、エキスプローラーやプローブで以前探知した沈着物が完全に除去できたかを確認しなければならない。もし残存沈着物があったら、非外科的デブライドメントを続ける必要がある。

原因除去療法の再評価

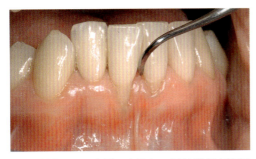

図 2-269 この症例のように、同じ器具を違うストロークで使用したり、違う器具を使用することもある。この写真はシックルスケーラーのチップの先端が最初探知した沈着物の最根尖部に当たるよう挿入している。

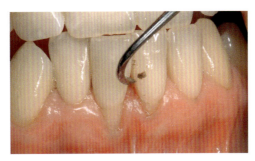

図 2-270 効果的に沈着物を除去できるように垂直的な軌道で、沈着物から器具の方向にチップの先端を動かした後、すぐに歯石を確認する。

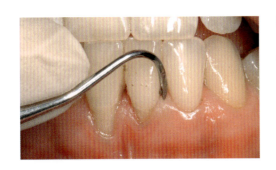

図 2-271 水平的なストロークも続けて行う。このような動かし方は効果的であり、歯石をバーニッシュするリスクは少ないため、主に最初はこのような方法で行う。それでも、除去する前に沈着物の正確な部位を確認するため、とても軽い圧で最初の探索的な動きを常に行うことを推奨する。

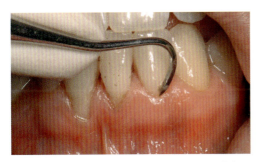

図 2-272 プローブを用いてどのような動きで行うか、どのような器具を使用するかを計画することで、それに続く処置を効果的に行うことができる。すべての存在する沈着物を完全に除去できるまで必要に応じてインスツルメンテーションを続ける。

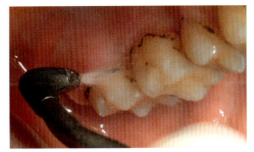

図 2-273 特に着色が強い場合には、重曹やグリシン、エリトリトールのパウダーを使用したエアフローを使うとよい。エアフロー機器は特に広範に着色している症例に適している。図 2-254 で示すように、最初の非外科的歯周治療の時に超音波器具を使用して着色を部分的に除去しておくほうがよい。

## 2章 | 歯周病患者のマネージメント

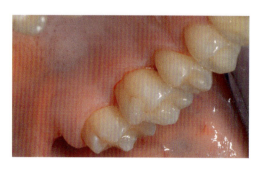

図 2-274 着色を効果的に除去しポリッシングも行った後の臨床写真。

　この患者には、特別な要望に合わせる必要があったため、数日間に2回の予約で原因除去療法を行った。以下の理由で2回の予約が絶対に必要であった。

- 口腔衛生状態を評価し、必要があればホームケアの再指導がいる。これは歯周治療の早い時点で推奨されるもので、習慣を正して適切に変化させるためである。
- 本症例の患者は前歯部の歯肉頬粘膜の問題を解決するために外科的治療を予定していた。外科治療の長期にわたる成功は主に患者の協力と家庭で行われる口腔清掃のスキルによる。したがって常に正確で特別な指導が必要となる。
- 本症例の患者は部分的な歯肉退縮があり、それはプラーク由来の炎症か、不適切なホームケアによる外傷が原因であると思われる。この特別な症例では、炎症と外傷の双方が本質的な原因とみられ、さらに解剖学的に歯根が突出していることによりさらに悪化したと思われる。下顎右側犬歯の頬側面にもかなり多量の石灰化沈着物が存在し（図 2-245 〜 248 参照）、取り除かないと、おそらくバイオフィルムの基盤となり、中切歯に存在するのと同様に次々に歯肉頬粘膜にダメージを与える病因となる。非外科的歯周治療は今ある炎症状態を改善させるだけでなく、すでに歯肉頬粘膜に問題が疑われるこの患者の状態を臨床的に安定させるという予防の目的も果たすことができる。

## 来院3回のプロトコール例 （図 2-275 〜 290）

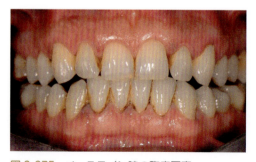

図 2-275 ベースライン時の臨床写真。

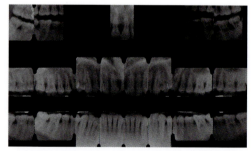

図 2-276 初診時の全顎X線写真。局所的にわずかな骨吸収があり、多くの歯の隣接面に多量の石灰化沈着物を認める。

原因除去療法の再評価

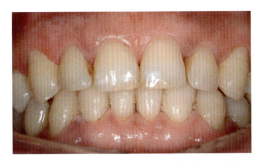

図 2-277　2回目の非外科的歯周治療は1回目から数日後に行った。

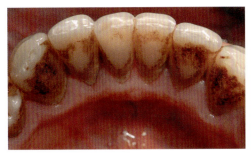

図 2-278　初診時にこの付近に存在する唾液腺の導管からのカルシウムとリン酸イオンの沈殿によると思われる多量の石灰化沈着物が、下顎前歯部の舌側に認められた。著しい着色は喫煙による。

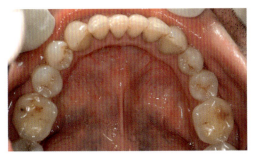

図 2-279　ほとんどの縁上沈着物を除去した。残存している赤黒い沈着物がわかる。

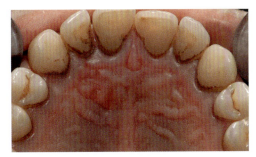

図 2-280　上顎前歯部の口蓋側。最初のアポイントメント時に、歯肉縁下に喫煙者に特徴的な赤黒い歯石および着色と、粘膜の臨床的な変化が認められる。

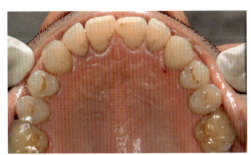

図 2-281　最初の非外科的歯周治療のアポイントメント時の写真（図 2-279 参照）と比較して臨床状態が著しく改善しているのがわかる。

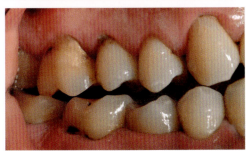

図 2-282　最初の非外科治療時の側方面観。

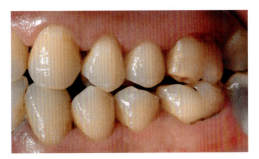

図 2-283　反対側では歯肉の縁上・縁下に多量の沈着物を認める。

## 2章 | 歯周病患者のマネージメント

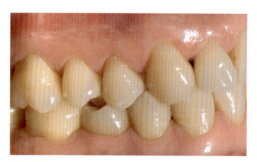

図 2-284 治療後の側方面観。

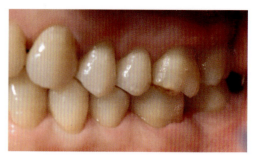

図 2-285 3回で行った非外科的歯周治療後の反対側の臨床写真。

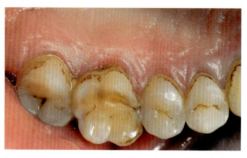

図 2-286 非外科的治療前の上顎左側臼歯部の口蓋側。

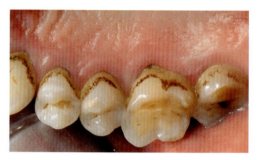

図 2-287 原因除去療法前の上顎右側臼歯部の口蓋側。

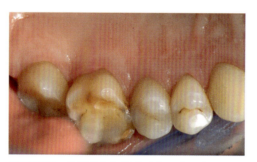

図 2-288 非外科的歯周治療後の上顎左側臼歯部の口蓋側。

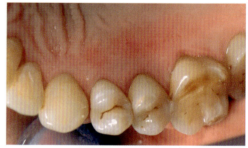

図 2-289 通常の臨床的改善が見られた。

本書で述べられているほとんどの複雑な症例は、1週間以内の3回のプロトコールに従い処置されており、そして補助的にほぼ30日後に4回目のアポイントをとっている。
とはいえ、3回の手法は前の章で説明した2回のプロトコールとそう変わらない
(3章「複雑な症例における非外科的インスツルメンテーションの臨床的プロトコール」を参照)。

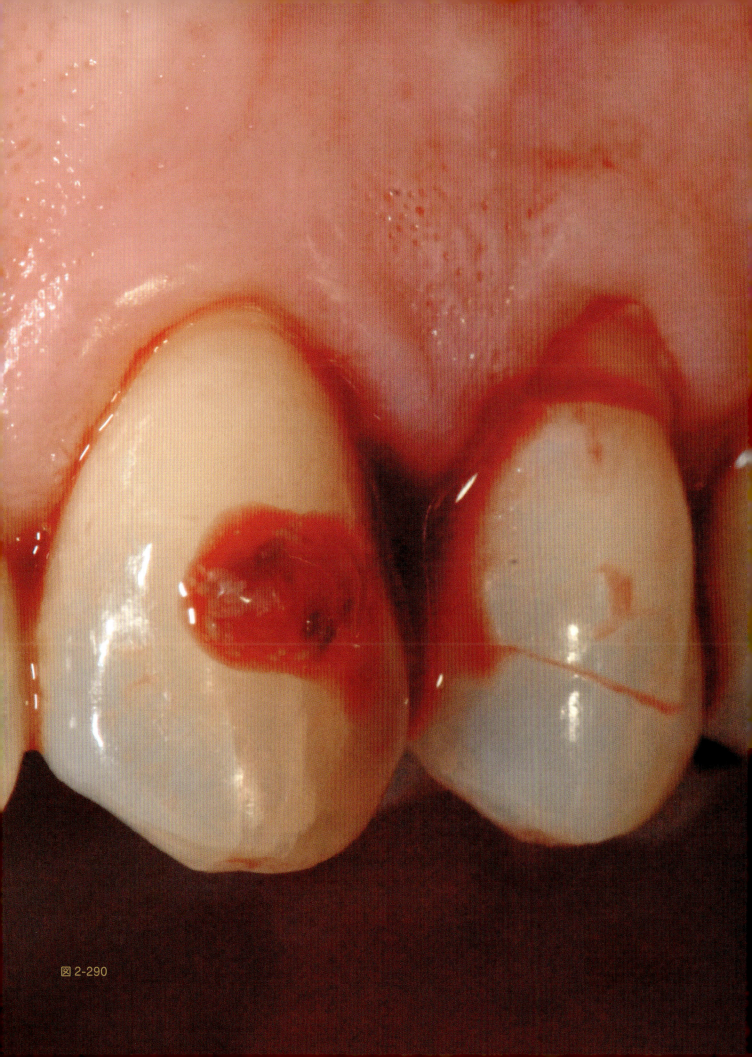

図 2-290

# 3

## 原因除去療法　　セルフケア

　歯周病治療やメインテナンスを成功させるためには、患者自身のセルフケアによる歯肉縁上の炎症のコントロールが必要不可欠である[1-4]。効果的な歯周治療を行い、その結果を長期にわたって維持するためには患者の協力が必要なことは明白だが[5]、患者自身はその重要性を理解していないことも多い。動機づけの第一目的は、患者自身が積極的に治療に参加していくことの必要性を伝え、教育していくことである[6]。

### 家庭でのセルフケア方法の指導

　セルフケアの指導をする際には、各患者に最適な道具を選択し日々の口腔衛生を適切に行えるよう指導する必要がある。口腔衛生指導期間中は、来院ごとにブラッシングの状況を評価し、指導したブラッシング法が適切に行われているかを確認する必要がある。必要に応じて指導の強化や清掃器具・方法の変更や追加を行っていく（図3-1 ～ 17）。

### 動機づけにどのくらいの時間をかけるべきか？

　初回は少なくとも20分、2回目以降は約15分をかけて動機づけすることが推奨される（表2-2 参照）。メインテナンスへ移行した後は患者のコンプライアンスに応じて、5 ～ 15分程度の時間を動機づけに費やすべきである。この時間はおおよその目安であり、すべての患者で個別に必要に応じて再指導を行っていく。大切なことは、セルフケアの方法を説明する時間を常に確保しておくこ

とで、術者は患者が口腔衛生に必要な技術をきちんと習得できているかを確認する必要がある。口頭での指導に加えて視聴覚教材を使うことが推奨される[4, 7, 8]。こういった資料は図 2-47 のように説明に用いると有効である。以下のようなことを患者に伝えるとよい。

- ブラッシング法（手動/電動）
- 歯間部の清掃用具（歯間ブラシ、フロスを歯間部の広さにより使い分ける）
- 外出先での医療用ガーゼ（例えば指歯ブラシ、Enacare, Micerium）を用いた口腔衛生法

### 歯ブラシか電動歯ブラシか？

数多くの歯ブラシが市販されているが、現時点では他と比べて明らかに優れているという商品はない。しかし硬さについては、「ふつう」か「やわらかめ」が推奨される。なぜなら、歯周組織の損傷を防ぎ、なおかつ十分にバイオフィルムの除去を行うことができるからである。使用する歯ブラシは以下のような条件を満たすべきである。

- 軟らかい毛であること
- ナイロンかポリエステル性で、毛先は丸く直径 0.23mm 以下であること
- ブラシのヘッド部が患者の口のサイズに適していること
- ブラシのハンドルが患者の年齢やスキルに適していること

歯ブラシを有効に使用できるかどうかは患者の手先の器用さと、300〜400Pa を超えない適切な圧力で使用しているかという点に左右される[9]。電動歯ブラシは以前と比べてより普及しつつある。

最近のシステマティックビューにおいて、手用歯ブラシと電動歯ブラシを歯肉の健康、プラーク、着色、歯石の除去、信頼性、副作用、費用という観点で比較したところ、旧世代の電動歯ブラシは手用歯ブラシと同程度の効果であることが示された[10]。最近の研究によると、最新の振動回転式電動歯ブラシ（図 3-1）は手用歯ブラシと比較して、プラークの除去や口腔衛生の維持に有効であったことが示された[11-14]。歯周組織や歯冠修復物を傷つけないよう、軟らかい毛の振動回転式電動歯ブラシを選ぶとよい。コクランレビューを含むいくつかのシステマティックレビューにおいて、手用や音波式電動歯ブラシと比較して、振動回転式電動歯ブラシの有効性と安全性が確認されている[11-14]。2014 年に発表された最新の報告[11] は 1964〜2011 年に発表された 56 論文のレビューからなり、ヘッド部の動きによって分類した 7 種類の電動歯ブラシが検討されている。レビューされた論文の半数以上で振動回転式電動歯ブラシが検討されており、この方式の電動歯ブラシはプラークや歯肉炎の減少率において手用歯ブラシより安定して優れた成績を残している唯一の電動歯ブラシであり、このことが Oral-B が他のシステムの電動歯ブラシより優れているという科学的エビデンスの核となっている[11]。また、電動歯ブラシの安全性にも言及しており、電動歯ブラシの使用と軟組織の損傷との間に関連は認められなかったと報告している[11]。

電動歯ブラシを使用する際は、歯の長軸方向に対して 90 度の角度でブラシを当てるとよい[13]。ほとんど動かさないくらいゆっくりした動きで、また、毛先が曲がらない程度の圧力で当てることが推奨される。歯磨剤を使用する際は 30〜45RDA（相対的象牙質損耗値。エナメル質/象牙質研磨力の評価値を表す）が推奨される（「歯磨剤」の項を参照）。旧式の電動歯ブラシを用いた場合、歯の摩耗が起こり象牙質知覚過敏症が誘発される可能性があるためである。

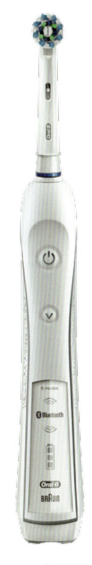

図 3-1　振動回転式電動歯ブラシ。

## ブラッシング

どのようなケースにも対応可能な理想的なブラッシング法は確立されておらず[1]、ゆえに最良のブラッシング法とは、その患者自身が実際に行った際に歯周組織を傷つけることなく効率的にプラークを除去できる方法、ということに尽きる[6]。**つまり、きちんと磨けるという事実こそがテクニックよりも大切なのである**[15]。

最適なブラッシングの頻度は個々人で異なるが、効果的な方法で少なくとも1日2回は行われるべきである[16]。実際、1日に2回磨いている被験者においても、ブラッシング後の歯面の2/3以上（69％）に目に見えるプラークが残っており、1日に1回磨く被験者群と10％しか変わらなかったという報告もある[17]。

患者の動機づけと指導を繰り返し行うことは必要不可欠である。プラークコントロールが向上し口腔内が安定するように、その指導内容に絶えず新しい内容を加え、それと同時に、患者が現在行っているセルフケアのうちあまり有効でないものを指摘し代替案を提案することも大切である[17,18]。

セルフケアにかける時間はプラーク除去効率に影響する。ビデオ撮影を用いて、約4,000名のブラッシング時間を調べた研究では、平均のブラッシング時間は46秒であったことを報告している[19]。8年後に行われた同様の研究では4秒延びて50秒となった[6]。目安として、適切なブラッシング時間は手用歯ブラシであれば5分程度、振動回転式の電動歯ブラシであれば2分程度が妥当と思われるが、やはりもっとも大切なことはブラッシングをきちんと実行し、実際にプラークを除去できているかどうかというところであろう[20]。

角化歯肉量と辺縁歯肉のバイオタイプは、その患者に最適なブラッシング法を判断するうえで必要な情報である[21]。「歯肉のバイオタイプ」とは、Lindheら[22]によって紹介された頬側の歯肉の厚みを表す用語で、厚い歯肉を表す「thick, flat」タイプと薄い歯肉を表す「thin, scalloped」タイプに分類される。

厚いバイオタイプの歯肉は（図3-2b 参照）ボリュームがあり、ブラッシング圧への抵抗力が高い。一方で薄いバイオタイプの歯肉は（図3-2a 参照）より歯肉退縮を起こしやす

図 3-2a　薄いバイオタイプ。

図 3-2b　厚いバイオタイプ。

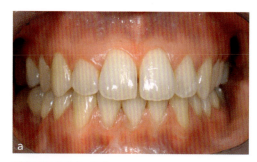

**薄いバイオタイプ**
- 非常に薄い歯周組織
- 臨床歯冠長の増加
- 顕著な歯肉のスキャロップ形態
- 三角形の歯冠形態

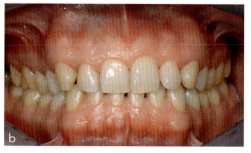

**厚いバイオタイプ**
- 非常に厚い歯周組織
- 臨床歯冠長は正常もしくは減少
- 歯肉のスキャロップ形態は目立たない
- 四角形の歯冠形態

い[23]。薄いバイオタイプの患者には、毛先を根尖側に向けた状態で磨き始めるローリング法が最適である（図3-5, 6参照）[20]。厚いバイオタイプの患者にはバス改良法が適している（図3-7, 8参照）。

不適切なブラッシング法や、摩耗してすり減った毛先の硬すぎるブラシの使用により、硬組織や軟組織が損傷していることも多

い[24-26]。歯の頬側転位や不十分な付着歯肉、小帯の高位付着など、もともとの解剖的な要因によりこれらの傷が拡がっているケースもある。これらの形態的な特徴は、時に斑状のびらんや潰瘍を引き起こすこととなる。ローリング法や医療用使い捨てタオル（図3-18, 19参照）を用いた清掃方法は不適切なブラッシングでこれらの病変が生じた場合、とくに効果的である[15, 20]。

### 安定した、あるいは不安定な歯肉歯槽粘膜複合体

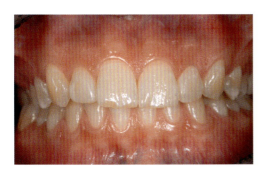

図3-3 生物形態学的な安定性と、その下にある組織との安定した結合が保たれている歯肉歯槽粘膜複合体。

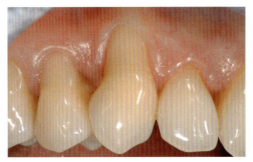

図3-4 生物学的な安定性と、その下にある組織との安定した結合が保たれていない歯肉歯槽粘膜複合体。

## 歯周組織の安定を妨げる要因

1. 細菌性プラーク
2. 局所的な解剖学的欠陥
3. 「外傷的」なプラークコントロール
4. 医原性の要因

以下の項ではローリング法とバス改良法というもっとも一般的な2つのブラッシング法を簡単に紹介していく。

## ローリング法[3, 4]

このブラッシング法は、組織を損傷することなく効率的にプラークを除去することができる。この方法では、歯肉辺縁を越えて歯槽粘膜に毛先を根尖方向に向けて当て、ブラシは歯冠の長軸方向に平行に位置づける（図3-5a, 6a参照）。そして、歯冠方向へ回転させるようにブラシを動かす（図3-5b, c, 6b, c参照）。この方法では歯肉辺縁と歯の移行部へ毛先が到達し、歯周組織を傷つける

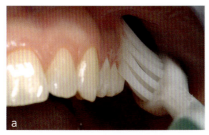 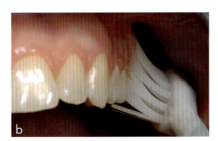 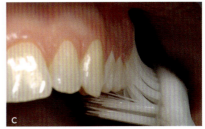

図3-5 （a）ローリング法では辺縁歯肉を越えて角化歯肉や歯槽粘膜に毛先を当てる。（b, c）そしてブラシの毛先を回転させながら歯冠側方向へ動かしていく。

ことなくバイオフィルムを除去することができる。前歯部舌/口蓋側のプラークを効率的に除去するためには、ブラシ部を縦に、ブラシ部全体が口腔内に入るように挿入し（図3-13参照）、上顎歯列では毛先が下向き、下顎歯列では下上向きになるように把持し、歯冠方向に回転させるように動かす[27]。

ローリング法は以下の6つのケースにおいて有効である。
(1)歯肉退縮がある場合
(2)知覚過敏がある場合
(3)インプラント周囲に角化歯肉がなく歯槽粘膜に近接している場合
(4)薄く脆弱なバイオタイプ
(5)歯肉縁直下にマージン設定をしている審美歯冠修復物がある場合
(6)歯周外科後

効果的にプラークを除去するためには回転動作を正確に行う必要があり、正確な回転動作が行われると毛先と歯面がしっかり接触し、歯面全体が清掃される（図3-11〜14参照）。組織の損傷を避けるために、ふつうもしくは硬めのブラシの使用は控える。

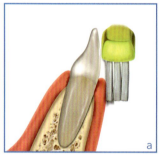 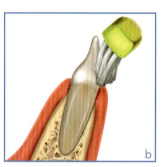 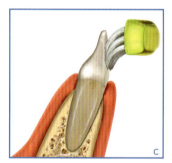

図3-6 ローリング法を示した図。(a)最初は毛先を歯の長軸方向に対して平行に位置づけ、(b, c)歯冠方向に回転させながら移動させる。(b)歯冠と歯肉の境界部分を効果的に清掃することができる。

## バス改良法

1940年代にBassにより提唱されたこの方法[3,4]はよく知られている。この方法は歯肉溝タイプのブラッシング法といわれ、歯冠の長軸方向に対して毛先を45度の角度で歯肉溝に挿入する磨き方である（図3-7a, 8a参照）。そして、歯肉溝内で形成されている細菌のコロニーを破壊するように毛先に細かな振動を加える（図3-7b参照）。

バス法は改良法で指導されることが多く、具体的には歯肉溝もしくは歯周ポケット内に挿入した毛先を振動させることで破壊した細菌性プラークを、毛先を歯冠側方向へ回転させる動きで除去する方法である。この方法は厚く強固なバイオタイプの患者に歯周ポケットがあるようなケースで推奨される（図3-2参照）。逆に、薄いバイオタイプのケースでは（図3-1参照）、バス法を不適切に行うと、場合歯肉退縮や歯肉の損傷など不適切なブラッシングにより起こるような有害事象が生じる場合がある[3,4,20]。つまり先に挙げたローリング法が推奨される6つのケースはバス法の適応禁忌ケースといえる。

咬合面の清掃も注意深く行われる必要がある。咬合面を清掃する際は円を描くように、回転させながら清掃するよう指導することが好ましい（図3-10参照）。水平的な動きも効果的ではあるものの、動きが口腔内の他の部位まで及び、損傷させてしまう恐れがあるため推奨されない。

セルフケア

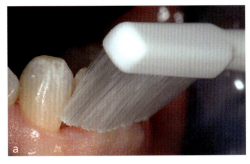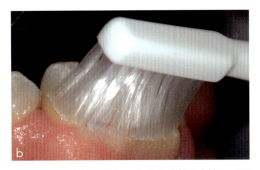

図 3-7 （a）バス法を行うとき、ブラシの毛先は歯肉溝もしくは歯周ポケット内に歯軸に対して45度の角度で挿入される。（b）そして毛先を往復して振動させることで、歯肉縁下のバイオフィルムを破壊する。

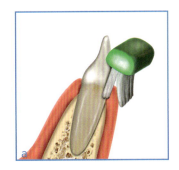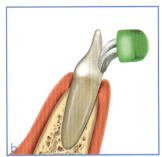

図 3-8　バス改良法を示す。（a）毛先は歯肉溝内に挿入し、往復して振動させることでバイオフィルムを徐々に、また効果的に破壊する。歯軸に対して45度の角度で歯肉溝に挿入がしやすいように、毛束の列が少ない歯肉溝内ブラッシング用の歯ブラシが推奨される。（b）続けて歯冠側方向に動かしながらブラッシングを行い、プラークの除去を行う。

**前歯部のほうが磨きやすく、臼歯部は後回しにされてしまうことが多いため、臼歯部の舌側もしくは口蓋側から磨き始めるように指導するべきである（図3-9参照）。**

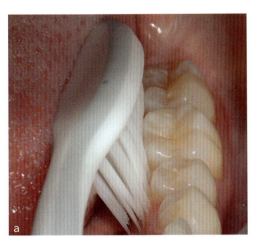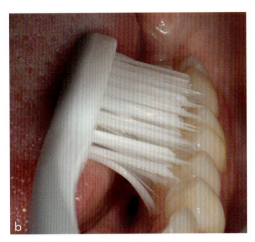

図 3-9（a, b）　日々の家庭でのセルフケアにおいて、しばしば流れ作業のようにブラッシングを行ってしまっていることが多く、審美的に問題となる前歯部ばかりを磨いてしまう傾向がある。そして臼歯部に移動したころにはブラッシングが疎かになってしまう。したがって、患者には下顎臼歯部の舌側から磨き始めることを勧めるとよい。

3章 | 原因除去療法

## 咬合面のブラッシング

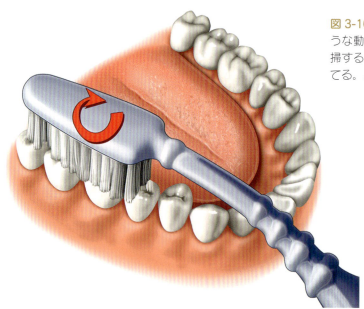

図3-10 咬合面を清掃する際は、回転させるような動きが推奨される。小窩裂溝を効果的に清掃するために、咬合面に対して毛先を垂直に当てる。2、3歯を一度に清掃する。

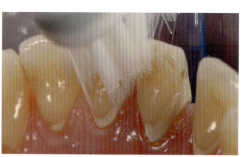

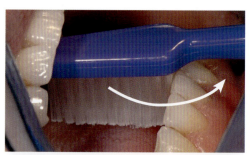

図3-11 不適切なブラッシング法の一例。毛先が歯冠をまたいで広がってしまっており、図3-12のように効果的に歯面を清掃できていない。

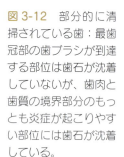

図3-12 部分的に清掃されている歯：最歯冠部の歯ブラシが到達する部位は歯石が沈着していないが、歯肉と歯質の境界部分のもっとも炎症が起こりやすい部位には歯石が沈着している。

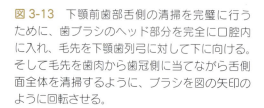

図3-13 下顎前歯部舌側の清掃を完璧に行うために、歯ブラシのヘッド部分を完全に口腔内に入れ、毛先を下顎歯列弓に対して下に向ける。そして毛先を歯肉から歯冠側に当てながら舌側面全体を清掃するように、ブラシを図の矢印のように回転させる。

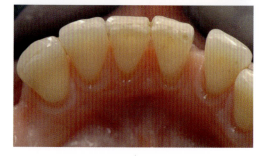

図3-14 図3-12と同じ患者の口腔内。このような徹底的なバイオフィルムの除去は、紹介しているブラッシング法を正確に行うことでしか達成できない。

## 舌のブラッシング

　口腔内全体を清掃するためには、歯と同様に舌も清掃すべきである[28]。歯ブラシを舌の正中に対して右側に持ち毛先を咽頭方向に向ける。軽く圧力をかけながら歯ブラシを舌の先端へ向けて回転させるという動作を4、5回繰り返す（図 3-15 参照）。

　舌の解剖学的構造は沈着物が停滞するのに好都合である。舌表面の裂溝は数 mm の深さ（図 3-16b 参照）で口臭の原因となる細菌の温床となる[29]。それらは口腔内全体の細菌叢に影響を与えるため、細菌数を減らしプラークの形成速度を遅くするためには舌の清掃が必要となる。特に舌根部に近づくほど酸素が届きづらく、自浄作用も働きづらくなるため、舌苔と口臭が発生しやすい傾向にある（図 3-16a 参照）。

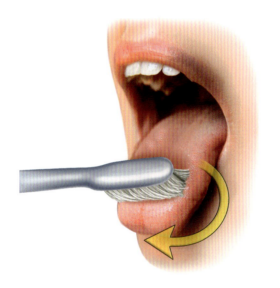
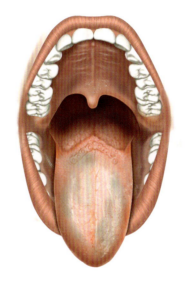

図 3-15　舌を清掃する際は、矢印のように回転させるような動きが推奨される。起床直後に清掃するとよい。

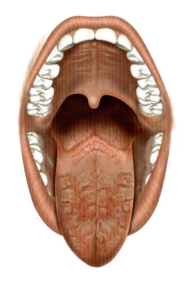
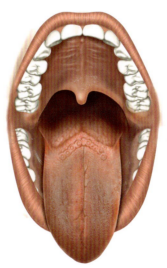

図 3-16（a）起床時の舌は図のように舌苔で覆われていることが多い。（b）舌には裂溝が存在することがあり、細菌の温床となる。（c）口臭の予防やバイオフィルム形成の予防などのために、これらの細菌を除去することが重要である。

## シングルタフトブラシ

　清掃が難しい部位に対しては、シングルタフトブラシの使用を勧めるとよい。炎症がある部位に対してはさらにクロルヘキシジンジェルの併用や他の抗菌作用のある薬剤を併用してもよい。

　シングルタフトブラシは以下のような、清掃が困難な部位への使用が推奨される。

- Ⅰ度からⅡ度の分岐部病変開口部
- 臼歯遠心面の陥凹部、特に歯根切除をしている部位
- 解剖学的に陥凹している部位
- 臼歯部遠心部（図3-17a 参照）
- 隣在歯が欠損している歯面
- インプラントによる歯冠補綴部
- 保定装置が装着されている歯面

　特に嘔吐反射があるケースにおいては、ヘッド部が小さいため受け入れられやすく有効である。

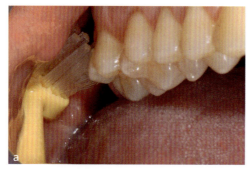 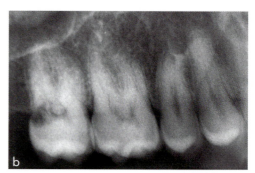

図3-17　(a) 大臼歯部最遠心などの清掃困難な部位に対してシングルタフトブラシを使用する。(b) う蝕の好発部位である。シングルタフトブラシの使用はこのような部位に最適であり、う蝕と歯周病の予防となる。

## 医療用ガーゼ、使い捨てタオル、指歯ブラシ

　医療用のガーゼや使い捨てのタオルを利き手の人差し指に巻いて使用することで、プラークの除去ができる。その際は歯肉から歯冠部に向かって回転させるように動かすとよい（図3-18〜20参照）。この方法は簡便でありながらプラークの除去に非常に効果的であり、歯ブラシの補助として使用することができる[30-37]。

　文献によると[18, 26, 30-37]、理想的なプラークコントロールと比較して患者のプラークコントロールは通常かなり不十分である（ブラッシング後でも58%のプラークが残っている）。読者も日々の臨床の中でこれを実感していることだろう。

　多くの場合、人は習慣的に、また審美的な理由から前歯部は注意深く磨く。しかし臼歯部、中でも舌側や口蓋側は急いで磨いてしまう（図3-12参照）が、もっとも沈着物が堆積する部位は、下顎臼歯部の舌側である[25]。また歯ブラシを握ってブラッシングをしなが

ら、そのブラッシングがすべての歯面に対して効果的に行われているかどうか、患者自身で確認することはほとんど不可能である。一方指先は触覚に優れているため、ガーゼを指先に巻いて歯面を磨く際にはその動作を効率よくコントロールすることが可能である。使用する際は、まずガーゼを広げて[30-37]利き手の人差し指をその中心に置き、巻き付けていく（図3-19参照）。そして歯肉から歯冠に向けてガーゼを巻き付けた指を垂直的に動かし（図3-18参照）、1本ずつ順番に全歯面を磨いていく。

ガーゼの使用は、ブラッシング時の痛みが強く、ブラッシング自体ができなくなってしまうような重度の知覚過敏症がある場合に推奨される。このようなケースでは、患者はブラッシング時に知覚過敏症の部位を避けてしまい、さらにプラークが蓄積し知覚過敏も悪化するという悪循環に陥ってしまうことがある。ガーゼを使用した清掃方法は決して組織を損傷しない。他にも、歯周外科やインプラントに関連した外科処置など、口腔領域の外科処置を受けた場合[33, 34]や、開口障害がある場合、手指の運動機能が十分でない場合[35, 37]、寝たきりの場合や何らかの障害[36]がある場合など、通常の歯ブラシを用いたブラッシングが困難な場合にガーゼを用いた清掃方法は推奨される。

図3-21に示すようなガーゼを歯冠部に巻き付けて行う清掃方法は、欠損部の隣在歯の清掃にも適している。靴磨きや首の周りをタオルで拭くときのような、こする動作を行う。他にも、インプラント支台の歯冠修復物にガーゼを巻き付けて清掃する方法も有効で

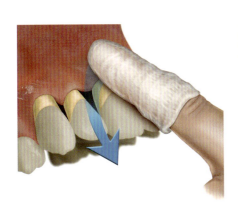
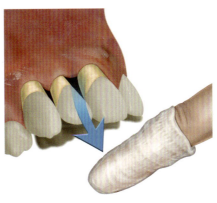

図3-18 （a）利き手の人差し指に巻き付けたガーゼを用いて、角化歯肉か歯槽粘膜部から磨き始める。（b）矢印のように回転運動をしながら歯冠側方向へ移動させる。この方法は歯肉や粘膜を傷つけることなく、バイオフィルムを効果的に除去することができる。

a   b

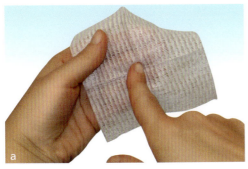
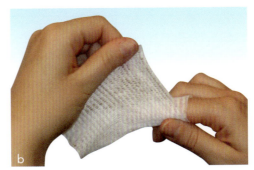
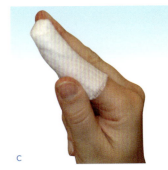

図3-19 （a）適当なサイズに切ったガーゼの中央に利き手の人差し指を置く。（b, c）そしてガーゼを図のように巻き付けていく。

3章 | 原因除去療法

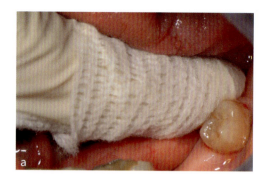
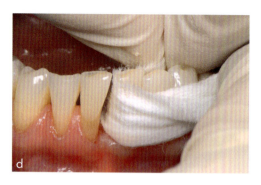
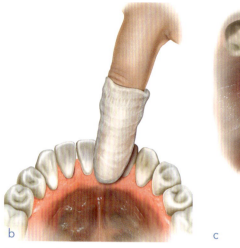
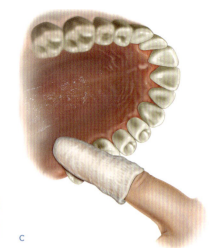

図3-20 （a～d）口腔内清掃用のガーゼ、指歯ブラシ、使い捨てタオルなどは入手が簡単で、安価であり、なにより感触が伝わるので清掃しやすい（歯ブラシのハンドル越しでは、毛先がどこに当たっているかを正確に感じ取るのは難しい。それと比較してこの方法では指に感触が伝わりやすい）ため、口腔内の徹底的な清掃に有効である。食事の間や、外出先など歯ブラシを使えない状況でこの方法を使用することが推奨される。

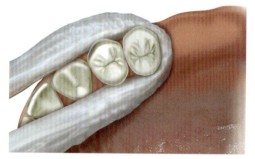
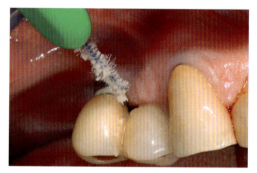

図3-21 ガーゼ、指歯ブラシ、使い捨てタオルを用いて最遠心歯の遠心面を清掃する。

図3-22 写真で示すように、インプラント露出スレッド部の清掃には歯間ブラシがきわめて有効である。

ある。この方法は露出スレッド部の細菌性プラークを清掃することができるため非常に効果的である。

近年では0.12%クロルヘキシジンを含浸させた医療用ガーゼ（Enacare）も市販されている。このような薬効成分を含むガーゼは特に外科処置後、炎症のある部位の清掃に非常に有効である（図3-23a）[33, 37]。クロルヘキシジンを含有しているとは言え、クロル

ヘキシジン洗口剤やジェルとは異なり歯面への着色は起こらない。濃度が下げられていること、着色を防ぐシステムがとられていること、クロルヘキシジンのほとんどがガーゼに残り、口腔内にはほぼ残留しないことなどが理由として挙げられる。この方法の臨床成績は布と特定の製品を用いて磨いた場合と同程度である。着色は、薬剤を塗布された後磨かれなかった場合のみ残るようである。

最近では生理食塩水に含浸させたガーゼも販売されている（Enacare, 図 3-23b）。この特許製品は滅菌されており禁忌症もなく、口腔粘膜、歯や歯肉を効果的に清掃することができる。主に乳幼児の口腔内の清掃に推奨される。イタリア衛生省のガイドラインではう蝕予防のため、毎食後乳幼児の口腔内を生理食塩水か水道水で浸したガーゼで清掃することを推奨している[38, 39]。

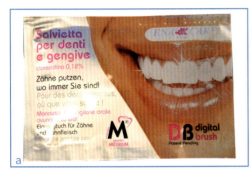
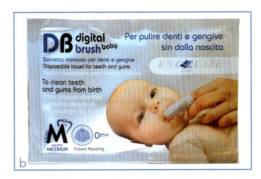

図 3-23 （a）0.12％クロルヘキシジン溶液を含浸した口腔清掃用ガーゼと、（b）近年発売された生理食塩水を含浸した口腔清掃用ガーゼはどちらも筆者のコンセプトを基に開発されたものである。歯ブラシによる清掃では 42％のプラークしか除去できていないため[19]、このようなガーゼによる清掃はセルフケアの質の向上に役立つであろう。

## 歯間ブラシ

健康な歯肉を維持するためには歯間部のプラークを除去することが不可欠である[2]。歯周病やう蝕は臼歯の歯間部から起こることが多い[40]。そのため、臼歯部歯間部の厳密なプラークコントロールを達成することが大切なのである[41]。

歯ブラシのみでの歯間部の清掃では不十分なため、加えてフロス、歯間テープ、歯間ブラシ（ワイヤーの周りにブラシが付いた器具）、専用の電動清掃器具などの補助器具の使用が必要である[35]。どの補助器具を使うべきかは、解剖学的な特徴や患者ベースで異なる[40]。すなわち、歯間乳頭の有無、歯間部の広さ、手先の器用さ、モチベーションの高さなどにより選択する器具を変える必要がある[41]。歯間清掃器具の使用者の割合はさほど高くなく、日々行うセルフケアに歯間部の清掃がまだあまり浸透していないようである[42, 43]。図 3-22 は歯間部のプラーク滞留を示す臨床写真であり、これらは歯間ブラシで容易に除去することができた。術者は患者に歯間ブラシのブラシ部に付着したプラークを本人に確認させ、より徹底したセルフケアへの動機づけを行うべきである（図 3-24〜26）。う蝕や歯周病の予防のために十分なセルフケアの技術を、しっかりと患者自身に身に着けてもらうことが大切である。

フロスを日常的に使用している者の割合は 2％から 10％にすぎないと報告した文献がある[43, 44]。この数字の真偽や多寡は別として、フロス使用者のうちどれだけの人が正しく、つまりは効果的にプラークを除去しながら組織に損傷を与えない方法でフロスを使用できているのだろうか？

## 3章 | 原因除去療法

歯冠補綴物が装着されている場合、適切な歯間部の清掃はより困難となるが、歯周組織の健康維持のためには必須である（図3-24c参照）。歯冠修復物を装着する際、歯間ブラシがアクセスできるように歯間部は約2mmあける必要がある。

臼歯部の歯間部、中でも上顎第一小臼歯の近心では著明な陥凹が見られ（図3-24b, 30参照）、フロスではその根形態に適合させることができないが、歯間ブラシであれば可能である[4, 45]。前歯部においても、正中離開の場合、歯間乳頭がない場合、下部鼓形空隙が広い場合、歯肉退縮が進んでいる場合などは歯間ブラシの使用が推奨される（図3-25, 26参照）[46]。

これらの器具はいくつかの使用法に従って簡単に使用することができる。使用法については図の説明文において解説している（図3-25, 26参照）。インプラントによる補綴がなされている場合、芯部がプラスチックで覆われた歯間ブラシを使用する必要がある（図3-24c, d参照）。

患者には本当に必要な器具だけを使用するように指示するべきである。難しいテクニックなど患者に多くの努力を強いても、短期間で結局は行われなくなってしまうのである[47]。

良好なコンプライアンスを保つためには、使用する器具についてなるべく簡便な、また

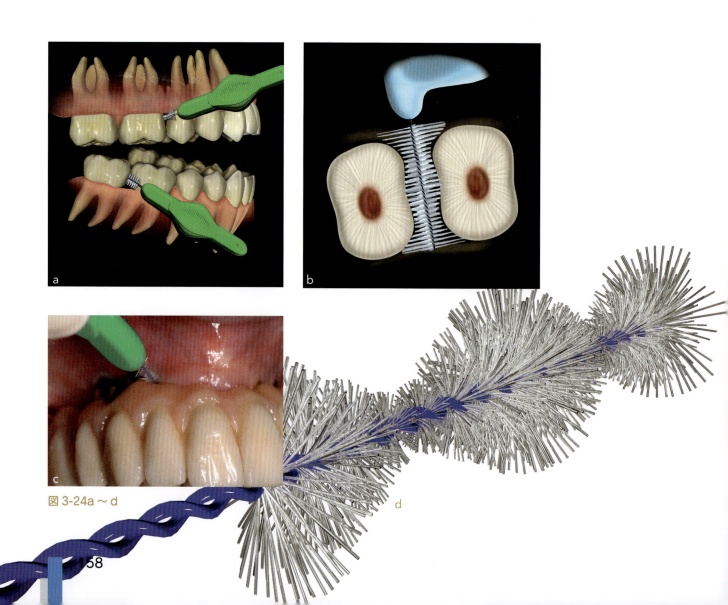

図3-24a～d

セルフケア

個々にあわせた説明をするべきである。口腔衛生指導において難しい点は、主に動機づけと、個々の手先の器用さを向上させることである。歯間ブラシを併用したブラッシング法はプラーク除去率に優れており、BOP の改善という観点で見ると、歯ブラシ単独では 37％の減少にとどまった一方、歯間ブラシ併用群では 67％減少した[41]。正しく、また継続的に使用することで十分な歯間部のプラークコントロールを達成できるような、新しいテクニックや器具が求められている[48]。

口腔衛生指導を行う前に、術者はさまざまな歯間清掃器具の科学的なエビデンスについて慎重に検討する必要がある[43]。革新的な清掃器具の導入は、セルフケアの精度を向上させることができる[20, 43]。

セルフケアによる機械的なプラーク除去は不十分であることが多く[18]、歯間部の清掃が特に課題になる。その時に、解剖学的な形態に合わせて改良された歯間ブラシ（Enacare, 筆者により開発された特許製品；図 3-24d 参照）をその詳細な使用法と合わせて勧めることも一法だろう。短期間の研究ではあるが、この製品を使用した場合、単回の口腔衛生指導にもかかわらず歯肉炎が有意に減少したことが示されている[49]。

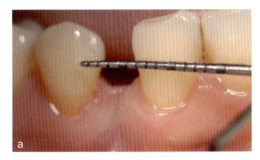 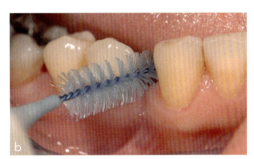

図 3-25（a, b）歯間部がかなり広い場合は、隣接面を効率的に清掃するために大きいサイズの歯間ブラシを選択するべきである。

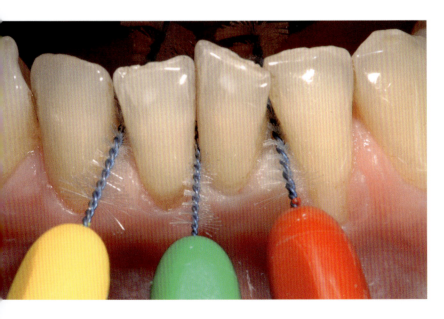

図 3-26 歯間ブラシは、根尖側から歯冠部へ向けて正確に挿入することが大切である。つまり挿入を容易にするために、下顎であれば下から上に向くように、上顎であれば上から下へ向くように歯間ブラシを操作する（歯間ブラシ、Enacare）。

## デンタルフロス

健康な歯間乳頭を有する患者に対しては、デンタルフロスの使用が推奨される。健康な歯肉によってフロスの挿入方向がガイドされるため、特に前歯部では非常に有効である(図3-27参照)。臼歯部については多くの場合、歯間ブラシの使用を勧めるが、叢生や狭い鼓形空隙により歯間ブラシの挿入が困難な場合フロスが推奨される[50]。

先に述べたとおり、フロスを定期的にまた効果的に使用している人は2％～10％程度である[43]。フロスにはワックスタイプとノンワックスタイプがあるが、両者はプラークの除去効果において差がない[1]。軽いワックス加工がされているデンタルテープは歯面に対して面接触するため推奨される。非常に強力なポリテトラフルオロエチレン性のデンタルテープ（訳者注：フロスよりも幅広の製品、Enacare）や中央部がスポンジ状になっているフロス（Superfloss, Oral-B；インプラント用のフロス）は非常に高品質である。後者はブリッジポンティック下粘膜の清掃にも最適である。しかしもっとも大切なことは、これらの道具を使いこなせるスキルを身に付けてもらうことである[6]。

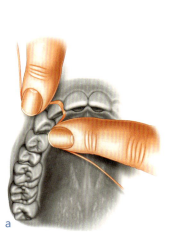
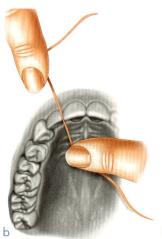
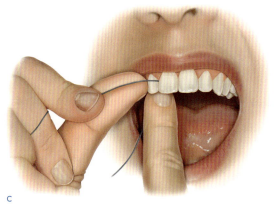

図3-27 （a, c）デンタルフロスの正しい使用法。（b）間違った使用法。フロスが歯面に沿っていない。（a）のように、Cの字を描くようにフロスを歯面に沿わせる必要がある。この方法であれば組織を傷つけることなく効率的に清掃することができる。

### デンタルフロスの使用

フロスは両手の中指にきつくなりすぎない程度に巻き付けて使用する。きつく巻きすぎると指先が虚血状態になるため注意する。そして親指と人差し指を使い操作する。フロスは歯列弓に対し斜めに持ち、ゆっくり歯間部に挿入し前後に細かく動かしながらコンタクトエリアを越えて根尖側へ移動させる。下部鼓形空隙に達したら、Cの字を描くようにフロスを歯面に押し付けた状態で片方の歯面にこすりつけ、続けて反対側の歯面も同様に行う（図3-27a, c参照）。フロスは歯肉溝内に挿入した状態で、頬舌側方向にやさしくさまざまな角度で動かしていく。この動きを各歯面に対して行っていく。清掃が終了したら再度細かく押し引きしながら、フロスを外す。

不適切なフロッシングを行うと歯肉を傷つけてしまう場合があるが（図3-28, 29）、通常正しい方法を身に付ければ容易に治る。

セルフケア

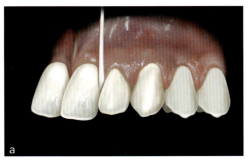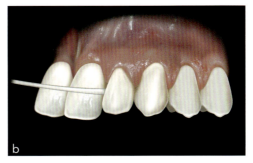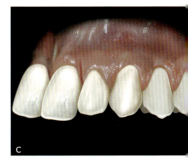

図 3-28　フロスの誤用（a）は歯肉を傷つけてしまう（c）。（b）正しい使用法。

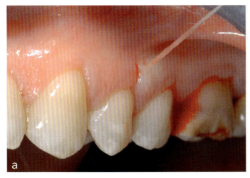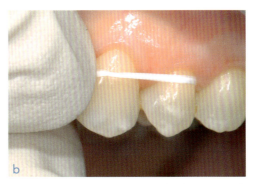

図 3-29a　不適切なフロスの使用により傷ついた歯肉の症例写真。

図 3-29b　図 3-29a の患者が適切なフロスの使用法の指導を受けた後。

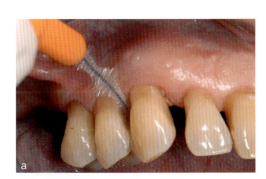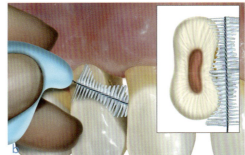

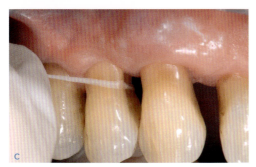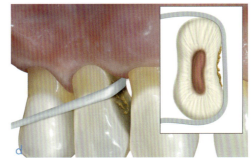

図 3-30　歯根形態断面がソラマメのような陥凹のある形態の場合、フロスは清掃効果が低いことを覚えておかなければならない。(c, d) そのようなケースではフロスは陥凹部間をまたいでしまい、陥凹部には接触しなくなってしまう。(a, b) そのため、このようなケースでは歯間ブラシの使用が最適である。

marisa roncati　歯科衛生士の力でここまでできる 非外科的歯周治療　| 161

## 歯磨剤

歯磨剤には界面活性剤が配合されており、ブラッシングによる機械的な清掃効率を向上させる。歯磨剤には90%〜98%のシリカ、アルミナ、水酸化アルミニウム、炭酸塩やリン酸カルシウムなどが含有されている[6]。それらにはエナメル質を傷つけることなく、プラークを研磨しながら除去する作用がある[25]。この作用は研磨剤の粒子径により定義され、RDAという単位で測られる[14]。残念なことに、ほとんどの歯磨剤ではRDA表記がなされていないが、先にも述べたように30〜120RDAの歯磨剤が推奨される[6]。米国歯科学会と国際標準化機構は250RDAを超えないよう定めている[3, 4, 51]。Tooth wearはさまざまな要因で引き起こされるものであり、in vitroでのRDAは数多くの要因のうちの一つにすぎないことを明記しておく[25]。過度なブラッシング圧や、歯ブラシの質なども歯磨剤の研磨作用に影響を与えるであろう。臨床的な安全性を示すためにはこれらを評価する必要があり、RDAはそのうちの一つの要因にすぎない[51]。

歯磨剤に含まれる薬効成分は、清掃された状態の歯面全体に乾いたブラシを用いて塗布された状態でもっとも効能を発揮する。しかしながら、歯磨剤の最大の効能は変色や着色の予防である。マヌカや塩化セチルピリジニウムのような抗菌物質を配合している歯磨剤もあり[52]、従来の口腔衛生法に加えて歯肉の消毒や殺菌効果を期待したクリームのように使用することができる（図3-31）。

初めは歯磨剤を付けずにブラッシング（ドライブラッシング）を始める。
もっとも大切なのは、臼歯部の口蓋側・舌側から磨き始め、その範囲に注力すること、そしてより効率的で完璧なブラッシングスキルを身につけることである。

## 洗口剤

洗口剤はプラークコントロールにおいて補助的な役割を担う。大切なことは、洗口剤はあくまでも通常のセルフケアの補助的な役割でしかないことを伝えることである。洗口剤にはさまざまな抗菌物質を含むものがあり、中でもクロルヘキシジンはもっとも抗菌作用が強い成分であるが、長期にわたって使用すると着色が起こるという副作用がある。しかしその着色はPMTCで除去することができる。著者は洗口剤の使用は勧めない代わりに、0.12%クロルヘキシジンに含浸させた医療用ガーゼ（Enacare）を指に巻き付けて行う清掃を推奨する。

## プラーク染色剤

プラーク染色剤は植物由来の色素からできており、バイオフィルムを可視化し患者の動機づけを行うために用いられる。タブレット状のものと液状のものがあるが、臨床では後者が使われることが多い。プラーク染色剤を使用する前は、口唇が着色してしまわないようにワセリンを口唇に塗布する。

術者は綿棒に取ったプラーク染色液を歯頚部に塗布し、余剰分を洗い流すためにうがいをしてもらう。その際、ユニットのスピットンに染色液が沈着してしまわないよう、水を流した状態であることを確認したうえでうがいをしてもらう。そして患者に手鏡を渡し、染色されている部位、つまりはバイオフィルムが付いている部位を術者と患者の両者で確認していく。プラーク染色剤は患者のセルフケアがうまく行われていない部位を認識させ、動機づけするのに効果的である。

セルフケア

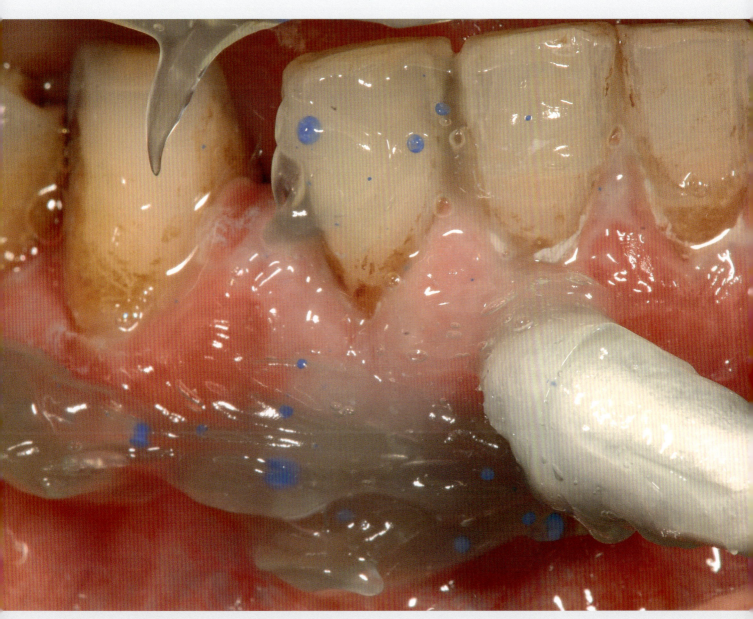

図 3-31

# 非外科的インスツルメンテーション

## 歯石の探知

**なぜ歯石の探知が重要なのか？　どのような器具を使用するべきか？**

　原因除去療法の一環として非外科的な歯肉縁下のデブライドメントを行う前に、まずはその処置が必要かどうかを判断する必要がある[35, 53]。歯肉縁下の歯石の探知には歯周プローブが最適である（図 3-32）。

　茶色もしくは黒色の歯石は非常に多く存在し、2mm の歯周ポケット内ですら存在する。プローブを歯の長軸に対して平行に挿入し歯肉溝、もしくは歯周ポケットの深さを測った後、プローブを少し傾け、プローブの先端を使って歯肉縁下の根面に付着している沈着物を探すとよい（図 3-33）。

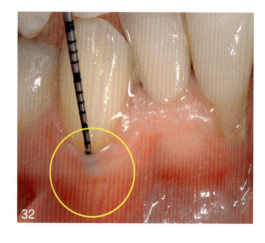
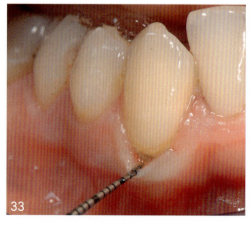

図 3-32　茶褐色の縁下歯石が辺縁歯肉から透けて見えている部位を黄円で示す。

図 3-33

# 非外科的インスツルメンテーション

またエアーシリンジの使用も有効であり、歯肉溝もしくはポケット内に直接吹きかけることで沈着物をより明確に見ることができる（図3-34）。歯石を正確に探知することで、効果的なインスツルメンテーションが可能となる。プロービングにより歯根の形態と歯石の分布を把握したうえで、どのように器具を動かすか考えてから歯石除去を行うことで、可能なかぎり歯周組織を保護しながら効果的に歯石を除去することができる。また正確な歯石の探知は、歯石除去のためのストローク数を最小限にするためにも必須である（絶対に必要な部分だけ処置し、根面の不要な切削は避ける）。術後の知覚過敏の原因となることもあるため過度なインスツルメンテーションは避けるべきである。可能なかぎり徹底的に沈着物を除去するためには、包括的かつ入念に、ていねいな、あるいは積極的なインスツルメンテーションを行うことが文献的に推奨されている[54]。

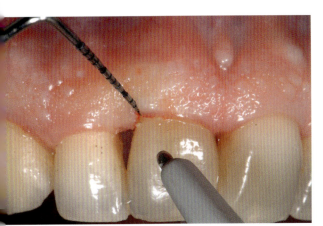

図 3-34

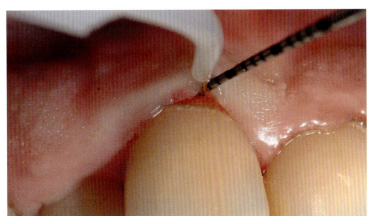

図 3-35

### 歯石を探知するための動作とは？

できるだけ多くの臨床情報を得るために、歯肉縁下のエクスプローリングはなるべくゆっくり、またすべての方向に向けて（器具を軽く持った状態で垂直方向はもちろん、水平方向や斜め方向にも）行われるべきである。図3-35ではダイオードレーザーのチップの挿入方法を示している。ダイオードレーザーは、電源を入れた状態でも切った状態でも歯石の探知に有用である[8, 55]。

歯肉縁下の沈着物を探知するためにもっとも有効なのはやはりプローブである。歯の長軸方向に対して角度を付けて使用する（図3-35〜39参照）。厚いバイオタイプの場合でも（図3-2参照）、暗色の歯石は容易に見つけることができる。とはいえ、図3-35のように歯石沈着の位置や範囲を把握するために歯肉を少し移動させることも必要なテクニックである。沈着物を探知したら（プローブが歯石に当たった感触があったら）その周囲をさらに探り、歯石の外形を把握していく。その際、プローブから伝わる感触を可能なかぎり感じ取れるように、できるだけ軽くプ

ローブを握るようにする。こういった探索を繰り返し行い、最終的には根面上の歯石や沈着物がどのように付着しているのか明確に、かつ正確に頭の中でイメージできるようにする（図 3-37, 38 参照）。プローブの先はつねに根面から離さないように注意する（図 3-36, 37）。

図 3-36

図 3-37

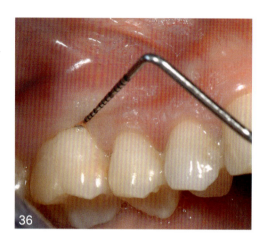
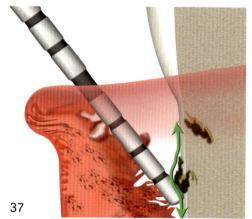

プローブの先は根尖側から歯冠側、あるいは歯冠側から根尖側に向かって、非常にゆっくりとかつ慎重に動かしていく。プローブから伝わる感触を正確に触知するために、できるだけ軽くプローブを握るようにする。

エキスプローラーもプローブの代用として使用できる。

### 歯石の探知はいつ必要か？

歯周治療の原因除去療法を始める前に、必ず歯石の探知を行う。そして治療の終了時も、根面のデブライドメントが効果的に行われたかどうかを評価するために行う。非外科的インスツルメンテーションの際もプローブを頻繁に使用することが大切であるため、（根面のオーバーインスツルメンテーションのリスクがあったとしても）歯石除去のための動きは決して不要にはならないし、外形をしっかり認識できた沈着物を可能なかぎり除去していくことを目標としていく。

歯石を探知するときとポケット深さを測るときでは、プローブの使用法を変える必要がある。後者の場合、プローブは歯の長軸方向に対して平行にして使用するが（図 3-32 参照）、歯石を探索する場合はプローブを傾けて、根面の感触が伝わりやすいように先端と根面が一点で接触するようにして、根尖側から歯冠側、または歯冠側から根尖側へと移動させる（図 3-36, 37 参照）。

非外科的インスツルメンテーション

図 3-38 点状に付着した歯石。

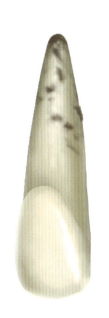

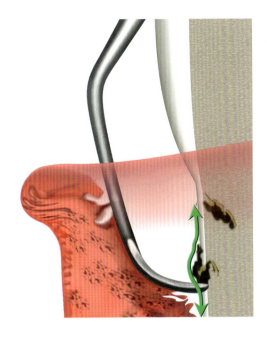

図 3-39 筆者は歯石除去を始める前に図中の矢印のような動きを、スケーラーを用いて行い歯石探知を行うことを推奨する。

**臨床へのアドバイス**

　ハンドスケーラーや超音波スケーラーを用いたデブライドメントを効果的に行うためには歯石の正確な探知が必須である（図3-40〜49）。プローブを用いて歯石の探索を行う前に、X線写真をよく診査するとよい。ポケットの深さや、歯石の沈着範囲が診査できるのは隣接面部に限られるが、それでもX線写真は非常に有用である。X線診査は慎重に行う必要があり、拡大鏡の使用が好ましい。一歯単位で正確に診査していくためにはかなりの時間がかかるため、拡大視野であるとより良い（図3-40参照）。また、口腔内でのインスツルメンテーションの際も拡大視野で行うと歯石の探知やさまざまな情報を得るために役立つ。

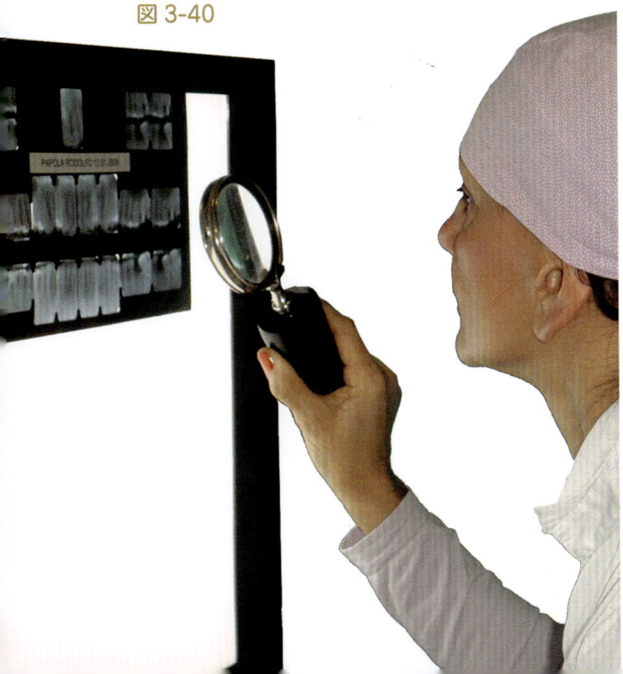

　覚えておく必要があるのが、頬側や舌側、口蓋側に沈着している歯石はX線写真上では探知できないということである。そのためこれらの部位は口腔内で慎重に診査をするしかなく、それが唯一の歯石の探知法である（図3-33，35参照）。図3-41aは上顎左側第二大臼歯の遠心、補綴物のマージンより根尖側に付着した歯肉縁下歯石が写っているX線写真である。このX線写真を参考に、歯石と補綴物のマージンの位置関係を推測し、歯石の探知を行うことができる。この部位の歯周ポケットは10mmでBOP（+）であった。Langer（ランガー）1/2ミニユニバーサルキュレットを頬舌側方向に水平ストロークにて使用した（図3-41b）。この動かし方によ

図 3-40

り効果的に歯石を除去することができた。X線写真上で歯石が見えた場合は、X線写真を分析することでそのサイズを推定する。

歯肉縁下の石灰化物は非常に小さくX線写真に写ってこないことも多いので、より効率的に見つけるために拡大したほうがよい。その後、実際に口腔内でプローブを歯の長軸方向に対して斜めに当てて、各部位それぞれについて沈着物の位置、形態やサイズを確認していく。

プローブを用いて歯石の探索を行った後（図3-37〜45）、歯石の除去に超音波スケーラーを使うのかハンドスケーラーを使うのか

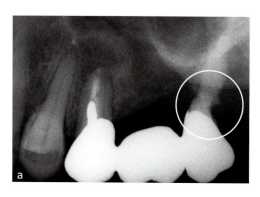
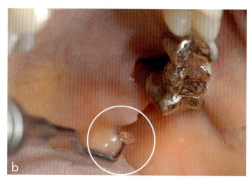

図3-41 （a）X線写真は特に補綴装置が装着されている場合に、隣接面の歯石探知に有効で、（b）その後の機械的除去に役立つ。

を選択していく（図3-46〜49）。最初は選んだ器具をプローブのように使用していく（軽く握り軽圧で使用する）と非常に便利である。この方法では、器具が当たることで沈着物を触知する。プローブと比べ大きいが、歯石を触知するとともに除去をすることもできる（図3-39参照）。ハンドスケーラーや超音波スケーラーでは手に伝わる感覚はプローブと比較すると鈍いが、この動作は、続けてスケーラーをどのように動かしていくか判断するのに有効なステップとなる。

プローブとともに、歯石除去用器具（ハンドスケーラーもしくは超音波スケーラー）でも歯石の探知を行った（図3-37〜39参照）後で初めて、歯石を除去する動きへと移行していくべきである。

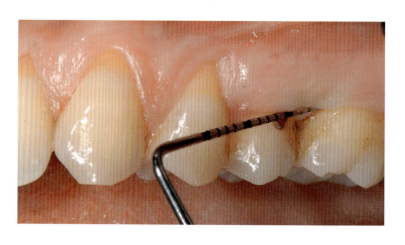

図3-42 毎回のリコール時に、非外科的インスツルメンテーションに先立ち歯石の探知を全歯にわたって行うことが大切である。

# 非外科的インスツルメンテーション

**筆者による臨床のヒント**

これまでに述べてきたデブライドメント前の必要事項をまとめていく。

- X線写真診査の際は、できれば拡大鏡などを用い拡大視野下で慎重に、X線写真に写るほど大きい隣接面部の歯石を診査する。

このステップは実際に口腔内でプローブを用いて歯石の探索を行う際の一助となる。
- 歯石の探知を行っていない部位にはスケーラー（超音波もしくは手用）を挿入しない。

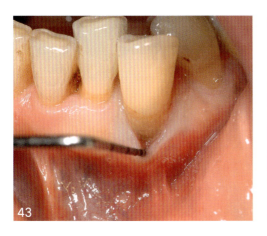

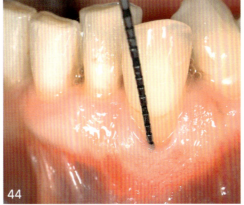

図 3-43 初診時。歯肉縁下の歯石を認め、角化歯肉が不足していることがわかる。

図 3-44 3mm の歯肉退縮を伴い、プロービングデプスは1mmとなった。適切な角化歯肉（少なくとも2mm以上）が存在している。

- プローブ（目盛りが15mmのものを推奨する）を用いて、根尖側‐歯冠側方向／歯冠側‐根尖側方向の動きを各歯の全周にわたって行う。
- 慎重に、ゆっくりと何度も繰り返しプローブを動かして歯石を探すことが過不足ない処置へとつながるため、この診査にかける時間を惜しんではならない。これがその次の処置の効果に還元される。
- 歯石の探索をする際プローブは歯根面に対して斜めに当てる。
- 歯石除去用器具を選択したら、まずはその器具を用いて歯石の探知を行う。

これらのステップを踏むことで、次に続くインスツルメンテーションのステップがより効果的で有効なものとなる。

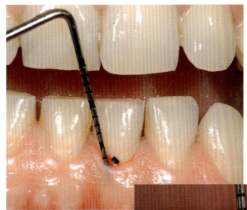

図 3-45 プローブを用いた歯石探知は特に頬側で必須である。

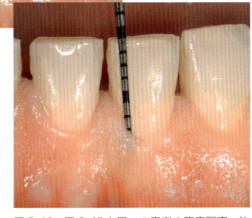

図 3-46 図 3-45 と同一の患者の臨床写真。治療後1年。

## 機械的治療

機械的もしくは超音波機器や手用器具が非外科的インスツルメンテーションに使用されている。文献的にはいずれも同等に病原因子の除去に有用であることが示されている[56]。それでもなお、両方の機器を用いることが推奨されている。なぜならばしばしば有用なインスツルメンテーションの手順があり、かつ包括的に、そして効果的に軟組織や石灰化物の除去の促進を相乗的にできるためである。

### 動力機器

動力機器は、用いられる周波数により音波スケーラー、超音波スケーラーに分類される。

#### ●音波スケーラー

音波機器は圧縮空気により動作し、ハンドピースはカップリングを介して歯科用ユニットに接続する。チップの動きは磁歪式超音波スケーラーのように楕円運動で、振動周波数は1秒間に2,000～8,000サイクル（Hz）である。

#### ●超音波スケーラー

超音波機器は電気的に動作し、挿入してある振動子の振動を増加させて沈着物を取り除く。発熱するため冷却システムが必要であり、挿入したチップに直接当たる十分な注水が重要である（図3-50, 51）。

冷却水中の気泡が破裂してエネルギーを放つときにキャビテーション効果が生じ、バイオフィルムの粉砕の一助になる[57]。チップの動きはその形態により、直線的、楕円運動もしくは円運動をとる[58]。

超音波スケーラーは磁歪式と圧電（ピエゾ）式に分類される。

**磁歪式**——磁歪式機器は、チップを毎秒18,000～45,000サイクル（Hz）の周波数で振動させる磁場を形成する。ハンドピースに挿入された細長い棒状の特徴的な金属製のチップを用いる[35]。

**圧電式**——圧電式機器は毎秒25,000～50,000サイクル（Hz）の周波数で作動し、チップの振動はハンドピース内の結晶サイズの変化によって生じる。Vector system（Dürr Dental）は、直線もしくは湾曲した柔軟性のあるVectorカーボンファイバーチップが、ハイドロキシアパタイト粒子（約10μm）を含むVector液体研磨剤のエアロゾルスプレーと連結しており、弱いサンドブラスト効果をもたらす特殊な圧電式機器である。この器具の性能は従来の手用器具もしくは超音波機器と同等であることが論文で示されている[59-62]。しかしながら、Vector器具は多量の歯石を除去する効率は劣り、インプラント周囲炎治療には適していないとされている[3, 59]。

#### ●動力機器に共通の特徴

- 「機械的なインスツルメンテーション：ステップごとの術式」の項に記載されている原則を常に守っていれば、音波機器および超音波機器は、非外科的歯周治療のデブライドメントをスピードアップさせ、多くの場合単純化するという利点がある。適切な注水が常に使用されるべきであり、これはさまざまな抗菌性の液体を歯肉縁下に送ることができ[60]、わずかではあるが何らかの臨床的な付加効果があることも示されている[56]。
- 音波スケーラーと超音波スケーラーで用いられているすべてのチップは切削用ではな

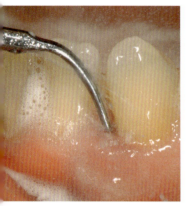

図3-47　Piezon Master 700（EMS）。

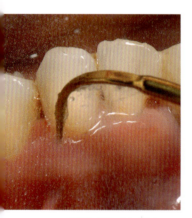

図3-48　Multipiezo（Mectron）。

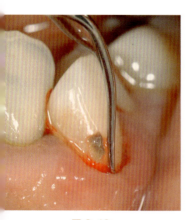

図3-49

非外科的インスツルメンテーション

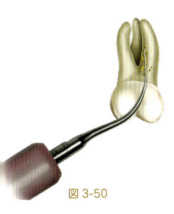

図 3-50

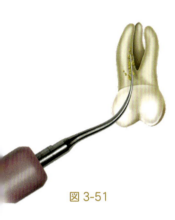

図 3-51

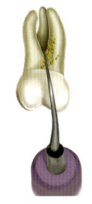

図 3-52

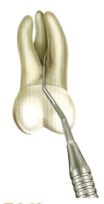

図 3-53

いため、器具の損傷を防ぐためにも研磨する必要はない。
- 超音波スケーラーは根面に弱い力で付着している細菌性のエンドトキシンを除去できる[61]。
- 超音波スケーラーの学習曲線は手用器具でのデブライドメントのものよりも短いが[56]、器具操作の器用さと、本章に詳細に記載されている正確な処置の観察が必ず必要である。
- 超音波スケーラーは根分岐部へのインスツルメンテーションにおいて、特にチップのサイズから手用器具よりも効果的である[62]。根分岐部の治療には手用器具と超音波スケーラーの両者を用いることを強く奨める（図 3-50 ～ 53）。
- 1980 年代以前のペースメーカーを除き、現代のペースメーカーは電磁干渉から遮蔽され保護されており[56]、磁歪式超音波スケーラーの代わりに圧電式超音波スケーラーを使用したことによる副作用は文献的には報告されていない[56]。既往歴聴取の際には患者にリスクはないことを確実に伝える。
- すべての音波および超音波機器は汚染されたエアロゾルを生成してしまうという欠点を持ち合わせており、無菌状態の徹底的な管理が推奨される。なお、クロルヘキシジンもしくはエッセンシャルオイルによる 30 秒間の含嗽が、エアロゾルに含まれる細菌量を約 40 分の間、92.1％抑制したと報告されていることを追記する[63,64]。

代替として、「医療用ガーゼ、使い捨てタオル、指歯ブラシ」の項に詳細が記載されているように、抗菌液に浸したガーゼか、医療用指歯ブラシを根尖側から歯冠側方向へ回転させるように動かす。エアロゾルを減少させるため高速の吸引器を使用するのもよい（図 3-54）。

### ●さまざまなチップ

- 標準的なチップは、多量の歯石を除去するためのもので、特に歯肉縁上用である（図 3-55, 56）。
- 長く細いチップは深く狭いポケット内に固くこびりついている沈着物用である（図 3-57, 58）。
- 細いチップは左右一対になっており、深いポケットの根面に理想的に沿うように当てることができる（図 3-59）。
- プローブのサイズほどの極細チップ（図 3-60, 61）は歯石除去には適さず、バイオフィルム除去にのみ用い、理想的なコンプライアンスがある状態でのメインテナンスの際に使用する。
- ダイヤモンドコートされたチップもさまざまなサイズで使用できる。歯肉縁下に根面溝が存在し、歯の形態修正や根形態の調整を行う際に用いる（図 3-62, 図 2-173）。これらはフラップを開けた状態でのインスツルメンテーションに適しており、切削力が高いため、慎重に使用すべきである。
- インプラント用のチップ（チタン表面専用）として、カーボン製のチップや樹脂コーティングのチップ、ディスポーザブルのプラスチックキャップを装着した金属製チップなどがある（図 3-63, 64）。

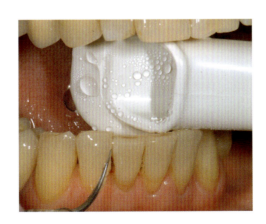

図 3-54

3章 | 原因除去療法

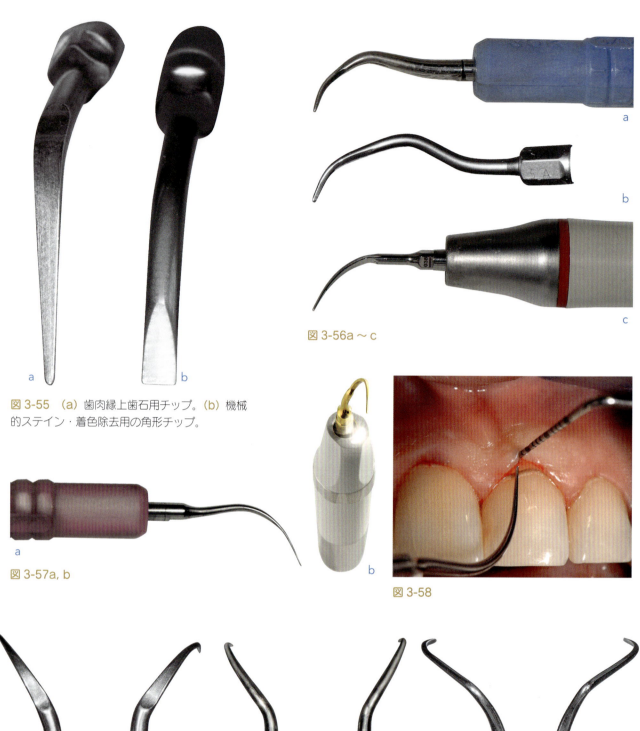

図 3-55 （a）歯肉縁上歯石用チップ。（b）機械的ステイン・着色除去用の角形チップ。

図 3-56a～c

図 3-57a, b

図 3-58

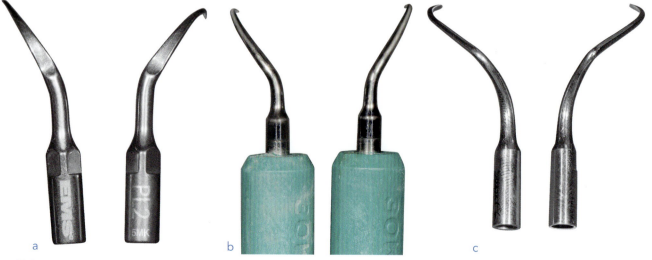

図 3-59 a～c

172

非外科的インスツルメンテーション

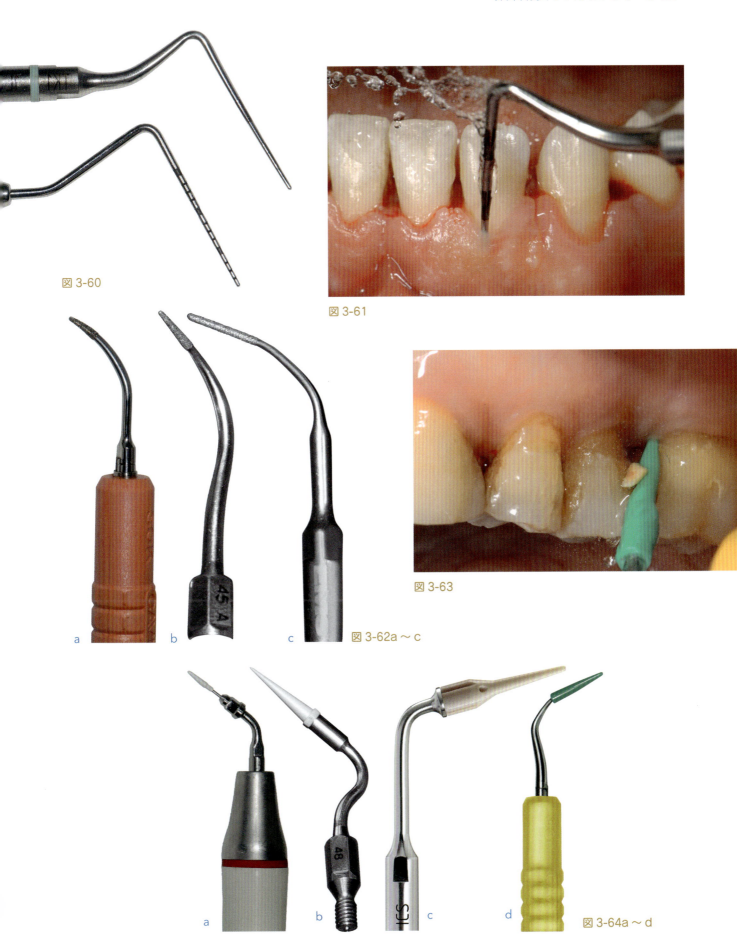

図 3-60

図 3-61

図 3-62a〜c
a　b　c

図 3-63

図 3-64a〜d
a　b　c　d

## 機械的なインスツルメンテーション：操作方法（図3-65～280）

　超音波スケーラーでのインスツルメンテーションは選択的、つまり歯に対して外的な物を取り除き、生体を保護するべきで[65]、すべてのセメント質を除去してはならない[62]。すなわち、軟化し、石灰化した沈着物と変色はデブライドメントするが、オーバートリートメントとよく言われるようなルートプレーニングは決して行ってはならず[62, 66]、除去前に沈着物を個別に認識しなければならない。

　歯肉縁上に石灰化沈着物が多く認められた場合、迅速に歯石を取り除くため、標準サイズのチップを装着した超音波スケーラーを使用すべきである。この場合、チップは最初に先端を当て、ペダルを踏む前にチップを往復させてみるのがよい。2、3回動かしたのちに、「防波堤」となっている歯石を粉砕する（図3-227～230参照）。治療テクニックは、歯肉縁上と歯肉縁下のインスツルメンテーションの違いとして以下に記載する。

● **歯肉縁上歯石**

- 標準的なチップを選択。
- 機器の出力は、多量の石灰化沈着物があれば、中程度から高出力の超音波モードに調整し、沈着物が限局的、もしくは患者が刺激を感じるようであれば、中程度から低出力モードにする。
- 洗浄システムの効果の確認：注水はチップが沈着物もしくは歯面に触れているときは間断なく冷却していなくてはならない。そのため、チップに直接当たっているか確認し、良好な注水と洗浄がなされているか水量を調節する（図3-47, 48, 68）。
- 患者の口腔内への排唾管を入れるか、より良い方法としては高速の吸引器具を用いてエアロゾルをより効果的に減少させる（図3-54）。
- 器具は執筆状変法にてしっかり保持し（図3-65）、プローブを使用するときのように優しく持つ。
- チップは、石灰化沈着物が特に多量でしっかりと沈着している場合は、沈着物の上に置く（図3-80, 3-228～230参照）。
- 薬指を口腔内レストの安定した支点として用いる。
- 機器の電源を入れずに、術部の上で往復運動をしてみる。
- コントロールスイッチを押して超音波機器をオンにし、チップが動作しているか確認する。
- きわめて小さく細かなストロークを中程度から早い速度で動かしてみる。
- 接触圧は、器具を安全に保持できる程度に、常に弱い力にして、沈着物に押し付けないようにする（超音波振動は、圧でなく動きながら歯石を剥がすということを留意すべきである）。
- スケーリングはフットペダルによって頻繁に停止しながら行う。チップは、機器がオフになった状態であっても、常に動かしておく。そうすることにより、患者の快適さを保つ。そして、不快な水撃作用を起こす静的な圧を抑え、しみやすさの元になる注水の量を減らすことができる。

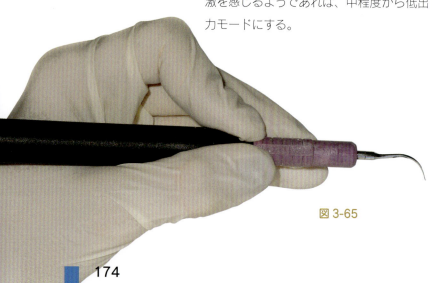

図3-65

## 非外科的インスツルメンテーション

- オンになった状態での動作は、水平的（図 3-66a）、近遠心的、垂直方向（図 3-66b）、もしくは歯軸方向で、隣接面コンタクト部直下の沈着物はチップをマージン部から挿入し歯冠方向へ向けて除去する（図 3-66c）。
- 沈着物が特に硬く、強固にこびりついている場合は、長時間同じ部位に当て続けない。いったん他の歯に移り、スケーリングが終わってから再度戻るようにすると、異なった位置から異なったアプローチ方法でできるようになることが多い。

### ●歯肉縁下歯石

- 沈着物の除去に適切なチップを選択する。一般に歯肉縁上スケーリングよりも細いもので、ストレート、もしくは治療予定部位の根面の解剖学的形態によっては湾曲チップを用いる。
- 出力設定は、最初は中程度から低出力にし、デブライドメント中に必要に応じて出力を上昇させる（機器によってはフットペダルで出力調整ができるものもある）。
- プローブかエキスプローラーを用いて歯石を探知する。器具は根面に一定の角度を付けて把持し、歯の長軸方向に従って長く垂直方向にスライドさせる（図 3-37 参照）。
- 超音波器具を執筆状変法で軽く把持し、それを用いて、プローブであらかじめ探知して沈着物（図 3-37 参照）を探知し（図 3-67, 69）、この後に行うより効果的な動作を検討する。
- コントロールペダルにより電源を入れて、チップを短く、狭い範囲で左右に動かし続ける。このとき患者が不快感を覚えていないことを確認する（図 3-68）。
- 選択的かつ効果的にデブライドメントを行うために、超音波スケーリング中にプローブで沈着物がまだ残っていないか（図 3-37, 38 参照）を頻繁に確認する。
- いったん隣在歯に移り、スケーリング部位が終わってから再び戻ることで、スケーリングをしている歯のオーバーヒートを避ける。

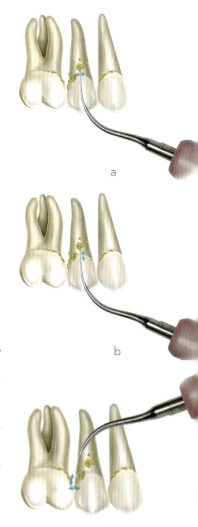

図 3-66 a〜c

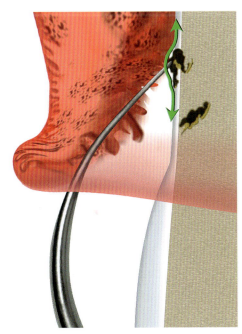

図 3-67

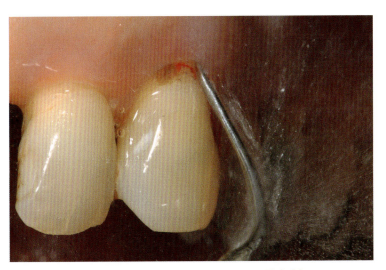

図 3-68

隣接した歯のスケーリングは、同じ面をまとめて行うべきで、例えば近心面をまず行い（図3-72a～c）、続いて遠心面をまとめて行う（図3-72d～f）。この方法により、術者は根面へ到達するためのより快適なポジションをそのまま継続させることができ、非外科的インスツルメンテーションが徹底的にできるため、隣接面部のスケーリングは向上する。例えば、近心面のスケーリングを行っている歯は、隣在歯の近心面に移り、戻って同じ歯の遠心面を処置する前に冷却されているであろう[67]。

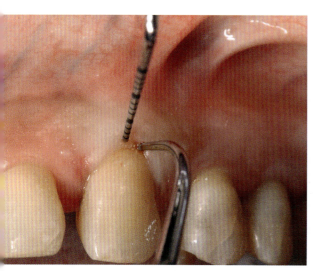

図3-69　プローブと超音波スケーラーのチップによる歯石の探知。

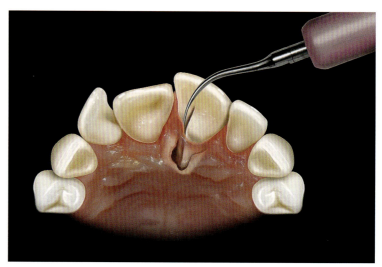

図3-70

**極細チップを用いた場合、超音波機器は口蓋の歯肉溝（図3-70）などの狭く深い歯周組織欠損部に適している。**

- レストは口腔外レストだけでなく、口腔内も用いる（図3-73）。プロービング深さが5mmよりもはるかに深い部位の複雑なデブライドメントでは、口腔外レストが特に推奨される。
- 異なった視野を得るために、スケーリング中は頻繁にポジションを変えると、すべての沈着物の除去がより容易になる（図3-74）。姿勢をこまめに変えることにより、術者は筋緊張による職業病のリスクを少なくできる[67]。高度なインスツルメンテーションにおいては、歯科用ユニットの左右両側のポジションで処置できるようになることが勧められる（図3-74）。
- 超音波治療は根分岐部に向いている（図3-75）。

非外科的インスツルメンテーション

- 補綴物が装着されている場合には、補綴物への傷害や干渉を避けるために、補綴物の周りでの超音波器具の操作は十分に注意して慎重に行わなければならない。

超音波チップは先端約4mmが動作している（図3-76, 78）ことを理解しておくことは重要である。結果として深いポケットにおいては、チップ先端はまず欠損の最歯冠側に当て（図3-78a）、そして最根尖側の歯根表面に向けて徐々に前進しながら移動していく（図3-78b, c）。チップの部位では、圧電式（図3-77）でも磁歪式（図3-80）であっても先端がもっとも出力が強く、次いで円錐型でテーパー状の器具ではフェイス（内面もしくは凹面）、背面もしくは凸面、側面の順に強い（図3-83）。

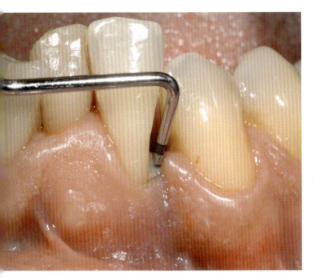
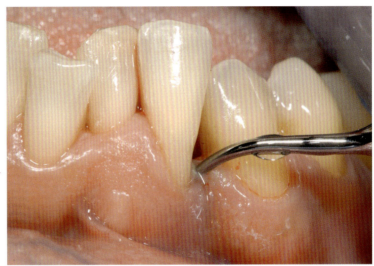

図3-71 （a）プローブを用いて13mmのプロービングデプスを測定。（b）極細のストレートもしくは湾曲チップを選択すべきである。

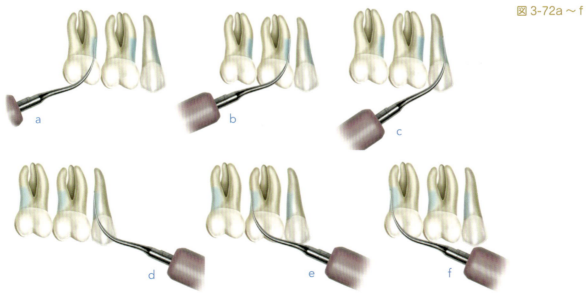

図3-72a～f

超音波チップは特に多量の歯石がある場合に用い（図3-79）、歯肉縁下にも使用可能であるが、常に十分に慎重に扱わなくてはならない。また、限局的に強固に付着した沈着物にも使用できる[67]。

使用する機器が磁歪式（図3-80）であろうと圧電式（図3-77）であろうと、チップを確実に石灰化沈着物の上に位置させているときのみ、チップを動作させるように術者には推奨される。ただし、移動範囲を歯石がない歯面に拡げないことや、本章で詳細に説明しているインスツルメンテーションの原則を順守することが重要である。

三角錐型のチップでは、先端を除いてもっとも出力が高い部位は側面である（図3-84）。

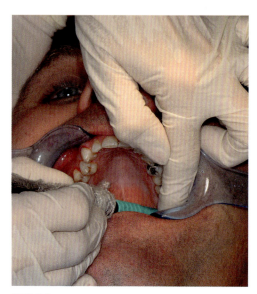

図3-73

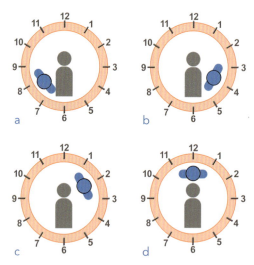

図3-74 a～d

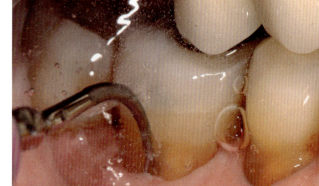

図3-75

非外科的インスツルメンテーション

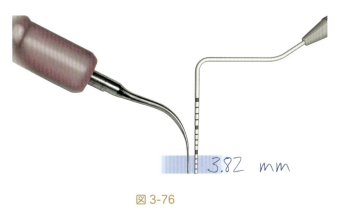

図 3-76

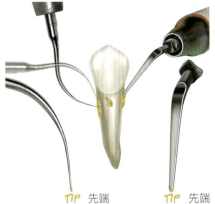

図 3-77 歯石に対して圧電式超音波機器のチップの先端を用いる。

図 3-78 a〜c

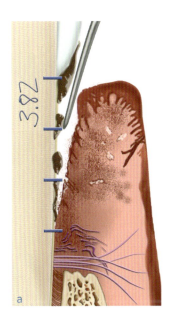
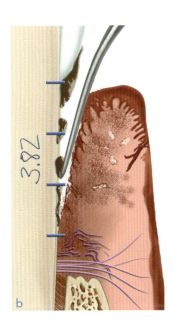
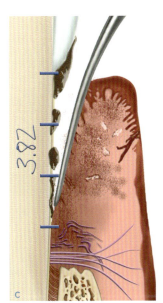

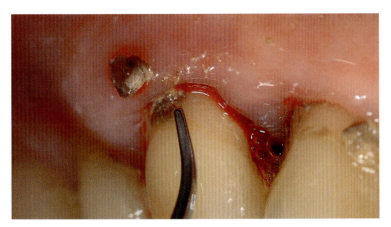

図 3-79

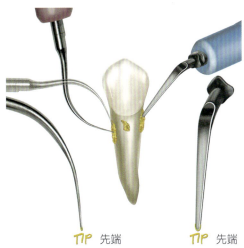

図 3-80 歯石に対して磁歪式超音波機器のチップの先端を用いる。

3章 | 原因除去療法

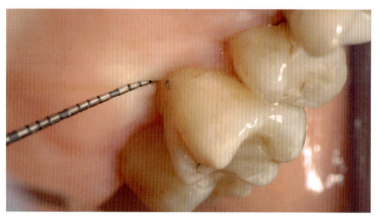

図3-81 プローブにより辺縁歯肉を圧排すると、残存歯石が確認された。

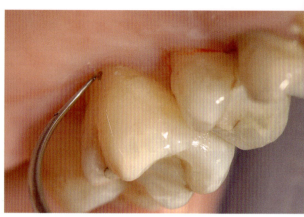

図3-82 チップ先端を用いることで、超音波チップでこの歯石を効果的に除去できる。

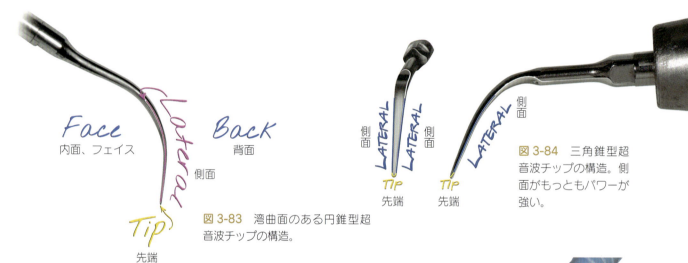

図3-83 湾曲面のある円錐型超音波チップの構造。

図3-84 三角錐型超音波チップの構造。側面がもっともパワーが強い。

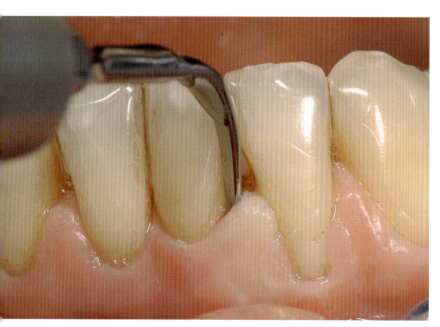

図3-86 三角錐型チップの側面が適切に使用されている。

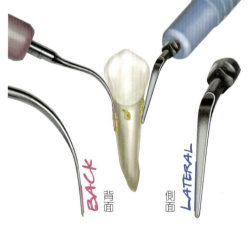

図3-85 両タイプの超音波チップの適切な当て方。ともに磁歪式超音波チップであるが、圧電式超音波機器でも同じである。三角錐型チップは側面を石灰化沈着物に当てている時がもっとも効率が良い。一方、円錐型でテーパーの付いたチップでは凸面になった背面を当てるともっとも効率が良い。

180

非外科的インスツルメンテーション

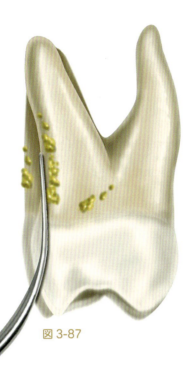

図 3-87

図 3-87, 88 　隅角部、特に臼歯の口蓋側と隣接面部との移行面に存在する歯石の除去に、超音波機器はとりわけ有用である。

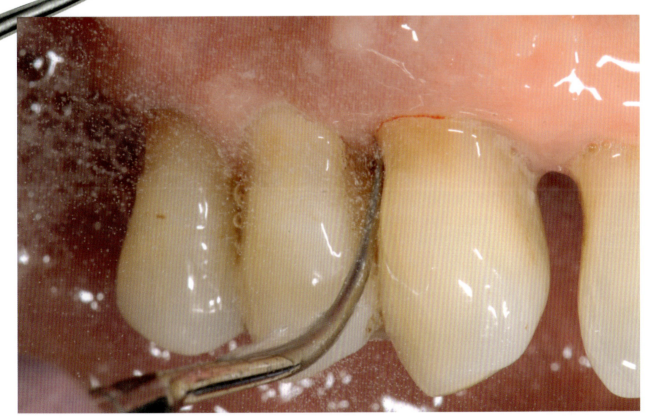

図 3-88

3章 | 原因除去療法

# よくある質問

### ■圧電式と磁歪式ではどちらの超音波スケーラーが良いか？

デブライドメントに際していずれの器具も同程度に有効である。どの種類の超音波スケーラーを使うかということより術者の手技のほうが臨床的な結果に与える影響は大きい[3]。

### ■どういった順序で超音波機器を使うことが推奨されるか？

ハンドスケーラーを使用する前に、「機械的なインスツルメンテーション：ステップごとの術式」の項の内容に従って超音波スケーラーを使用することが推奨される。必要に応じて手用インスツルメントによるスケーリングも行うべきである。特に、原因除去療法のフェーズを終える際は、最後にもう一度、超音波スケーラーを用いてデブライドメントを行うべきである。抗菌物質を使用することも多いが、注水システムは、ハンドスケーリングにより生じた根面のスミヤー層を洗い流す効果がある[3]。

### ■超音波機器使用時に不快感を訴える患者も多いが、事前に局所麻酔を行っておくべきか？

局所麻酔を使用するべきかどうかは、ポケットの深さや患者の感受性、術者のスキルによる。本書で示すガイドラインを守れば、局所麻酔の必要性を減らすことができるだろう。

### ■インプラントが埋入されているケースでも超音波機器は使用可能か？

インプラント埋入後のメインテナンスの際は専用のチップが必要不可欠である。ほとんどの超音波機器では、インプラント用のチップが用意されている。

### ■新しい超音波機器を買う必要があるとしたら、どれがおすすめか？

現在磁歪式と圧電式が市場に出ているが、どちらも有用である。インプラント周囲へのインスツルメンテーションやメインテナンスを適切に行うことができるように、インプラント専用チップを使用できる機器を推奨する。

### ■各タイプの超音波機器に対してどのチップを買うべきか？

最低限、縁上歯石を除去するためのスタンダードサイズのチップ、長いストレートのチップ（ファイン）、チタン製インプラント用のチップを用意するべきである。骨欠損が深い場合は根面へのアクセスを向上させるために、これらと角度付きのペアのチップを組み合わせての使用を推奨する。

### ■チップは交換する必要があるか？　また交換するタイミングは？

チップは定期的に点検をして、摩耗していないか確認することが大切である。チップの先端が1mm減ると、25%効率が下がる。2mm減れば50%となり、チップを交換するべきである[68]。メーカーによっては、チップの摩耗具合をチェックするための金型を用意してある。

# 機械的なインスツルメンテーション：ステップごとの術式

先に述べたように、プローブを歯の長軸方向に対して斜めに当てながら歯肉縁上・縁下歯石を探索することは常に必要不可欠である（図 3-89, 90）。

術者はプローブを根尖側から歯冠側へ、そして歯冠側から根尖側へゆっくりとスライドさせるように動かしながらどんな歯石でも見つけられるように、また歯石の形態や分布を把握できるように診査をしていく。この動きを何度か繰り返し、付着している歯石についてできるかぎりの情報を集める。そして、まずフットペダルは踏まずに超音波チップを使って歯石を診査する。この際も歯根面に沿わせるように器具を根尖側から歯冠側へ、歯冠側から根尖側へと動かしながら探索的に動かしていく（図 3-91）。

機器のスイッチはまだ切った状態で、超音波のチップを何度も根面上で垂直方向にスライドさせ、サイズが大きく、最終的には歯石をとるための器具であるがゆえに触覚を感じづらい超音波チップでの感触とプローブでの診査で得られた情報を重ね合わせていく（図 3-91）。

フットペダルを踏む前に、超音波チップの先端を歯石に当て、その周囲前後左右へ当てていく。このように慎重に操作することにより、患者の不快感を減らすことができる（図 3-92）。

超音波の操作が適切に行われていれば、歯石は歯面から剥がれ落ちる。歯面がオーバーヒートにならないように、頻繁にフットペダルから足を離し電源を切ることが推奨される（図 3-92）。スケーリング動作は縁下歯石のうち、歯冠側寄りから始める（図 3-78 参照）。

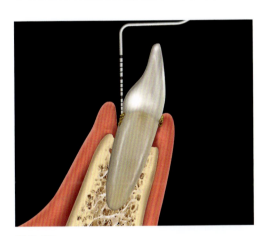

図 3-89

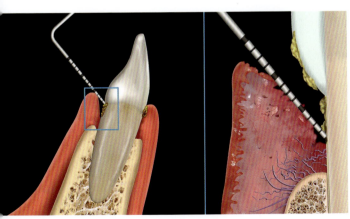

図 3-90

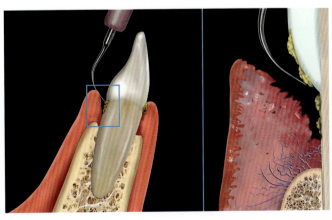

図 3-91

頻繁に超音波機器とプローブを持ち替えて、デブライドメントがきちんとできているかの確認と、残存している歯石、特に歯肉縁下の深い位置にある歯石（図 3-93）が残っていないか診査をする。スケーリングは常に選択的、特異的で、歯石のみを除去するようにしなければならず、歯石除去を超えた処置をしてはならない（つまり、オーバートリートメントは避けなければならない）。

プローブで歯石の位置を正確に診査した後、再度超音波スケーラーを歯肉縁下に入れてスイッチを入れ、動きを止めないように操作し続ける。動きを止めてしまうと、ハンマー効果による不快感を生じる恐れがある（図 3-94）。この方法により石灰化沈着物を効果的に除去でき、患者は快適な状態を保つ[67]。

超音波スケーラーによるデブライドメントの効果はプローブによってのみ評価が可能であり、その結果により非外科的歯周治療の動的治療フェーズの終了時期を判断する（図 3-93）。

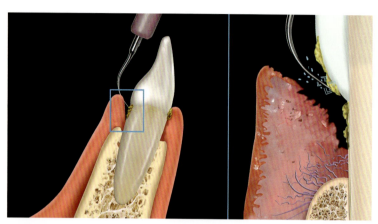

図 3-92

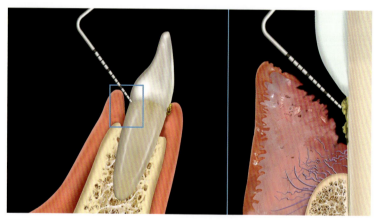

図 3-93

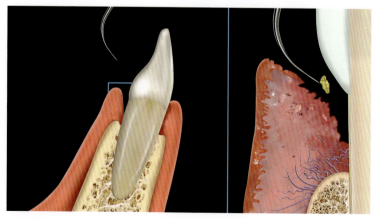

図 3-94

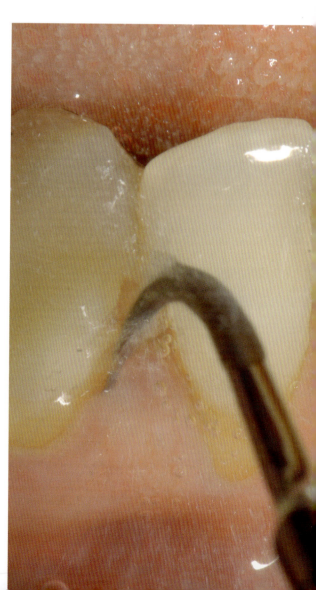

## 手用器具によるインスツルメンテーション

### 手用器具の基本構造

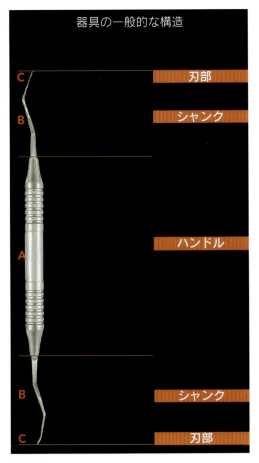

図 3-95

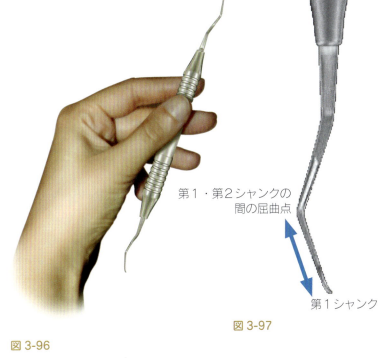

図 3-96

図 3-97

#### A●ハンドル

さまざまなハンドルタイプの手用器具が販売されているが、著者は以下を満たす器具を推奨する。
- 触覚を伝えやすくするため、また疲労を最小限に抑えるための、中空構造のハンドル
- 動きをコントロールしやすくするため、また筋痙攣や手根管症候群を避けるための細すぎないハンドル
- グリップ性を向上させ、手指の疲労を抑えるため表面に凹凸が付いているハンドル

#### B●シャンク

シャンクはハンドルと刃部の間の部分を指す（図3-95）。第1シャンクは刃部に近いシャンク部を指し、刃部のヒール部からハンドル方向に向かって初めの屈曲点までの間の部分を指す（図3-97）。シャンクの構造を理解することは、キュレットがユニバーサルタイプなのか、部位特異型なのかを見分けるうえで非常に大切である（図3-96, 98）。

3章 | 原因除去療法

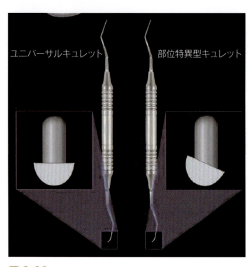

図 3-98

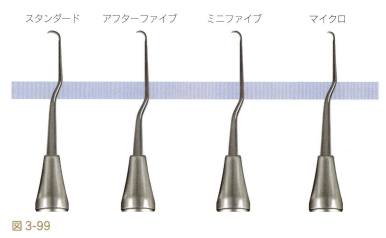

図 3-99

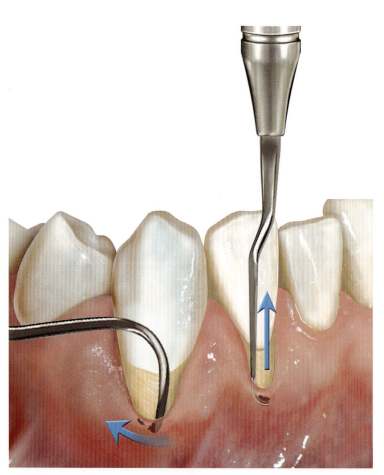

図 3-100 ミニタイプの部位特異型器具は、特に下顎前歯部頬側の深くて狭いポケットのインスツルメンテーションに適している。代わりにスケーラーやシックルスケーラーを用いる際は水平的に動かすことが好ましい。

　ミニキュレットやアフターファイブキュレットなど、第1シャンクがスタンダードタイプより3mm長く設計されているものもある（図 3-99）。ユニバーサルタイプも部位特異タイプもいくつかのバリエーションが展開されており、第1シャンクが長い、ミニ、マイクロミニ、アフターファイブのタイプのものが好ましいが、シャンクの長さが一番重要というわけではない。**インスツルメンテーションの効果を高めるという意味では、刃部の小ささが結果にもっとも影響を及ぼす。**ミニタイプの器具はスタンダードタイプと比較して刃部の大きさが半分のため、狭くて深い歯周ポケットに適している（図 3-99）[69]。また、ルーチンで行うスケーリング時にも、例えば近遠心的に大きく歯肉退縮を起こしていて、なおかつ歯根形態が根尖側方向へ向かって細くなっている下顎の前歯部などに対して有効である。（図 3-100, 101）。

　よりアドバンスなスケーリングの際は通常サイズのシャンクのスケーラーを使用して、非利き手で口腔外もしくは口腔内にレストをおいて、より安定したインスツルメンテーションを行うことを推奨する。（図 3-254～278 および関連する本文を参照）。

図 3-101

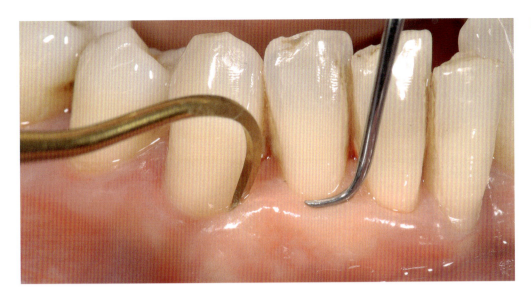

　器具のタイプにより、直線状のシャンクのものと角度が付いたシャンクのものがある（図 3-102）。

### C●刃部

　器具の端部は刃部となっている。ユニバーサルタイプでは両刃構造になっているのに対し、部位特異型では片刃である（グレーシーキュレットとカーベット）（図 3-103）。後者について、刃部を横断面から見ると、フェイスの最下端にカッティングエッジが存在し、フェイスは第1シャンクに対して70度の角度をなす（図 3-103b）。

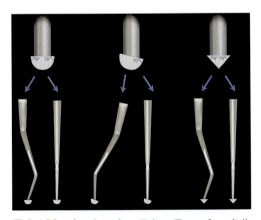

図 3-102　キュレット、スケーラー、シックルスケーラーなどの器具には直線的なシャンクのもの、角度の付いたシャンクのものがある。

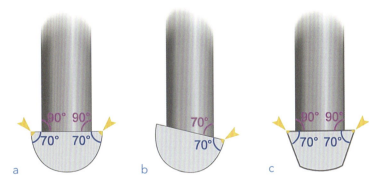

図 3-103　図 3-96 で示すように、第1シャンクを地面に対して垂直に持った場合、ユニバーサルキュレット（a）とスケーラー（c）は両端がカッティングエッジになっており（黄色矢印）フェイスはシャンクに対して垂直である。一方で部位特異型キュレット（b）は片刃（黄色矢印）でフェイスと第1シャンクがなす角は70度である。

3章 ｜ 原因除去療法

## 非外科的歯周治療用器具の分類

1. スケーラー・シックルスケーラー
2. キュレット
   a．ユニバーサルタイプ
   b．部位特異型
3. ペリオドンタルファイル
4. ホウスケーラー（推奨しない。超音波スケーラーにて代替可能）[45]

図 3-104

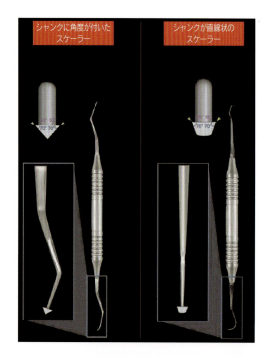

### 1．スケーラー・シックルスケーラー（図 3-104）

- この器具はユニバーサルタイプの器具である。
- 器具両端の刃部がそれぞれ両刃構造になっている（合計で4つ刃が付いている）。
- 刃部の横断面は逆三角形状であるが、底面は丸くなっている。
- どの部位に対しても使用可能である。
- 刃部の先端は非常にテーパーが強く、尖っており（キュレットの先端とは異なり）研いで丸くしてはいけない。鋭利な状態を保つために両刃をそれぞれ研ぐ。
- シャンクはまっすぐのものと角度が付いたものがある。

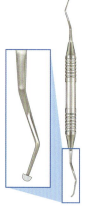
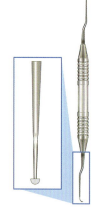
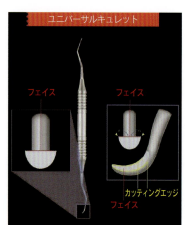

図 3-105　　図 3-106　　図 3-107

### 2．キュレット

a）ユニバーサルタイプ（図 3-105 〜 107）
- 器具両端の刃部がそれぞれ両刃構造になっている（合計で4つ刃が付いている）。
- どの部位に対しても使用可能である。
- 刃部は第1シャンクに対して角度が付いていないため両側がカッティングエッジとなっている。
- Langer 5/6はまっすぐなシャンクだが（図 3-106）、それ以外はシャンクに角度が付いている（図 3-105）。Langer 5/6 の使用は推奨しない。

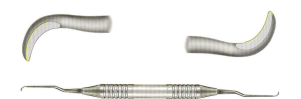

図 3-108

b）部位特異型（図 3-108 〜 115）
- 器具両端の刃部はそれぞれ片刃構造になっ

188

## 非外科的インスツルメンテーション

ている（合計で2つ刃が付いている）（図5-108, 109）。

- それぞれの器具は特定の部位に対して使用される。例えば11/12キュレットは臼歯部近心面用であり（図3-110）、13/14キュレットは臼歯部遠心面用である（図3-111）。

術者はそれぞれ設定された部位のみにこだわる必要はなく、むしろ他部位へ器具を応用していくべきであり、根面の陥凹部やへこみ、根面溝などに有用であることもある。

- フェイス（図3-109に赤線で示す部位）は第1シャンクに対して傾斜しており、これはフェイスの高い縁が刃部でなく、低い縁が刃部であることを示している。
- 刃部をフェイス方向から見て低いほうがカッティングエッジになっている（図3-109〜111に黄線で示す）。
- 角度付きのシャンク（図3-110, 111）とまっすぐなシャンク（図3-112, 113）がある。

グレーシーキュレット1/2、3/4、5/6、7/8、9/10はシャンクが直線的である（図

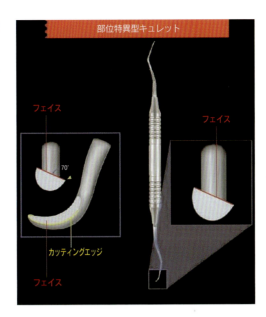

図3-109

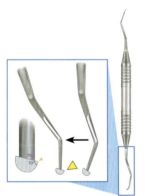

図3-110 グレーシーキュレット11/12, 15/16 カッティグエッジ（黄色矢印）とシャンクの第1屈曲点（黒矢印）との位置関係に注意。

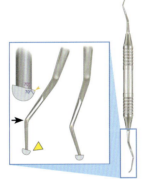

図3-111 グレーシーキュレット13/14, 17/18 カッティングエッジ（黄色矢印）は第1屈曲点（黒矢印）の反対側にくる。

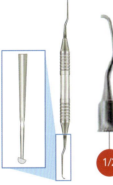

図3-112

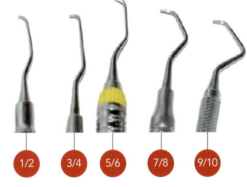

図3-113

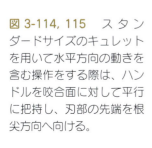

図3-114, 115 スタンダードサイズのキュレットを用いて水平方向の動きを含む操作をする際は、ハンドルを咬合面に対して平行に把持し、刃部の先端を根尖方向へ向ける。

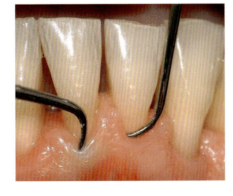
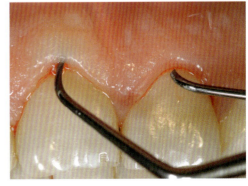

3章 | 原因除去療法

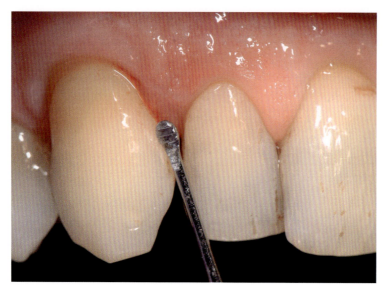

図 3-116

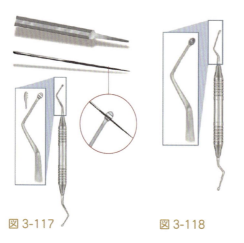

図 3-117　　　　　　　　図 3-118

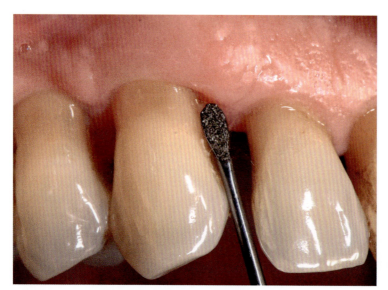

図 3-119

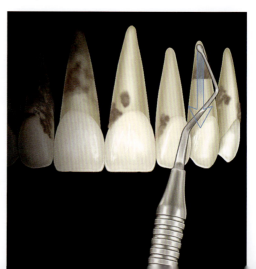

図 3-120

3-113）。1/2キュレットは前歯部に最適であり、垂直的に動かして使用する（図3-100）。3/4、5/6キュレットも、特にミニタイプのときは垂直的な動きで用いる。7/8キュレットや、特に9/10キュレットのシャンク部はかなり角度が付いているので、主に水平的な動きで用いるほうがよい（図3-113～115）。

### 3. ペリオドンタルファイル

**a) ハーシュフェルト**

ハーシュフェルトのペリオドンタルファイルは3/7、5/11、9/10に分かれている。これらの仕上げ用の器具は最後の根面のデブライドメントに使用するか、初めの非外科的インスツルメンテーションの際、特に深くて狭いポケットに使用する（図3-116, 117）[69]。ペリオドンタルファイルを適切に研磨するためには、ファイルシャープナーという専用の道具が必要となる（図3-117）。

**b) Roncati**

Roncatiファイル（Martin KLS）はハーシュフェルトのペリオドンタルファイルと同様に使用することができる非外科的歯周治療用の器具であるが、ダイヤモンド粒子で加工してあるために研磨の必要がないという利点がある（図3-118）[69]。臨床で使用する際は、深くて狭いポケットに対して（図3-119, 120）、ハーシュフェルトのペリオドンタル

190

ファイルの代わりに使用するか、もしくは併用することが推奨される（図 3-116）。

### 4. ホウ（鍬型）スケーラー

先に述べたように、ホウスケーラーは超音波スケーラーやこの章で紹介している他の器具で代用できる（図 3-121）。

## 最小限の器具セット

よく研がれた器具を数種用いるだけでも非外科的インスツルメンテーションは効果的に行える。その代わり、正確で細心の注意を払った手技で歯石を確実に取りきる必要がある。その際、歯石をバーニッシュしてしまったり（つまり、歯石の表面のみを削いでしまう状態）、不用意にオーバーインスツルメンテーションになったりすることのないようにしなければならない[3]。

歯科用ミラー、プローブ、ガーゼ、砥石に加えて、術者の好みにあわせて非外科的歯周治療用の器具を用意する。3種の器具を推奨する（最小限の器具セット）（図 3-122）[45]。

少数の器具のみを使用する場合は、各器具の汎用性を生かして、図 3-123〜125 で示すように器具を水平的にも垂直的にも動かし、各歯面全面をくまなく処置していく。

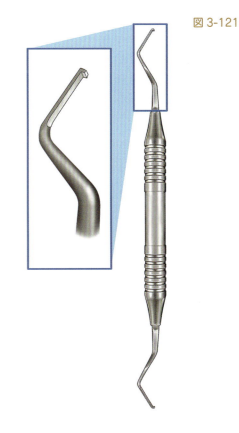

図 3-121

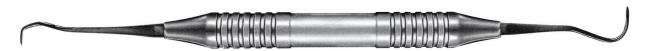

a　1 直シャンクスケーラー

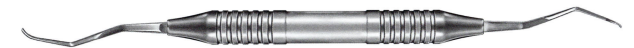

b　2 ユニバーサルキュレット（角度付きシャンク）

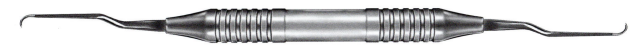

c　3 直シャンクミニキュレット（部位特異型）

図 3-122a〜c　最小限の器具セット。

# 最小限の器具セット
# （３種の器具＋プローブ）

初診時に中等度から重度の歯周ポケットを有する症例に対する非外科的インスツルメンテーションを行う際、以下の器具を推奨する。

**15mm のプローブ**
どのような歯周治療の際もプローブは必須である。

**1. RIGID MINI Langer（リジッドミニランガー）3/4**
　　　**または**
　　　RIGID MINI Columbia（コロンビア大学型）2R/2L
　　　**または**
　　　RIGID MINI Columbia 4R/4L
　　　**または**
　　　RIGID MINI Barnhart（バーンハルト）
　　　**または**
　　　RIGID MINI Langer 1/2

**1**

ユニバーサルタイプの器具は臼歯部の全歯面に使用可能であり、垂直的・水平的な動きに対応可能である。また前歯部隣接面に対しても、主に水平的な動きで使用が可能である（図 3-122b, 124）。

　リジッドミニランガーキュレットは操作性に優れ、深くて狭い歯周ポケットに適している。その他中等度の歯周ポケットや、比較的ひきしまっていて器具を挿入しづらい歯周ポケットに対しても有効である。

**2. RIGID MINI（リジッドミニ）グレーシーキュレット 1/2**
　　　**または**
　　　RIGID MINI グレーシー キュレット 3/4
　　　**または**
　　　MICRO（マイクロ）グレーシー キュレット 1/2
　　　**または**
　　　Sub-0 curvette（サブゼロカーベット）
　　　**または**
　　　Curvette（カーベット）1/2

**2**

部位特異型の器具は前歯部の全面に対して推奨される。臼歯部の隅角部や前歯部臼歯部の深くて狭いポケットに対しては垂直的な動きを用いる。水平的な動きも併用するとよい（図 3-122b, 125b）。

**3**

前歯部・臼歯部すべての歯に対応可能なユニバーサルタイプの器具で、初めは水平的な動きで使用する（刃部全体を挿入するか、刃部先端のみを挿入するかはポケット深さによる）。垂直的な動きで使用する際は、刃部先端が歯石にしっかり接触している状態で用いる（図 3-122a ～ 125a）。

**3. スケーラーもしくはシックルスケーラー**
　　　H 5-33（シャンクが直線的で研磨が容易）
　　　**または**
　　　M23 XP か 204 S
　　　**または**
　　　SIUFW 204-7 か H 6-7（シャンクに角度が付いており、適切な研磨が難しい）

非外科的インスツルメンテーション

# 部位特異型器具をそろえたセット
## 推奨するグレーシーセット

術者が部位別に器具を使い分けたい場合は以下のキットを推奨する。

歯石探知のためのプローブ

1. **Rigid Mini グレーシーキュレット 13/14**　臼歯部の遠心面用。
2. **Rigid Mini グレーシーキュレット 11/12**　臼歯部の近心面用。
3. **After Five（アフターファイブ）グレーシーキュレット 7/8**　臼歯部の頬側、舌側、口蓋側用。
   主に水平的な動きで使用する。
4. **Rigid Mini グレーシーキュレット 1/2**　前歯部用。主に垂直的な動きで使用する。

　リジッドミニキュレットは操作性に優れ、深くて狭い歯周ポケットに適している。その他中等度の歯周ポケットや、比較的ひきしまっていて器具を挿入しづらい歯周ポケットに対しても有効である。

　7/8 のみアフターファイブキュレットが推奨される。なぜなら、刃部の長さを生かした水平的な動きが推奨されるからである。
　シックルスケーラーやスケーラーなどのユニバーサルタイプの器具もセットに入れておくとよい。

5. **スケーラーもしくはシックルスケーラー H5-33**（シャンクが直線的で研磨が容易）もしくは **M23XP、204S、SIUFW204-7、H6-7**（シャンクに角度が付いており、適切な研磨が難しい）。特に隣接部のインスツルメンテーションに用いるとよい。各歯の全歯面に対して使用できるが、初めは水平的な動きで（先端は根尖部へ向ける）、続けて垂直的な動きで（先端は歯冠側へ向ける）行うとよい（**図 3-125a**）。

# グレーシーキュレット（部位特異型キュレット）
## 全器具の解説
## （筆者の推薦器具は太字表記）

- **グレーシー 1/2** と**グレーシー 3/4**（図 3-112, 113）前歯部用。Mini（ミニ）グレーシー 1/2 キュレット（Micro Mini（マイクロミニ）キュレットの刃部は非常に小さいためすぐ摩耗してしまう）は前歯部で垂直的な動きをする際に推奨される。歯根面は根尖側に向かって細く狭くなっていくため、より小型化された器具が適している。水平的な動きで用いることもある。

- グレーシー 5/6 と**グレーシー 7/8**（図 3-113）臼歯部前歯部の頬側と舌側に、主に水平的な動きで用いる。

- グレーシー 9/10（図 3-113）臼歯部前歯部の頬側と舌側に、主に水平的な動きで用いる。しかしこの器具は大きく扱いづらいため推奨しない。使うとしても水平的な動きのみで使用する。

- **グレーシー 11/12**（図 3-110）臼歯部の近心用。利き手でない方の手で口腔外にレストを置くと、より効果的なインスツルメンテーションを行うことができる（図 3-139）。

- グレーシー 15/16（図 3-110）臼歯部の近心用。刃部はグレーシー 11/12 と同様の角度が付けられており、シャンクはグレーシー 13/14 と同じである。15/16 はシャンクの角度が付けてあるため、口腔内にレストを置ける場合は臼歯部近心面により適合させることができる。一方で、口腔外に利き手でない方の手でレストを置ける場合は、この追加器具は必要ないだろう。

- **グレーシー 13/14**（図 3-111）臼歯部遠心面用。

- グレーシー 17/18（図 3-111）臼歯部遠心面用。この器具はグレーシー 13/14 を改良したもので、視認性と臼歯部遠心への到達性を改善するために、第 1 シャンクが 3 mm 長く、またより角度を付けてある。歯根面への適合をよくするために刃部は 1 mm 短くしてある。グレーシー 17/18 のシャンク部の角度は、上顎に当たって干渉されるのを避けるために設定されている。グレーシー 11/12 で述べたような口腔外のレストを設置できる場合は、このタイプの器具を使用する必要はない。

非外科的インスツルメンテーション

図 3-123　最小限の器具セットの器具はさまざまな用途で使うことが推奨される。実際の様子を臨床写真で示す。右側上顎犬歯の近心面には1/2キュレットを垂直的に動かして使用する。H5/33シックルスケーラーは頬舌側方向に水平に動かす。第二小臼歯遠心面に対してユニバーサルキュレットは垂直的な動きで用いる。

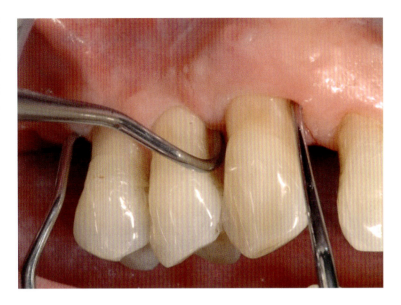

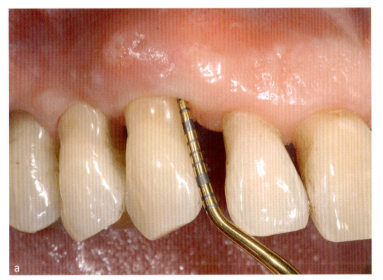
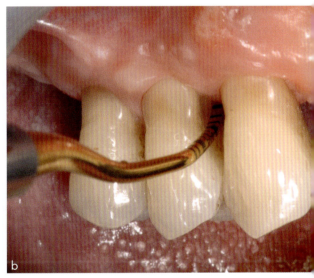

図 3-124　（a, b）ユニバーサルキュレットは前歯部、臼歯部ともに、水平的、垂直的どちらの動きでも使用できる。

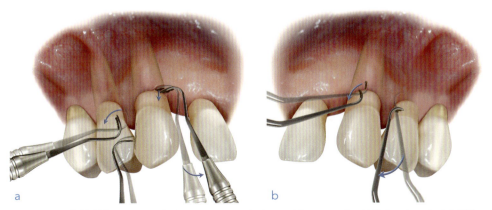

図 3-125　非外科的インスツルメンテーションにおいては、ユニバーサルキュレットと同様に（図3-124参照）スケーラー（a）や部位特異型キュレット（b）もその機能を最大限生かすために、垂直的な動きと水平的な動きの両者を用いる必要がある。

3章 | 原因除去療法

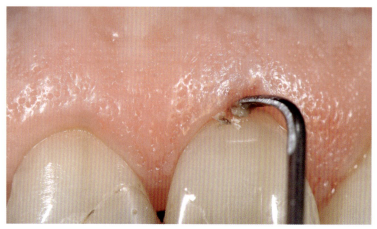

図 3-126　1/2 キュレットは前歯部の処置に最適である。写真に示すように、垂直的な動きで、また先端がしっかり歯面に当たるように操作する。

水平的なインスツルメンテーションは歯石除去に効果的であるだけでなく、歯石の表面だけをバーニッシュしてしまうといった失敗のリスクを減らすことができる。

歯石の遠心端と近心端がつながっている場合（図 3-127, 130）歯石を除去することは容易で、しばしば一塊として除去できる。器具を直線的に動かすと周囲組織を傷つけてしまうおそれがあるため、歯根面の曲線に沿って器具をコントロールしながら動かせるよう訓練をするべきである。

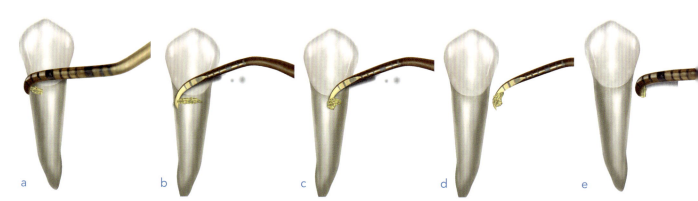

図 3-127　（a〜e）水平的な動きにより、経験の少ない術者が陥りがちな失敗である、歯石の表面をバーニッシュしてしまうというミスのリスクを減らすことができる。

## 非外科的歯周治療における手用器具でのインスツルメンテーション：操作方法

効果的な歯周治療を行うためには正確なインスツルメンテーションが必須である[69]。手用器具を使いこなすためには、超音波機器の場合と比較してより長期にわたって訓練を行う必要がある[61, 62]。術者は日々の臨床の中で起こりがちな間違いに気づき、またそれを避ける必要がある。非外科的インスツルメンテーションにおいて起こりがちなミスを図 3-128 に示す。取り残された歯石が歯肉縁下に残ってしまっている。この場合、歯石を

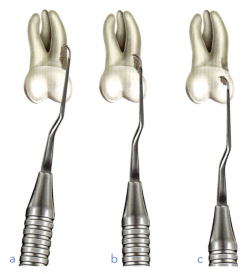

図 3-128　（a〜c）誤ったインスツルメンテーション：誤った器具の操作により、歯石がバーニッシュされてしまっている。

196

非外科的インスツルメンテーション

バーニッシュしただけで（つまり、歯石の表層のみを除去しただけであり）、歯根には沈着物が残ってしまっている不適切なインスツルメンテーションとなり、創傷治癒を阻害する原因となる[69-71]。

鈍な器具の使用や不適切な器具の動きなどが歯石のバーニッシュにつながる（「よくある間違い：歯石のバーニッシュ」を参照）。インスツルメンテーションの際は、ハンドルを歯根表面から離すように動かすのではなく、図 3-128 のように歯冠側方向に引き寄せてしまっている。

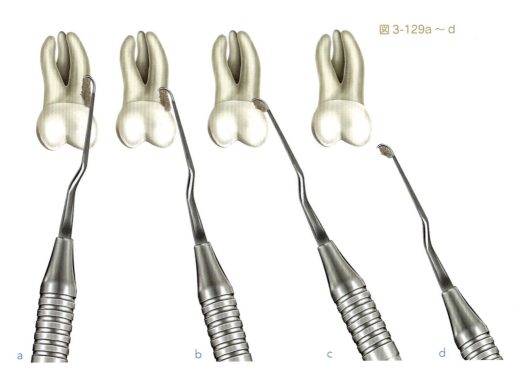

図 3-129a〜d

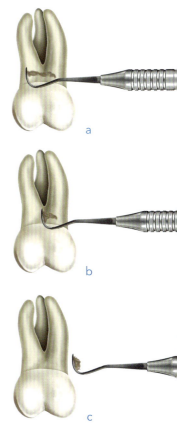

図 3-130a〜c

### 正しいインスツルメンテーション

器具を効果的に操作し、沈着物を取り除くことが大切である（図 3-129, 130）。図 3-130 では臼歯部前歯部問わず、頬舌側の近遠心方向や隣接面での頬舌側方向での操作によく用いられる水平的な動きを示す。水平的な動きをする際には刃部全面を使う（図 3-131, 132）。この動きは術者にとって習得が容易であるうえに、効果的なインスツルメンテーションを可能にする。言い換えると、**水平的な動きにより、表面のみをバーニッシュしてしまうことなく、より確実に歯石を除去しきれるようになる**（「よくある間違い：歯石のバーニッシュ」；図 3-128 参照）。

図 3-100 で示すように、スケーラーやシックルスケーラーも同様に水平的に動かして使用することができる。歯石が辺縁歯肉マージン直下に存在する場合（図 3-100, 101, 138）はスケーラーやシックルスケーラーが推奨される。そのようなケースでは、術者は器具の先端だけを挿入するように意識する必要がある。器具の先端にはテーパーが付いているため、大きい歯石だけでなくごく小さい歯石ですら効果的に除去することができる。

3章 | 原因除去療法

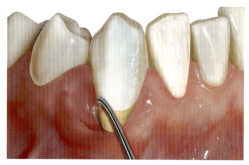

図 3-131 図 2-6〜22 で提示した症例。右側犬歯の遠心面に歯肉の腫脹を伴う 9mm のポケットを認める。シックルスケーラーを頬舌側方向に水平的に動かして用いるのが推奨される。

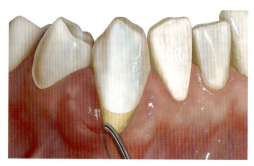

図 3-132 スケーラーが 9mm のポケットの最深部まで挿入された状態。最根尖部の沈着物へも容易に到達する。

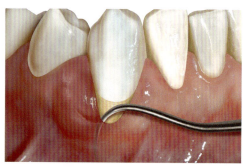

図 3-133 シックルスケーラーは両刃のため、根面の豊隆に刃部を正確に沿わせて当てないと、軟組織を傷つけてしまう恐れがある。

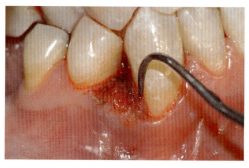

図 3-134 スケーラーの刃部全体を歯肉縁下に挿入し、頬舌側方向に対して水平的に動かしている様子。

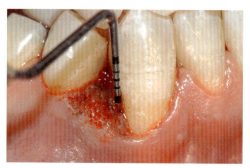

図 3-135 プローブは 9mm のポケットを示している。この時同時に、歯肉のリモデリングとポケットの減少を狙ってダイオードレーザーによる歯肉切除を行った。

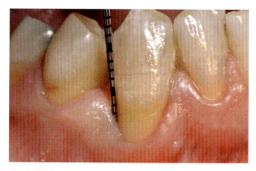

図 3-136 再評価時の臨床写真。(図 3-131〜135 から 1 年経過時)。組織の収縮に伴う歯肉退縮は認めるものの、プロービングの値は 2mm の正常範囲内で BOP も認めない。

# 非外科的インスツルメンテーション

この動きをする際は常に注意深い小さなストロークで、またよくコントロールをしながら行う必要がある。

非常に深いポケットの中で沈着している歯石に対しては、口腔内や口腔外に利き手と逆の手を用いてしっかりとレストを設置し、より積極的な動きをしながらも器具の把持をより安定させた状態でインスツルメンテーションを行う（図3-139）（「基本的な器具の使い分け」の項を参照）。

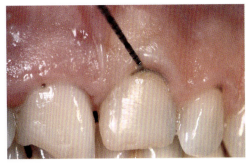

図3-137　歯面に対して角度を付けてプローブを当て、辺縁歯肉マージン部の著明な歯石を明示している。

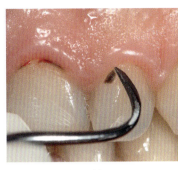

図3-138　水平的に動かして使用する場合、スケーラーは頰側のスケーリングに特に適している。

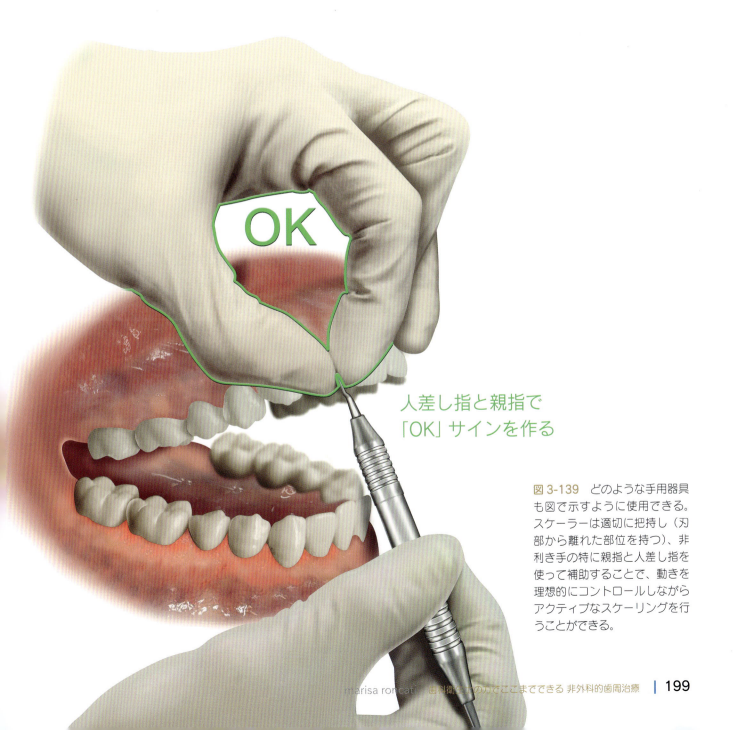

人差し指と親指で「OK」サインを作る

図3-139　どのような手用器具も図で示すように使用できる。スケーラーは適切に把持し（刃部から離れた部位を持つ）、非利き手の特に親指と人差し指を使って補助することで、動きを理想的にコントロールしながらアクティブなスケーリングを行うことができる。

## スケーラーもしくはシックルスケーラー

最後方臼歯の遠心面は、前方歯を越えて器具を挿入しなければならないため、スケーリングにおいて一般的にもっとも難しい。図のようにスケーラーは咬頭にぶつかってしまい、刃部が歯の遠心面の中央に到達できない（図3-140）。遠心面の中央に到達させ、より効果的に歯石を除去するには、可能なかぎり側方から器具を挿入することが重要である（図3-141）。利き手のレストは反対側に置き、非利き手の人差し指を器具のシャンクに置き、動作を強化する。

器具を挿入しやすくするため、非利き手の人差し指の先を用い、軟組織が刃部によって傷つくのを防ぐべきである（図3-141）。この場合、歯列の最後方臼歯遠心面に到達させるため、両手で把持することで可能なかぎり舌を奥へ押しのけながら器具を挿入することができる。

非利き手の人差し指で器具のコントロールと側方圧を維持でき、動きが安定する（図3-142）。同様に、スケーラーやシックル（鎌型）スケーラーは歯の隅角の位置で遠心頬側方向に水平的な動作を可能とする（図3-143）。非利き手の人差し指は器具の先端に置き、口腔粘膜を排除することで保護し、器具をアクセスしやすくする（図3-143）。その後すぐ非利き手の人差し指で刃部に側方圧をかける。下顎右側遠心面のインスツルメンテーションには、頬側面に沿って挿入した非利き手の人差し指を用いて遠心面へ平行移動させる方法が推奨される。器具の刃部を保護しながら臼歯遠心へ挿入し、これと同時に頬を排除し、インスツルメンテーションを行いやすくする（図3-144）。

注意点は、非利き手で動作のコントロールを補助する一方、利き手のレストは反対側の咬合面に置き、器具をハンドルの後ろ半分で把持することである（図3-142, 144）。

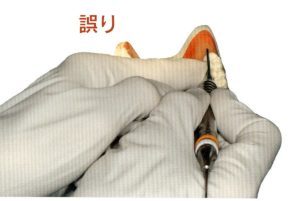

誤り

図3-140

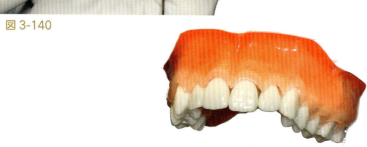

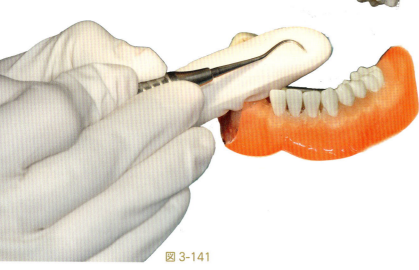

図3-141

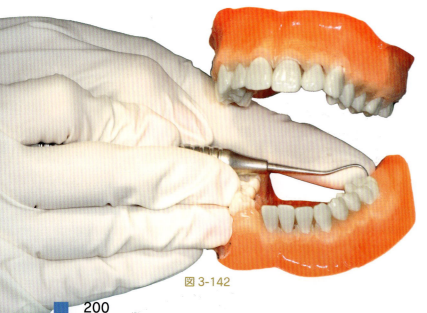

図3-142

非外科的インスツルメンテーション

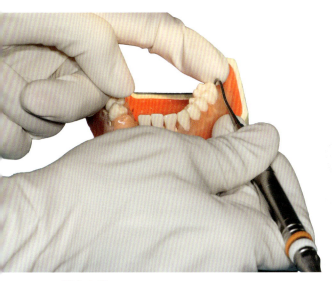

図 3-143

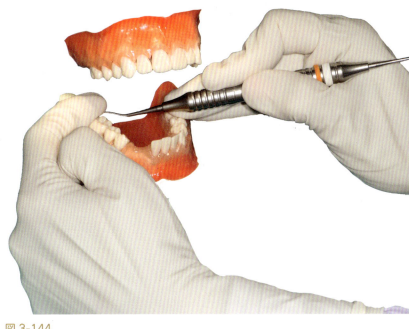

図 3-144

## 正しい把持方法

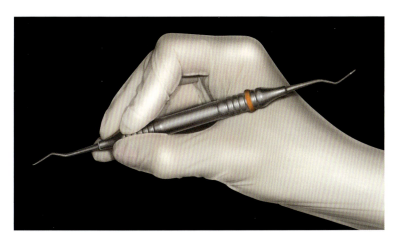

図 3-145　正しい執筆状変法。

非外科的インスツルメンテーションにおいてもっとも推奨される把持方法は、執筆状変法である。手用器具は普通のペンをもつようにすべきであるが（例えば、利き手の人差し指と親指をハンドルとシャンクの境界で把持する）、中指の先端もまた他の2本と並行に器具のハンドルに置かなければならない（図 3-145, 149）。器具のハンドルを手の陥凹付近に据えれば、人指し指と親指で簡単に正しい位置（「OK」ジェスチャー）をとることができ、筋の疲労や不適切なイ

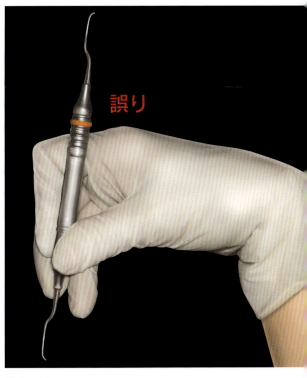

図 3-146

ンスツルメンテーションを防ぐことができる（図 3-149）。人差し指、親指、中指は、非外科的インスツルメンテーションに適した力を支える三脚となる。

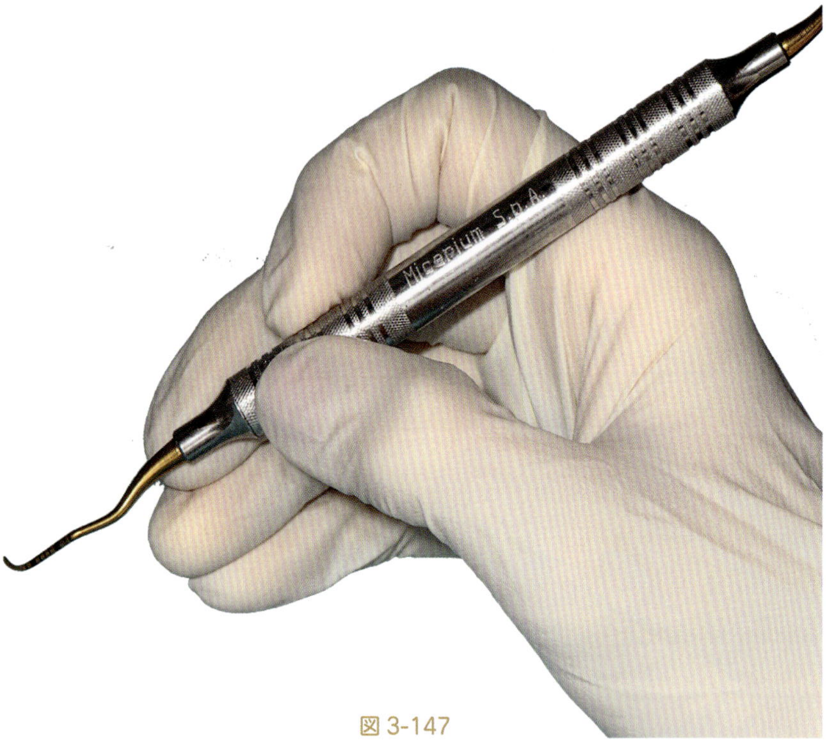

**不適切な把持方法**

術者は非外科的インスツルメンテーションにおいて、手首を曲げないように気を付けるべきである。このポジションは正中神経を圧迫し、職業性手根管症候群に罹患するリスクが上がってしまう（図 3-146）。

図 3-147 は図 3-145 よりもあまり正しくないと思われる把持方法である。注目すべきは、利き手の凹面に器具の把持部が置かれておらず（図 3-149）、人差し指の第一指骨に置かれてしまい、親指と人差し指で「OK」ジェスチャーが作れていないことである。時々この把持方法が使用されることがあるが、術者の親指を図 3-147 のようにやや伸ばし続けなければならない。この持ち方は、ダーツをダーツボードに向けて投げる方法を想起させることから、ダーツ持ちとして表現される。

よく親指の過伸展（図 3-148, 150）になってしまうため、術者はこの把持方法には十分気を付けなければならない。また、正中神経の圧迫につながり、手根管症候群のような合併症を生じることもある。さらに、親指先端の側面を支持として使用してしまうと、中指の指腹を用いて器具を把持していれば得られるはずの術者の触覚を制限してしまう。

図 3-37 のようにプローブを用いて探知した歯石を、図 3-39 のように再度器具で探知する場合、この把持方法は触覚を著しく損ねてしまうため適切とはいえないだろう。触覚は指先の中央がもっとも敏感であり、側面がもっとも弱い。この把持方法はインスツルメンテーションに用いることは可能であるが、長時間の使用には推奨できない。

実際に臨床において使用する前に、正しい器具のポジションとなるように非利き手で直すことが推奨される（図 3-174, 196 参照）。

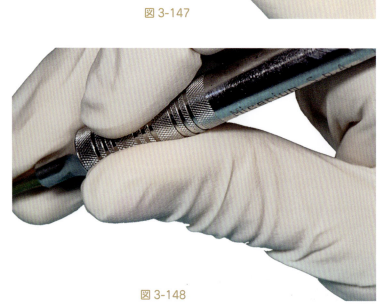

図 3-147

図 3-148

非外科的インスツルメンテーション

### 軽い握り方としっかりした掴み方（図 3-149）

図 3-149，150 はどちらも執筆状変法である。前者は、スケーリング時において器具を安全に正しく把持でき、また軽く持つことで歯石の検知にも使用することができる。

安全かつ安定した把持方法は、インスツルメンテーションの動作における忠実なコントロールに最適で、歯石の探知に最適な軽い握り方と交互に使う必要がある。持ち方を交互に変えることによって、筋肉を弛緩させ、術者の疲労を防止する。

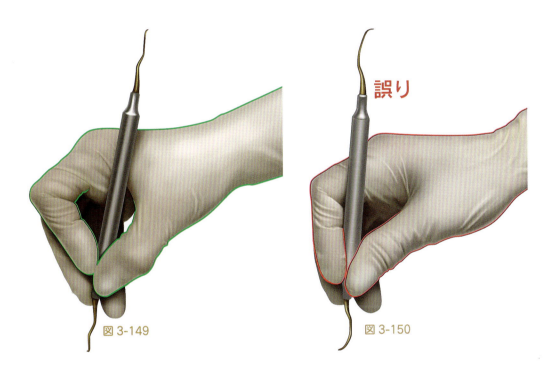

図 3-149　　図 3-150

## よくある間違い：歯石のバーニッシュ

非外科的インスツルメンテーションは手によって行われるため、歯石をバーニッシュしてしまうというテクニカルエラーを起こすことがある。このエラーはしばしば、縁下に挿入する前の器具先端のポジションが正しくなく（著者による改変テクニックを参照）、歯根表面の形態を囲むような形で刃部全体を使用する場合に起こる（図 3-151）。歯冠方向に引く動きの場合、器具は根面に沿って滑ってしまい、歯石は部分的にしか除去されない。残存した歯石は滑らかな層となり、図 3-152 で明らかなように歯根面にしみのように残る。

術者はこの動きの非効率に気づかず、歯石やバイオフィルムがかなり残っているにもかかわらず、歯石の除去ができたと誤認することがある。たとえプローブをこまめに使用し、

marisa roncati　歯科衛生士の力でここまでできる 非外科的歯周治療 | 203

3章 | 原因除去療法

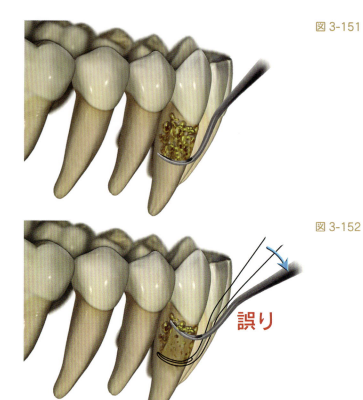

図 3-151

図 3-152　誤り

歯石が実際どの程度除去できたか確認するにしても、薄くバーニッシュされた歯石を探知するのは難しい（むらのあるインスツルメンテーションで、より表面的な部分のみが除去される）。このバイオフィルムと歯石は多くの場合組織の完全な治癒を阻害するため、図 1-40～63 のように非外科的歯周治療の効果や同部位の完全回復にも影響を及ぼす。

　このエラーは不適切なインスツルメンテーションや摩耗した器具の使用によって引き起こされる。どちらの場合も医原性の結果と言えるだろう。

## 歯石のバーニッシュをどのように防ぐか

　歯石のバーニッシュを防ぎ効果的に歯石を除去するため、図 3-153～155, 157, 158 のように、術者は**厳密に先端を当てて、どの器具も垂直的な動きで使用**すべきであると考える（著者による改変テクニックを参照）。器具の先端を常に、除去すべき歯石の最根尖側に到達させ、かみ込ませて図 3-153, 154, 176 のように垂直的な動きで使用する。本書に記載されている著者のテクニックは、器具の先端を歯石に届くように根面に沿って正確にスライドさせる。

　重度の歯石は、複数の歯面に対し数回にわたる器具の連続使用（垂直的動作）が必須であり、図 3-175, 240～245 や「部位特異的なインスツルメンテーション」の項を参照されたい。

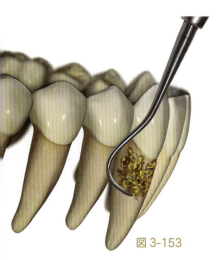

図 3-153

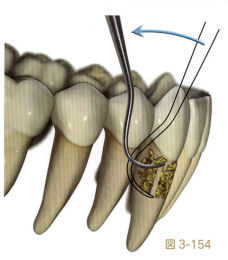

図 3-154

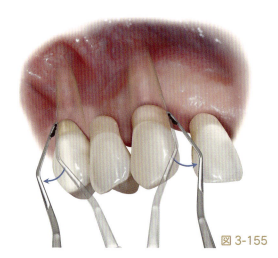

図 3-155

非外科的インスツルメンテーション

## 著者の改変したテクニック（器具の先端を使用）を正確に行った場合、根面を傷つけるリスクはあるか？

異なるスケーリングの動かし方に慣れている臨床医は、このテクニックが根面にダメージを与えるのではないかと疑問に思うかもしれない。この懸念は、適切な説明によって解消される。歯石が残存していない場合、先端を使用したストロークは根面に溝を作ってしまい、図3-156に描かれているように有害であり明らかな禁忌である。

前述のように、非外科的インスツルメンテーションの前に、必要に応じてスケーリングの動きを十分に計画するため、根面の歯石の徹底的な探知を常に優先しなければならない（図3-37, 39 参照）。プローブで何も歯石を探知しない場合、術者は積極的なスケーリングをやめるべきである。さらに重要なのは、図3-156のように器具の先端を使用することをやめることである。反対に、歯石が探知できれば、バーニッシュするリスクのないもっとも効果的な歯石除去の方法とは、器具の先端を挿入し、歯石を捉えたら、先端を常に根面に当てながら積極的に器具を動かすことである（図3-157～160）。残存する歯石の大きさや形態的な特徴、分布をよく調べることが重要であり、その後歯石の最根尖側に食い込ませ、確実に効果的かつ安定した動きで歯石除去を行う（図3-157, 158, 176）。

根面に刃部全体を当てる方法では歯石を取り残してしまい、はるかに有害であろう（図3-151, 152）。この誤った方法では、針状の歯石を捉えられないことが多い。先端を用いた方法では、（著者による改良法によると）歯石を逃さず確実かつ効果的で侵襲のない除去が可能である。

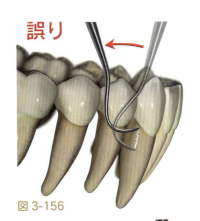

図 3-156

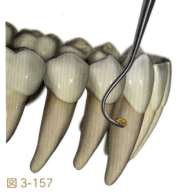

図 3-157

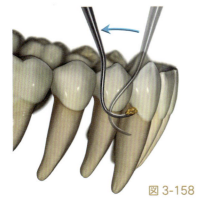

図 3-158

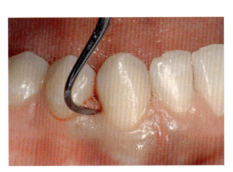

図 3-159　先端を使用した方法を用いれば、きわめて小さい歯石の残存であっても容易に捉えることができる。

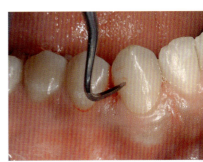

図 3-160　用意周到に注意深く行うことが重要であり効果的な方法である。

## 器具の先端を使用する動きによって、過剰に軟組織を損傷するリスクはあるか？

器具の先端を使用する方法を用いた場合、過剰に組織の除去をしてしまわないか、歯肉辺縁に軽率に張力を与えてしまわないかなど、さらなる懸念が生じるだろう。異なるインスツルメンテーションに慣れている場合、歯肉縁下に器具を挿入する前に（図3-196，274a 参照）、術者によっては、この著書の推奨する器具の先端を用いる方法に従うのをためらうだろう。しかし、器具の先端を使用するインスツルメンテーションの目的は、軟組織の損傷を事実上最小化することである（図3-171, 172 参照）。インスツルメンテーションを行う部位に器具の先端を向けて、先端が前面にくるように把持部を傾けると、先端は根面の側面に完全に接する（図3-161, 176, 205）。このアプローチは辺縁歯肉の圧迫を小さくする（図3-162）。その後、器具を優しく歯周ポケットに挿入する。術者は、除去する歯石の有無を事前に把握しているだろう。歯石はバイオフィルムで覆われており炎症を増幅させてしまうことから、病原因子を取り除いて治療しなければならない。図3-162 のように器具により粘膜組織が歯から離れるように動くことよりも、非効率なインスツルメンテーションの結果残存してしまう歯石のほうが有害である。

歯石の最根尖側に到達し、歯石を捉えてこのように器具を使用すれば根面から簡単に歯石が除去できる（図3-176, 204, 205参照）。このてこの動きは抜歯する際の脱臼に似ているため、当然注意深く行い歯石を除去しなければならない。図3-163 にあるように、炎症組織は簡単に動くため、器具を挿入しやすい。炎症がある場合、歯肉をほぼ傷つけることなく、組織を優しく排除することが多くの場合可能である。

図 3-161
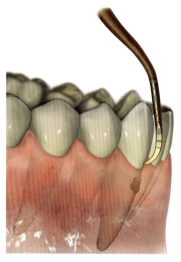

図 3-162
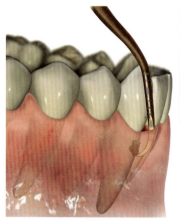
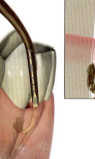

図 3-163　サイズの小さい器具は歯肉組織を圧排でき、器具の先端を用いたストロークが可能になる。
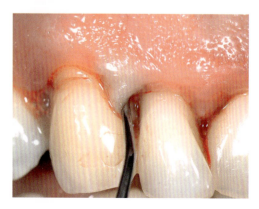

非外科的インスツルメンテーション

**軟組織の損傷を恐れ、本書の推奨するテクニックを使用しない場合、歯石が残存してしまうため治癒不全となり、はるかに有害である。**

器具の先端を使用した場合、浅い歯肉溝内の歯石をしっかりと捉え、軟組織をわずかに押し拡げる（図3-159, 160参照）。器具を垂直的に動かすことによって、炎症を起こした歯肉溝から効果的に歯肉縁下の歯石を除去することができる。図3-164では、下顎右側犬歯に局所の炎症が存在する。深さが2mmのポケット内で、プローブにより歯石を探知する。

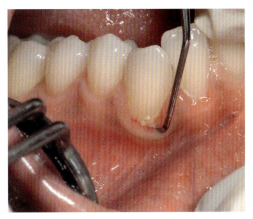
図3-164

繰り返しとなるが、歯石を除去する以前に沈着部位を把握することがきわめて重要である。エアーをかけることで残存歯石を視認することができ、非常に有用である。もし形成されたばかりの歯石であれば、より不透明に見える（図3-165）。触覚が高まり、非常に小さな歯石でさえも認識できるため、歯軸の長軸に対して角度をつけてプローブを当てることが推奨される。

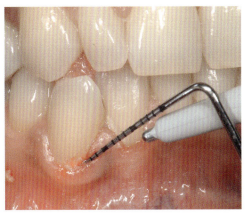
図3-165

**適切なホームケアによって、インスツルメンテーションで刺激を受けた歯肉を傷めないように効果的にバイオフィルムを除去するよう患者を指導することはきわめて重要である。いかなる場合でも、局所の知覚過敏があるからといってホームケアを怠ってはならない。ガーゼパッドや指歯ブラシは特に非外科的インスツルメンテーション後のバイオフィルム除去に最適な道具である。**

器具の先端を使用する方法では、歯石が多量にあったとしてもコントロールを失うことなく、歯石を捉えることができる。器具の先端を使用するように位置づけられれば、この方法はより効果的で、軟組織の損傷を最小限にすることができる（図3-166, 167）。器具先端を容易に挿入するため、初めは歯の長軸に向けて器具を位置づけるべきである。

図 3-166 初期の歯石を探知する段階では、ダイオードファイバーのレーザーの電源を切って使用するとやりやすい。この際、プローブを併用し、歯肉の辺縁を少し退けるとよいだろう。

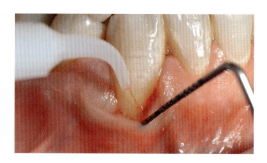

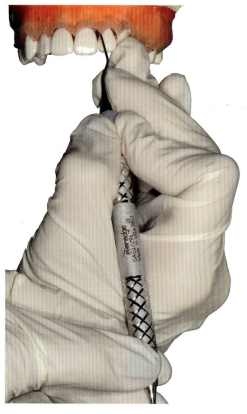

器具先端を用いるインスツルメンテーションは、探知した歯石を写真のように効果的に除去できる（図3-168, 169）。器具先端のストロークは、垂直的な動きで使用し（図3-175参照）、エナメル質表面で終えれば、図3-170〜172のように粘膜を損傷することもない。

図 3-167 器具の先端を使用しながら歯肉縁下に挿入する際、キュレットを回転させた状態での維持に、非利き手の人差し指と親指の使用が推奨される。もっとも重要なことは治療中に器具先端を維持し続けることである。

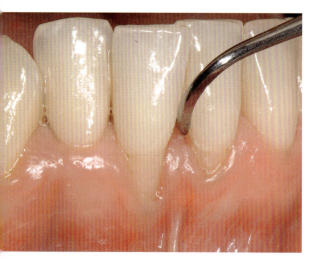

図 3-168 スケーラーやシックルスケーラーの先端は前に向けて挿入し、探知した歯石を効果的に捉えることができる。

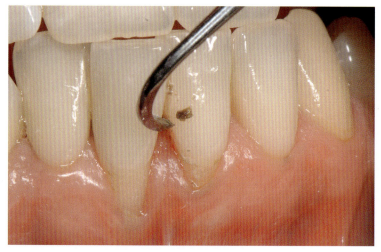

図 3-169 この方法を実施した後、垂直方向に歯石を除去した根面から把持部を離すことができる。

非外科的インスツルメンテーション

## 一見合理的で周到な動きには、歯肉組織に対する明らかな損傷が伴う

多くの教科書に記載されているためなのだが、もっとも広く実施されている非外科的インスツルメンテーションのテクニックは、刃部全体を根面に適合させる方法である。粘膜に注意した堅実な治療を目的としているが、実際は図 3-151 や図 3-152、著者の臨床上の仮説を描いたチャプター1の図 1-38〜58 の症例で明らかなように、患者に医原性の損傷を与えてしまうリスクがある。著者の改良した方法では、挿入した部位において器具の先端が歯や粘膜に実際に損傷を与えることはない（図 3-170）。次の積極的な使用の際に、軟組織損傷のリスクが出てくるのである。

ポケット内面を傷つけてしまう（図 3-171, 172c 参照）。結果的に、患者はインスツルメンテーション中に不快感と痛みを覚え、場合によっては術後にも症状が続いてしまう。それによって患者は疼痛の消えないまま同部位の清掃を余儀なくされ、プラークコントロールに悪影響となる。**この誤った医原性の斜めの動きは、刃部全体を歯根に適合させている場合によく起こる。**本書で提案されたテクニックのように、器具の先端のみを使用し、歯根に向けてしっかりと回転させながら、処置をわずかにオーバーラップさせつつ垂直方向に行うことが推奨される（図 3-175 参照）。

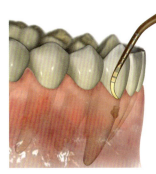

図 3-170

図 3-171 にあるように、器具の刃部が歯石を捉えているが、垂直的に動かした際に斜めになってしまうと部分的にしか歯石が除去されない。図 3-172 では、横から斜めにストロークした場合、ポケット底部と歯冠側に歯石が残存してしまう。歯根にしっかりと固定しなかった器具の先端は、しばしば術者のコントロールができなくなる恐れがあり、

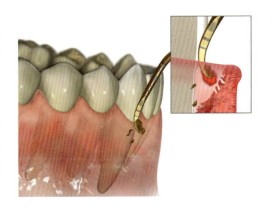

図 3-171

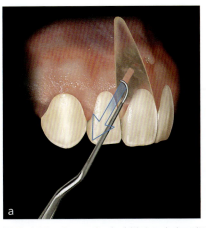
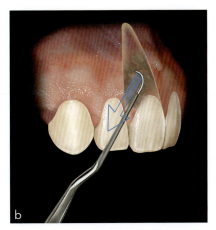
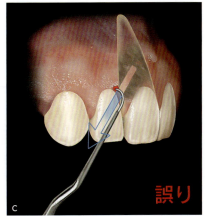

図 3-172　（a〜c）広く斜めの方向で行う誤った方法は、大量の歯石を辺縁部に残してしまい、適切な治癒を阻害する。

marisa roncati　歯科衛生士の力でここまでできる 非外科的歯周治療　| 209

## 3章 | 原因除去療法

### 正しい垂直的な動かし方

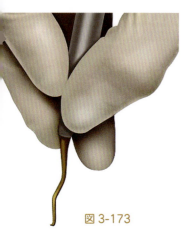

図 3-173

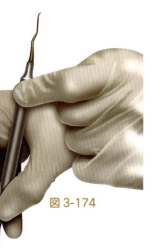

図 3-174

　大量の歯肉縁下歯石を垂直運動によって除去する場合、図 3-175 に掲載されている正しいテクニック（著者の改良法）を用いる。歯肉縁下に挿入する前に、まず器具の先端を適切に歯根表面に向ける。スケーラーやシックルスケーラーと同様に、ユニバーサルキュレットやグレーシーキュレットの使用の如何にかかわらず、垂直的なストロークを行うときは厳密に器具の先端を使用するのが推奨される。利き手で器具をしっかりと把持し、キュレットの先端をコントロールするため、非利き手の指で器具のハンドルを回転させる（図 3-173, 174）。先端を深く挿入したら、術者は歯石の最根尖側に到達させるよう心がけ、図 3-176, 205, 206 の青矢印に示すように垂直運動させる。初回の運動を終えたら、次のストロークの前にガーゼで器具を拭い、先ほどと同じように、わずかに処置面をオーバーラップさせながら垂直運動を行う（図 3-175）。

> **手用器具を用いた方法は、歯石のバーニッシュや軟組織の損傷なしに、生体を保全しつつ歯石やバイオフィルムの完全かつ効果的な除去ができる。そのためには、正しいテクニックで行うことを忘れてはならない。**

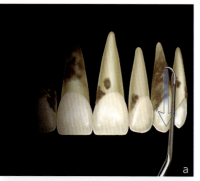
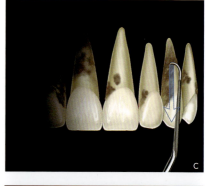
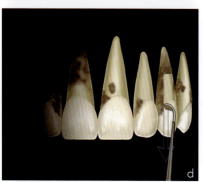
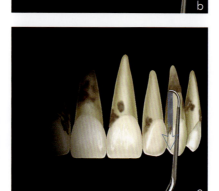
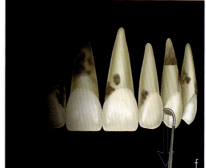

図 3-175a〜f

非外科的インスツルメンテーション

歯石の除去は多くの動作を積み上げていった結果、徐々に、そして完全に達成されるものである。正しい垂直なストロークは図3-146のように手首を曲げたりひねったりせず、手と前腕の動作（図3-204参照）で行う。

特に歯石が深く歯肉縁下にある場合、器具の種類を変えるとよいだろう。図3-177は特に細い超音波のチップを用いて歯石に到達させていることを示している。この場合、根尖方向に歯根は次第に細くなり、前述の垂直方向の動作が特に難しくなることがある。ハーシュフェルトのペリオドンタルファイルやRoncatiファイルのような種々の歯周治療用の器具を、超音波スケーラーの代わりに用いるか、もしくはそれらを併用するとよいだろう（図3-178）。

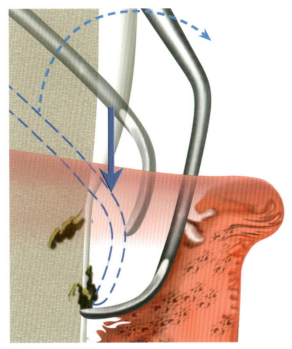

図3-176　すべての器具に共通する適切な先端の挿入（著者の改良法）、回転させ、スケーリングする表面に先端を向ける。器具を歯肉溝やポケット内に挿入し（青の実線の矢印）、把持部を傾けることで作業部の末端である先端が根面に完全に当たるようにする。この事前の用心によって歯肉辺縁の圧排を最小化する。青の点線の矢印のように、その後器具を動かす。

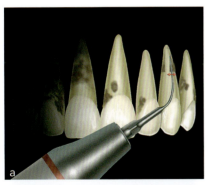
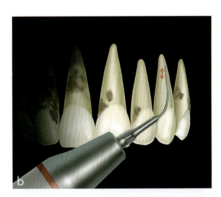

図3-177a, b

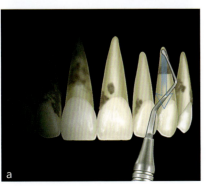
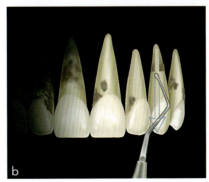

図3-178a, b

marisa roncati　歯科衛生士の力でここまでできる 非外科的歯周治療 | 211

## 前歯部における正しい垂直的な動かし方

インスツルメンテーションの成功には、本項に描かれている図が示す基本的な原理原則をよく守ることが有益である。前歯部遠心面において垂直運動を行う場合、処置歯の長軸に器具を正確に合わせるのではなく、隣接する歯の反対側の歯の歯軸に合わせて位置づける。つまり、上顎左側中切歯の遠心面をスケーリングする場合、器具のハンドルは上顎右側中切歯の歯軸に合わせる（図 3-179a）。さらに先端を歯肉縁下に入るように器具を回転させ（図 3-176 参照）、探知された歯石を捉えるため歯根に沿ってスライドさせる（図 3-179 参照）。図 3-179 では、器具先端を正しく位置づけている。グレーシーキュレットの 1/2 のようなまっすぐのシャンクのものを使用するとよい。作業部のサイズが小さいほうが歯肉縁下に挿入しやすく、辺縁歯肉の損傷を軽減できるため、ミニタイプのものが好ましい。

最根尖側の歯石を捉えたら、器具を隣接した歯の長軸に合わせた最初の位置から最終的な位置へ動かし、処置歯の長軸（図 3-179b の破線）に沿って垂直方向に動かす。

**前歯をスケーリングする場合、スケーリングの動作の終了を、さらに感染している歯の長軸方向から始めないことを確認すべきである。**しかし、臼歯部をスケーリングする際は、（臼歯がさらに遠心方向に存在するため、）動作をスケーリングする歯自身に合わせて始めるべきである。この原則に則ってスケーリングを容易にするために、臨床医は図 3-180 のような正しいレストを確立すべきである。垂直運動はインスツルメンテーションする表面からレストの方向へ器具を動かしていく。

前歯部のスケーリングを垂直的な動作で行う際に起こる一般的なミスは、インスツルメンテーションする歯の表面からハンドルを離さずに歯冠側方向に引っ張る垂直的な動作を行う場合に起こる。この動作は、しばしば歯石のバーニッシュ（図 3-128, 151, 152 参照）を起こすという欠点がある。この失敗はレストの位置が正しくない結果起こる。これは、図 3-181 の赤い四角に示されているように、レストとして機能している指に器具を近づけてしまうためである。

したがって臨床医は、垂直運動を適正に行える適切なレストをかなり注意深く探すべきである。前歯は以下の原則に則ったレストを求める際、特に障害となるものは存在しない。その原則というのは、**遠心面をスケーリ**

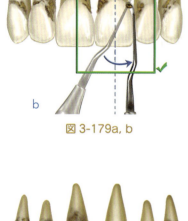

図 3-179a, b

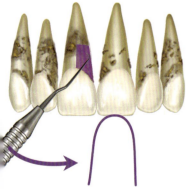

図 3-180

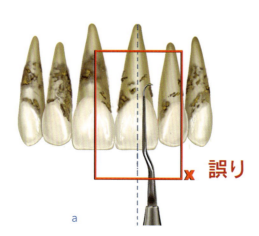

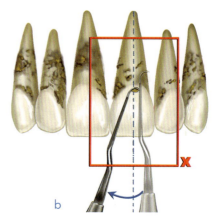

図 3-181a, b

ングする場合レストもまた遠心に求めなければならないし、また器具の動かす方向も正確に遠心方向である、というものである。術者はこの原則に応じるため適宜ポジションを変えなければならない。同様に、前歯の近心面をスケーリングする場合は、以下の原則に従う：**近心面のスケーリングでは、レストの指に近づける適正な方向に動かすため、またその方向は常に近心方向であるため、レストをさらに近心方向に求めなければならない**（**図 3-182, 186**）。術者が遠心面をスケーリングしていた際のレストや術者の位置を変化させずにそのまま近心面のスケーリングを行うと、歯周治療の結果に悪影響を及ぼすテクニカルエラーが起こるだろう。図の赤枠内（**図 3-181, 183**）には、不適切なスケーラーの動作により部分的な歯石の除去しか行えず、その結果治癒を阻害してしまっている様子が描かれている。そのため、前歯をインスツルメンテーションするときは、術者は同一歯の近心面と遠心面を続けて行わないようにするべきである。まず隣接する数歯における遠心面をスケーリングし、その後同じグループの歯の近心面に移ることが推奨される。このアプローチによって、適切な術者の姿勢やレストを変えないといった過ちを避けることができるだろう。また、スケーリングする歯面にもっとも効果的な位置に術者が動くことも望ましい。

一般的に、口腔内のさまざまな部位をスケーリングするために、特定の位置を確立する必要はない。実際、この書に記載された原則に従い、もっとも適した位置を選択すればよい。著者は、術者の満足する結果が得られるよう、犬歯から犬歯までの前歯部のスケーリングに必要な位置の指針のみを示す。

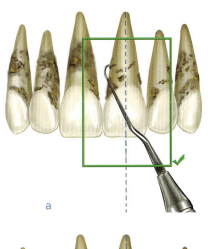
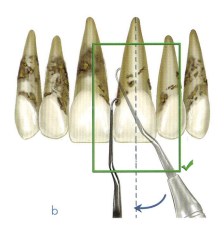

図 3-182a, b

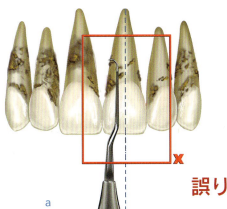
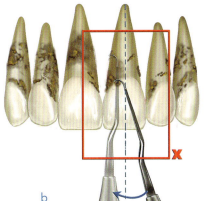

図 3-183a, b

したがって、すべての歯面の左側方向をスケーリングする場合（図3-185や図3-193で紫色に塗られた部分：上顎右側近心面および左側遠心面、同様に下顎左側遠心面および右側近心面）、患者を中心とした時計をイメージしたものに対し術者は7時の方向にポジションを取るべきである（図3-184, 192）。それによって図3-186, 194, 196に示されるような適切な動作を行えるレストを確立することができる。

同様に、患者や歯にとっての右側の歯面をスケーリングする場合、図3-188や図3-191で青く塗られた部分（上顎右側遠心面および左側近心面、同様に下顎左側近心面および右側遠心面）では、患者に対し12時から2時の方向にポジションを取り、正しい方向に器具を動かすことのできるレストを求めなければならない（図3-187, 189, 190）。積極的なストロークの終点である器具の到達ポイントは、必ず歯の長軸上になければならない（図3-179b 参照）。

同じ原則が下顎においても適用されるべきである。探知できた歯石を除去するため、根面に刃部が直接当たるように、器具が適切に

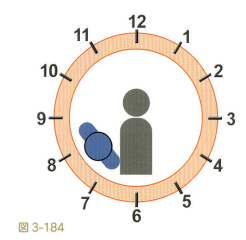

図3-184

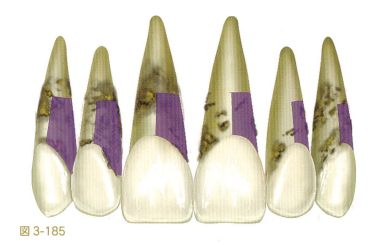

図3-185

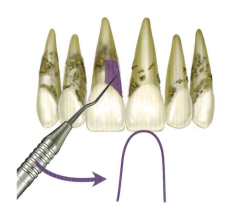

図3-186

# 非外科的インスツルメンテーション

回転するかを確認することが重要である。この評価は、歯肉縁下に挿入する（図 3-196）前に必ず行わなければならない。逆に、評価を行わずに、歯肉縁下にすでに挿入されている器具を回転させてしまうと、この操作によって患者に不快感を引き起こし、スケーリングの正確性や効果も弱まるだろう。

術者は利き手の指の中で器具が適切に回転できるよう、非利き手を用いるべきである（図 3-196）。また、把持方法が正しいかどうか、図 3-194 のように器具が人差し指と親指で「OK」の形となって把持されているか（図 3-139 や図 3-149 もまた参照されたい）確認すべきである。

非利き手の人差し指もまた、器具のシャンクに与える側方圧を強化することができ、特に図 3-195 や図 3-197 のように、積極的なストローク時にスケーリングを行う歯面から器具を離す際に有用である。

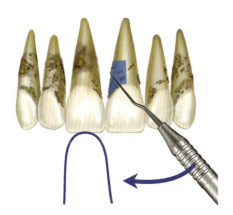

図 3-187

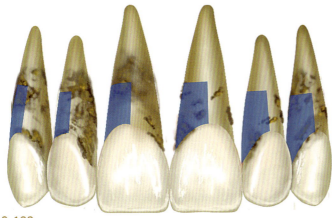

図 3-188

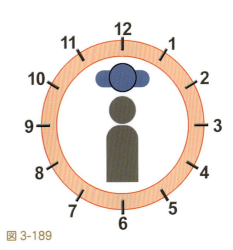

図 3-189

# 3章 | 原因除去療法

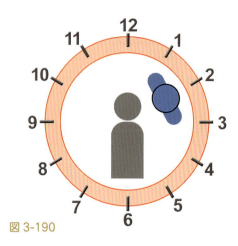

図 3-190

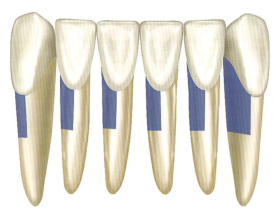

図 3-191　歯の右側に位置する歯面：下顎左側前歯部の近心面および右側前歯部の遠心面をスケーリングする場合、正しい動作を容易に行うため、術者は患者を中心とした時計を想定し、2時の位置（図 3-190）や12時の位置（図 3-189）をとるべきである。

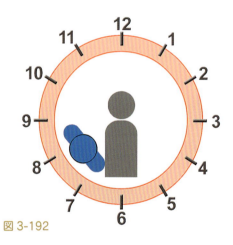

図 3-192

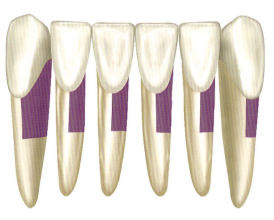

図 3-193　歯の左側に位置する歯面：下顎左側前歯部の遠心面および右側前歯部の近心面をスケーリングする場合、術者は7時の位置（図 3-192）をとるべきである。

図 3-194

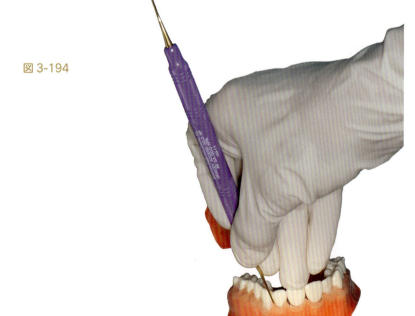

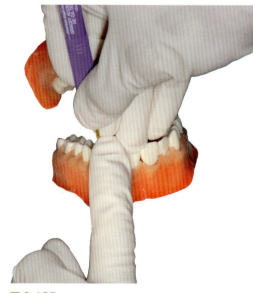

図 3-195

216

非外科的インスツルメンテーション

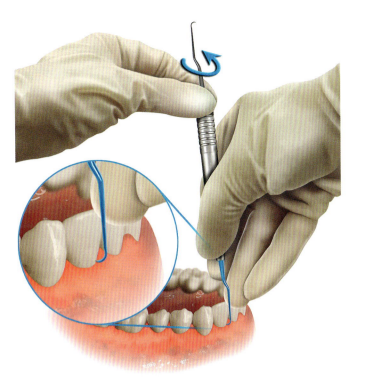

図 3-196

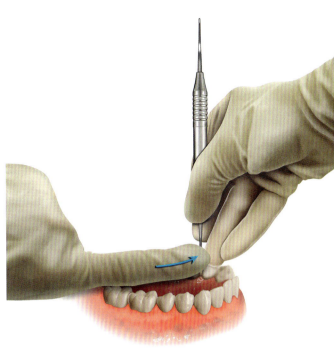

図 3-197

## 臼歯部近心面における正しい垂直的な動かし方

　臼歯部をスケーリングする場合、歯の周囲の軟組織を傷つけることなく、また歯石をバーニッシュさせず効果的に歯石を除去するために、基本的な原則を順守することが重要である（図 3-129, 161, 162 参照）。以下の詳細な指針は、どのタイプのキュレット、スケーラー、シックルスケーラーにおいても有用な、臼歯の近心面をスケーリングする際のテクニック（著者の改良法）である。通常、器具の最初のポジションは、歯の長軸に対し平行に器具を把持し、スケーリングを行う歯面に対し先端を向ける（図 3-198a）。

　次のストロークはスケーリングする歯面から、この場合は上顎左側第二小臼歯の近心面から離れる方向に動かす。ストロークは歯面に収まるよう短く（図 3-198b）、器具の先端は歯の近心面に沿って垂直に動かす。この場合もやはり、最初から器具先端を挿入することを推奨する。歯石の根尖側に到達したら、それを捉え、効果的な正しい垂直運動で除去する。

### 不適切な動かし方

　上述の原則（図 3-198a のように初めに歯の長軸に沿って器具を挿入すること）を遵守しないと、スケーリングの効果は発揮されない。本来のプロービング深さに到達できず、デブライドメントでは辺縁歯肉の排除もままならず（縦のスペース）、わずか数 mm に限局されてしまう（図 3-199）。

3章 | 原因除去療法

## 臼歯部遠心面における正しい垂直的な動かし方

器具は常にチップの先端でポジショニングすべきである。ここでは、臼歯部遠心面に置く。ハンドルは、歯の長軸に沿う必要がある（図 3-200a）。動作中は、器具のハンドルをスケーリングしている歯面から離す。そのため、動きは遠心方向だが、その幅はすべてのケースにおいて1歯分で収まる（図 3-200b）。このタイプの動作をしやすくするために、口腔外にレストを置くべきである。

重要なポイントは、器具をあらかじめ歯の長軸方向に平行にすることである。このために、利き手で器具のハンドルの下半分を把持し、反対の手で支えて歯の長軸に沿うように両手で挿入することが推奨される。

器具の刃部の先端を歯肉縁下に入れた後、歯石の根尖部に触れたら、反対の手を参加させ器具のコントロールを取り戻すことが必要である（図 3-201）。

最初に、非利き手の中指を上顎左側の頬側面に置き、しっかりしたレストを確立する。そして、人差し指と親指で「OK」を作るようにシャンクを把持することで、積極的な動作における理想的なコントロールを達成することができる（図 3-201 参照）。

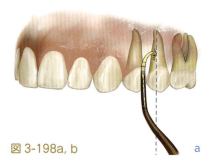

図 3-198a, b

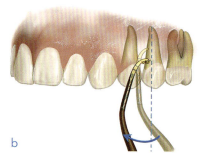

図 3-199 歯の長軸に沿っていないと、軟組織の過剰な変位を招く可能性が高く、また深いポケットの根尖側に到達することもできない。

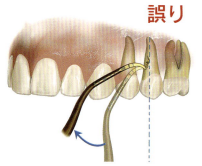

誤り

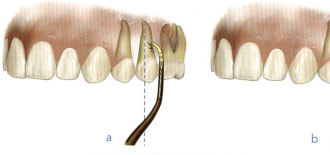

図 3-200a, b

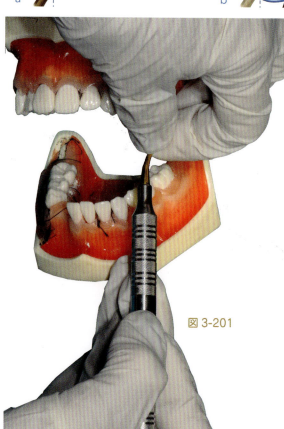

図 3-201

非外科的インスツルメンテーション

**臼歯部遠心面における不適切な動かし方**

図 3-202b に示す動きは図 3-200b で示す動きに似ているように見えるが、実際は不適切で、効果的な付着物の除去ができない可能性がある。図 3-202a に示す器具の初めのポジショニングは、図 3-200a と同じく適切であるが、動作が図 3-200b のように遠心方向に向いていない。適切なテクニックでは、器具を歯面から正確に離すことが必要である。これでは、歯石をバーニッシュしてしまうことになる（図 3-128, 202）。

このタイプのエラーにはレストの位置が大きく影響する。もし、遠心面のスケーリングをしている際に、利き手の薬指が近心に位置していると、動作がレストの方向に流れるリスクがある。そのため、口腔外レストが推奨される（図 3-272 参照）。

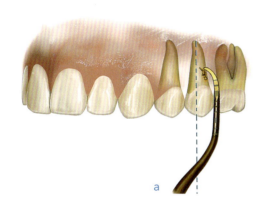
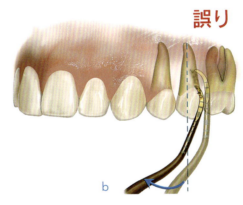

図 3-202　不適切な動作は、歯石をバーニッシュしてしまうリスクを伴う。

## 垂直的な動きはいつも歯から「離す」ように行う

　頰側・舌側・口蓋側表面と同様に歯間部においても器具のハンドピースは操作している歯面から離す必要がある。この動きは、バナナの皮をむくことに似ている。実から皮を剥がすように器具を歯の表面から取り除く（図3-203）。この目的は、手用器具の刃先が患部に向かってしっかりと回転し、正確かつ効果的で非侵襲的な動きをすることである（図3-204〜206）。

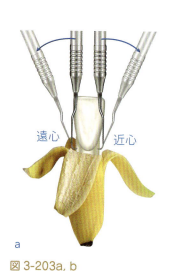
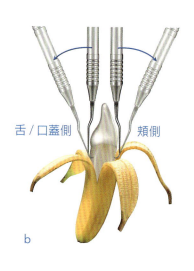

図 3-203a, b

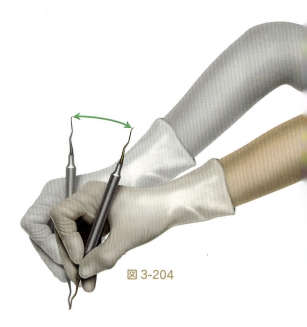

図 3-204

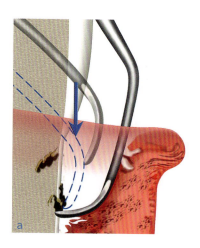
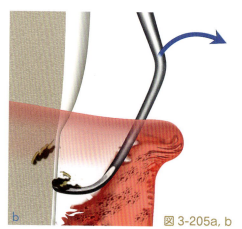

図 3-205a, b

非外科的インスツルメンテーション

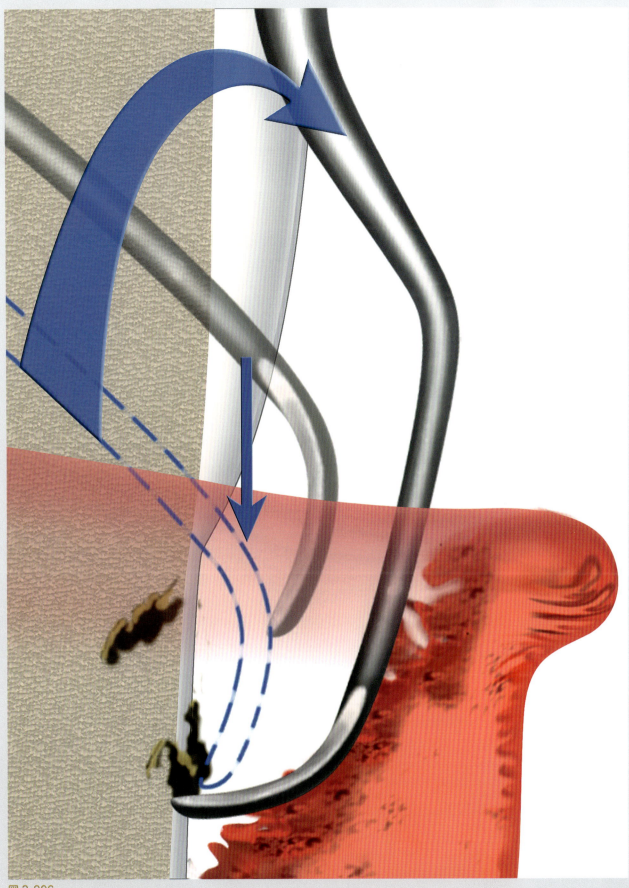

図 3-206

## 複雑な症例における非外科的インスツルメンテーションの臨床的プロトコール

歯周組織に重度の問題がある場合、(すなわち、歯肉縁上および縁下に重度の石灰化沈着物が存在し、プロービングデプスがさまざまで、一般的に初期プロービングデプスが4mm以上の場合)、次のプロトコールが推奨される。以下のすべての臨床写真およびイラストで概説する。

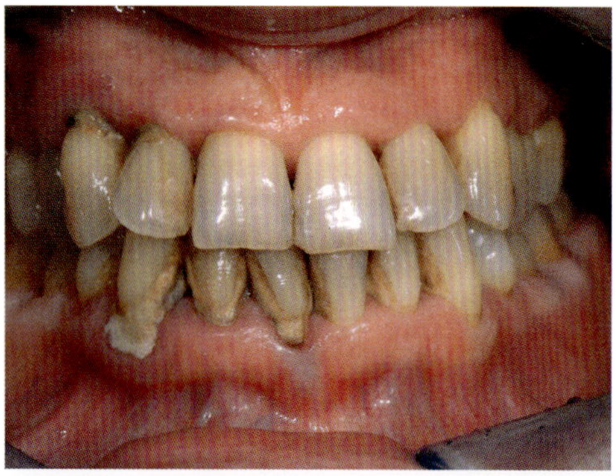

診断用の全顎的なX線撮影を行った後(図3-208)、非外科的歯周治療における原因除去療法では(図3-207)、まず臨床医は口腔内全体を徹底的にプロービングしなければならない。その際、ポケットの深さのいかなる変化も検知できるように(急速に深くなることがあるため)、プローブを歯の長軸に平行にする(図3-209)。その後、石灰化した歯石を探知するためにプローブを傾けることが推奨される(図3-37参照)。その目的は、常に選択的で、臨機応変にインスツルメンテーションを行うことである。ポケットの深さと探知された歯石に基づき、臨床医は個々の部位の必要性に応じてきわめて個別化され、カスタマイズされた方法でその後のインスツルメンテーションについての計画を立てる。

複数歯にわたる広汎な深さ5mm以上の歯周ポケットであっても、第2章「非外科的インスツルメンテーション」における「プロトコール」の項に記載されたように、可能であれば1週間以内に3回の連続した予約でインスツルメンテーションを実行するべきである(図2-145参照)。それぞれの予約は少なくとも1時間はかかり、ほとんどの時間を歯石の機械的除去に費やす(表2-2参照)。また、患者に動機づけするための時間を別に作り、提案された口腔ケアを患者が確実にできるようにすることが重要である。必要に応じて、原因除去療法の各段階において、こういった追加のホームケアの再強化を繰り返すべきである。プロービング直後(図3-209)、歯

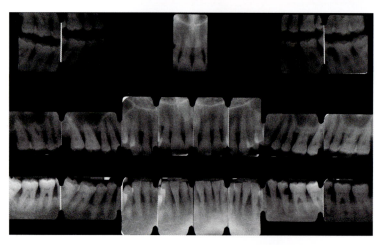

図3-207

図3-208

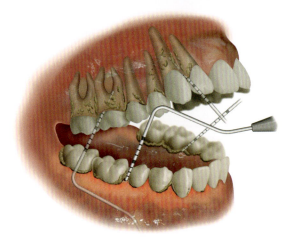

図3-209

非外科的インスツルメンテーション

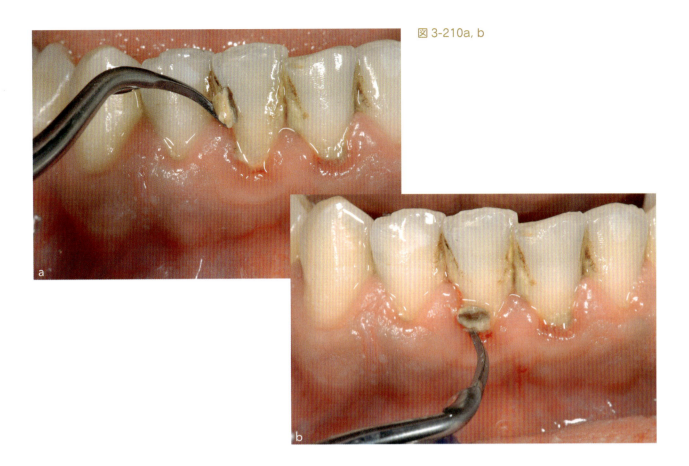

図 3-210a, b

肉縁上の特に硬く頑強な沈着物の除去に推奨される標準サイズのチップが付いた超音波スケーラーを使用して、臨床医は非外科的インスツルメンテーションを始める（図3-210〜212）。超音波スケーリングテクニックについては広範囲にわたって記載している（「機械的なインスツルメンテーション：操作方法」の項を参照）。ステップごとのガイドラインに沿った超音波器具の使用を推奨する。術者はこの機械的なインスツルメンテーションによってほとんどの歯肉縁上歯石を非常に早く除去できる。

図3-211は磁歪式の超音波器具（青いチップ）と圧電式器具（金属製チップの付いたグレーのハンドピース）を図示しており、術者の好みによって使い分ける。これらは、歯肉縁上の歯石を除去する際、標準的なチップと合わせて使用される（図3-227〜229参照）。

**両機器は適切かつ効果的である。「機械的なインスツルメンテーション：操作方法」の項で詳細に説明された正しい方法に従って使用することが重要である。**

臨床医は、口腔内全体の歯肉縁上歯石を除去した後、ダイオードレーザーを持っている場合は全顎にレーザーによる処置を行うことができる。ダイオードレーザーの動きはプローブの動きと同様に行う。つまり、レーザーはゆっくりと優しく歯周溝や歯周ポケットの周りを円周状に歩くように動かす（図3-213〜215）。歯肉縁下の汚染を取り除き、石灰化した沈着物と歯根表面の化学的結合を弱め、必要不可欠な機械的なインスツルメンテーションを容易にすることが目的である。

**歯肉縁下のインスツルメンテーションの前にレーザーを使用する**のは、鎮痛効果によっ

て患者により大きな快適性を保証することができるからである（図 3-213, 214）。

レーザーのファイバーのサイズは、プローブよりも小さく、歯石検知の際の触覚感度を高めることができる（図 3-215a）。この操作は、電源をオンまたはオフにしてダイオードレーザーのチップを使用して行うこともできる。歯根周囲で歯冠-根尖／根尖-歯冠方向にレーザーのチップを動かし、沈着物の分布、形態学的特徴、サイズに関する有益な情報を収集する（図 3-215b）。

歯石探知を行うレーザーの動きは、プローブの動きと同様である（図 3-215b）。図 3-215a で、緑色の点線が示すダイオードレーザーチップの輪郭線は、プローブの輪郭線よりもかなり細く、その結果、辺縁組織の変位はより少なくなる。

歯肉縁下のインスツルメンテーションを行う前に、ダイオードレーザーを全顎に使用することが推奨される。このステップにより、口腔内全体に広範な殺菌効果を得ることが可能になる。図 3-216 は、ダイオードレーザーの殺菌効果を示している。図に示されている細菌の量は、レーザーの作用によって徐々に減少する。著者の臨床経験によれば、ダイオードレーザー使用直後にスケーリングを行うのではなく、ダイオードレーザーの使用とその後のインスツルメンテーションとの間にしばらく期間があると、光放射効果が向上する。

この後臨床医は、プロービングデプスにもっとも適したサイズのチップを選択し、再び超音波器具を使用して、歯肉縁下のインスツルメンテーションを完了しなければならない（図 3-217）。圧電式および磁歪式の機器の両方を使用できるが、本章前半の「機械的なインスツルメンテーション：操作方法」の項で段階的に説明されている術式に従って、正しく動かすことが重要である。歯石を探知した部位では短い往復運動を行い、長くまっすぐで鋭いチップを使用して、口腔内のすべての領域でインスツルメンテーションを行うことが望ましい（図 3-217）。

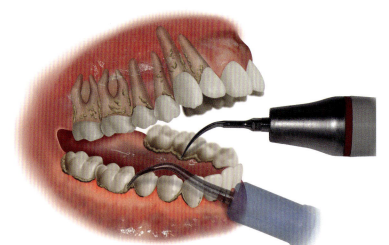

図 3-211

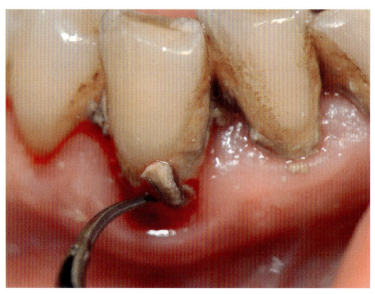

図 3-212

# 非外科的インスツルメンテーション

　超音波器具は常にプローブと交互に使用すべき（図3-218）である。これにより、インスツルメンテーションの効果を継続して再評価することができ、個々の部位に合わせてターゲットを絞り、個別化された効果的な治療の計画を立てることができる。

　プローブを使用することで、残存した歯石を発見できる。超音波機器にてほとんどの歯石を除去できるのだが、取り残しが生じることが多い。取り残された沈着物はまばらに分布しているか（図3-38参照）、表層を処置された根面の部分（歯冠側）と器具が届かなかった深い部分に明確な違いなく、ポケット内の至る所に散在しているはずである。（詳細は図2-151および2章の「カフ効果」に関連する本文を参照）。この場合、術者はプローブによって探知された残存歯石除去のため、超音波器具の使用を継続するか、手用の器具にてスケーリングを行うか選択することができる。この選択は部位によって異なる。手用器具を選択した場合、特に多用途で効果的な器具であるスケーラーもしくはシックルスケーラーから使い始めるべきであ

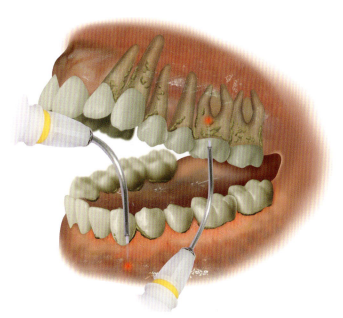

図3-213

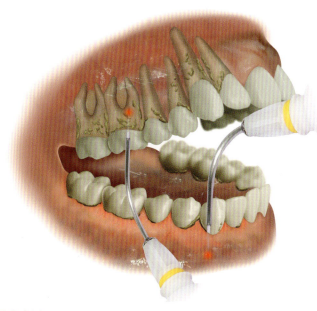

図3-214

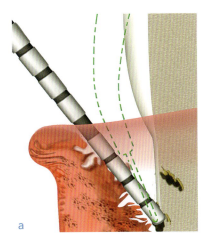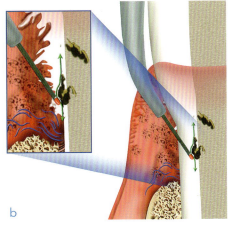

図3-215a, b　　　a　　　　　　　　　　　　　　b

り、またシャンクがまっすぐなものを用いれ
ばシャープニングも容易なことは明らかな利
点である。術者はいつも、水平ストローク
（図3-219）を初めに用いるべきである。こ
の水平ストロークはどんな術者でも手でたや
すく行うことができ、歯石をバーニッシュす
るといったテクニカルエラーも少ない（図
3-128, 151, 152参照）。

シャンクのまっすぐなシックルスケーラー
を水平ストロークで用いたあと、垂直および
斜めのストロークを使うとよい。トレーの中
の他の器具はすべて、必要に応じて本書のス
テップバイステップで記されたテクニックで
垂直および水平に動かすことができる。

臼歯部ではユニバーサルキュレットが推奨
され、垂直的または水平的な動きのどちらも
使うことができ、両方を使うべきである。図
3-220は、小臼歯部においてユニバーサル
キュレットを近遠心方向に水平ストロークで
用いる様子、および下顎右側犬歯の遠心面に
部位特異型キュレットを垂直的に使用してい
る様子を表す（図3-220）。前歯部において
は、部位特異型キュレットを、可能であれば
ミニタイプでシャンクのまっすぐなものが垂
直ストロークしやすいが、術者の好みによる。

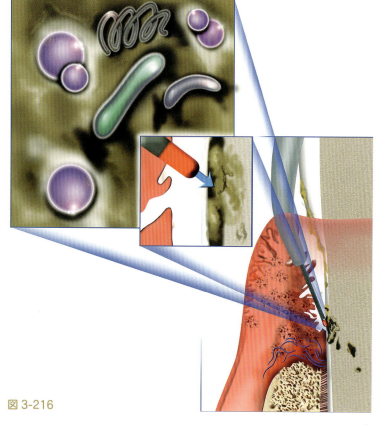

図3-216

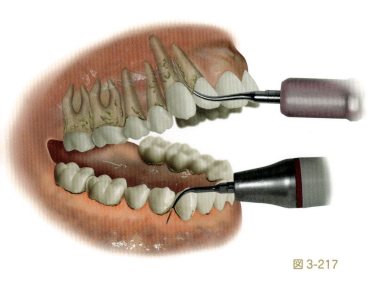

図3-217

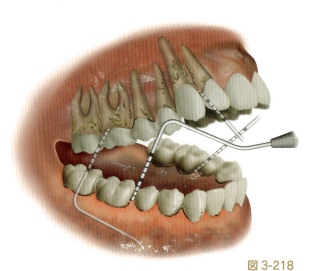

図3-218

非外科的インスツルメンテーション

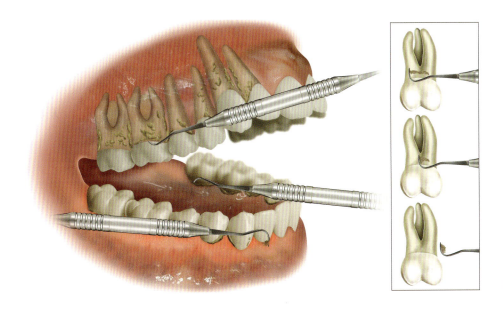

図 3-219

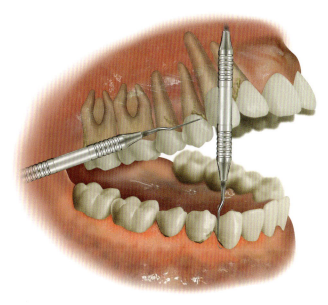

図 3-220

図 3-221

　重要なのは多用途性である。術者はどちらの器具も、適切にシャープニングされたものを、融通のきく方法で自由に使用するべきである（図 3-123 〜 125 参照）。

　予約の時間では、ダイオードレーザーがあれば頻繁に器具と交代で使用することを推奨する（図 3-221）。前述したが、レーザーによって歯石と根面の化学的結合が減弱し、次のインスツルメンテーションが強化される。

また、機器のコントロールペダルを踏まず、チップの鋭さを活かして残存した歯石（図 3-215 参照）を探知できる。この臨床的評価は、残存歯石の効果的な除去のための今後の治療を計画するうえで役立つ。

　特にレーザーを使用しない、もしくは所有していない場合、レーザーの代わりにプローブを使用し、残存歯石を探知する。**どの症例においても重要なことは、インスツルメン**

marisa roncati　歯科衛生士の力でここまでできる 非外科的歯周治療 | 227

テーションの前後で個々の部位へのデブライドメントの必要性を正確に評価することである（図 3-218, 224）。垂直的な動きを行う場合、小型の器具の使用を推奨する。スタンダードな器具も、特に水平的な動きには効果的である。

できればプローブを用いた歯の探知結果に基づいて、臨床医は必要に応じて非外科的インスツルメンテーションを継続する。原因除去療法の非外科的デブライドメントは1回のセッションですべて行うことができる。もしくはポケットが深く非常に多量の硬い頑強な歯石が沈着している場合、2章「非外科的インスツルメンテーション」の「プロトコール」の項に記されているように（図 2-145 参照）、1週間に数回以上の予約を取って歯周治療を行うべきである。以下のイラスト（図 3-218 〜 224）は、非外科的歯周治療の後で予約に際して行うインスツルメンテーションを示す。

このケースでは、治療初期と比べ、とても少ない残存歯石が歯根に沿って散在している。したがって、初回以降の毎回のセッションで注意深い歯石の探知（図 3-218）から始め、その後ダイオードレーザー（図 3-221）が使用できるのであれば用いる（繰り返しとなるが、必ずしも必要とは限らない）。そして、術者はユニバーサルもしくは部位特異型キュレット、スケーラー、シックルスケーラーにて水平および垂直運動で歯の全歯面をインスツルメンテーションする。ポジションを変えたり同じ器具でストロークを変化させることが重要である（図 3-222）。

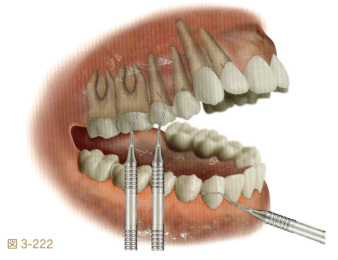
図 3-222

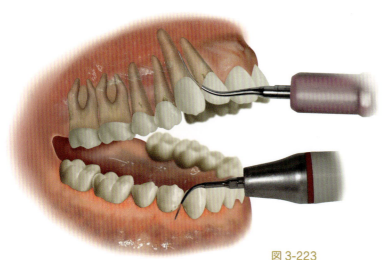
図 3-223

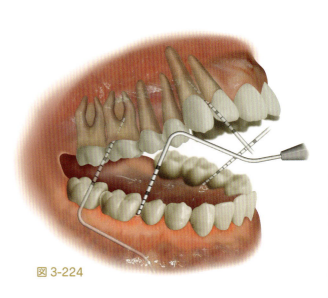
図 3-224

非外科的インスツルメンテーション

どの器具においても、非常に多様な使用方法を用いることが推奨される。各歯面に対し、術者は部位特異的な器具に使用を限定すべきではない。むしろ、従来の使用とより異なる方法で用いてもよい。口腔外にレストを置き、両手で把持し、頻繁にポジションを変化させ、姿勢を変えることで非外科的インスツルメンテーションの効果を改善することができる。さらに超音波器具も、ポジションとレストを常に変えながら手用の器具と交互に使用すべきである。

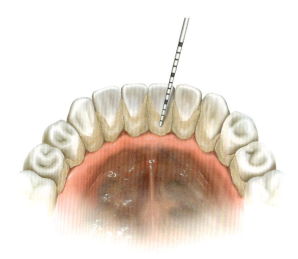

図 3-225

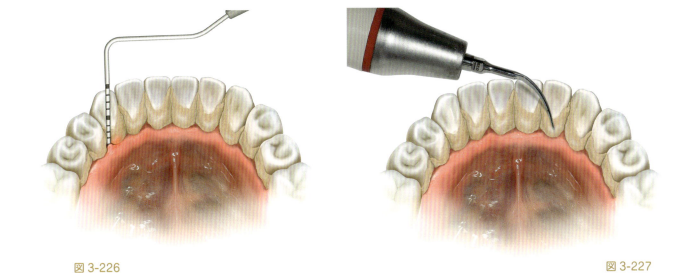

図 3-226

図 3-227

図 3-228

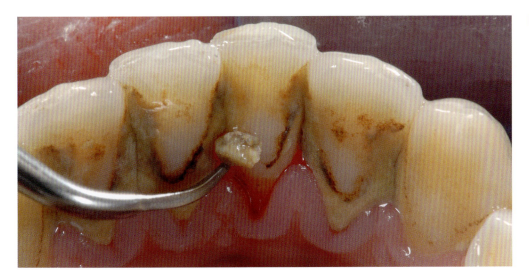

marisa roncati　歯科衛生士の力でここまでできる 非外科的歯周治療 | 229

# 3章 | 原因除去療法

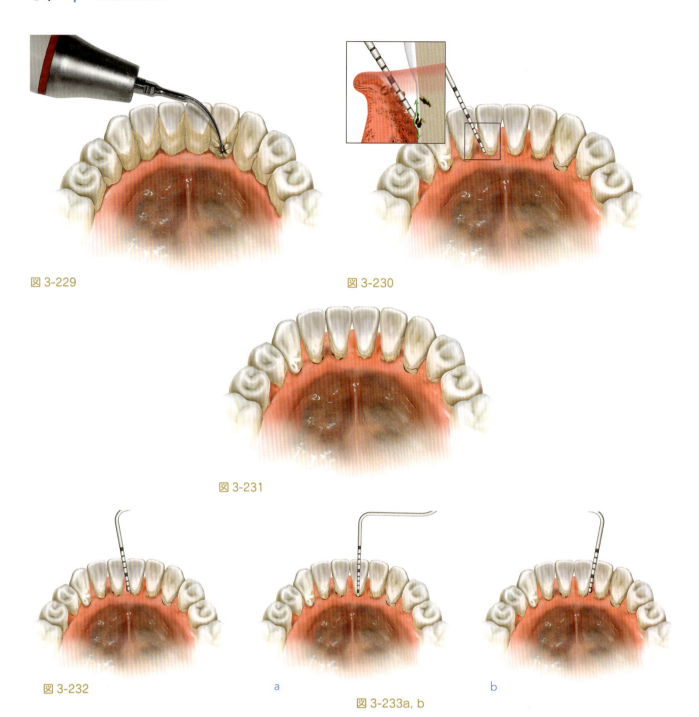

図 3-229

図 3-230

図 3-231

図 3-232

a　図 3-233a, b　b

　インスツルメンテーションが特に難しい場合、同じ器具を使い続けるのではなく、ほとんどの場合、同じ動きならば術者が器具の種類を変えるか、少なくともポジションを変えるべき（術者の視点を変える）である。あるいは、同部位に対し同じ手用器具で異なる動かし方をしたり、もしくは異なる種類の手用器具をトレーから選択し、垂直および水平運動（図 3-222 参照）を組み合わせて使用する。プローブによってデブライドメントの効果を評価する。術者が根面に歯石がないと判断した場合、治療のゴールは達成されていることになり、治療は終了となる（図 3-234, 238 参照）。

# 非外科的インスツルメンテーション

初診時では、多量の硬い歯石が付着していることにより、プロービングができないこともありうる。下顎の舌側には唾液腺の開口部があるため、無機塩、カルシウム、リン酸塩などの沈着が促進されることから、図3-225 に示すように多量の歯石形成がしばしば認められる。このような場合は、初診時には、多量の硬い歯石で覆われた箇所以外のプロービング値を記録する（図3-226）。

原因除去療法の最初のアポイントでは、超音波スケーラーの通常のチップで、プロービングができなくなっている部位の縁上歯石を除去する。この場合、超音波スケーラーの先端を直接歯石に当てる（図3-227～229）。まず歯石上にスケーラーを当てて動かしてから、フットペダルを踏むことが推奨される。スケーラー先端を少し動かすと歯石の塊は粉砕され、すばやく歯石除去が可能である。通常の形のスケーラーチップを用いた超音波器具によるインスツルメンテーションは、縁上歯石をできるかぎり徹底的に除去できるまで続ける（図3-229～231）。

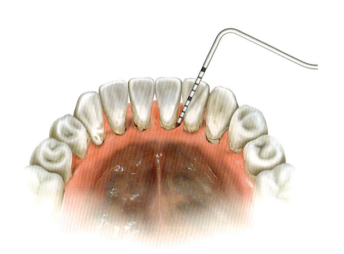

図3-234

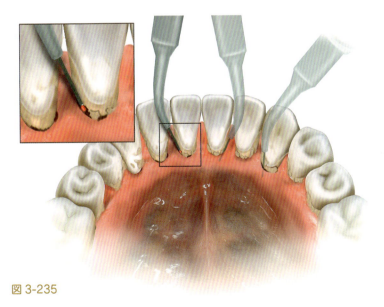

図3-235

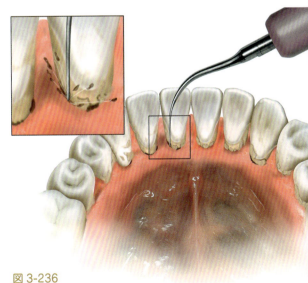

図3-236

## 3章 | 原因除去療法

歯石の沈着によりプローブを挿入できなかった下顎前歯の超音波スケーリングが終わると、この部位のプロービングと記録ができるようになる。近心舌側（図3-232）、舌側中央、遠心舌側（図3-233）の3ヵ所を測定する。頬側も同様に3ヵ所を測定し、1歯あたり6ヵ所を評価する。関連するすべての臨床所見も記録すべきである。歯肉縁下のデブライドメントを行う前に、術者は歯石の触知を必ず行う。歯石の触知はプローブを用いて行い、プローブはポケット測定のときのように歯軸に平行に挿入するのではなく、角度を付けて挿入する（プローブの先端1ヵ所のみで歯根面に触れる）（図3-234）。

プローブを優しく把持し、垂直的に、ゆっくりかつ注意深い動きをすることにより、より鋭敏に歯石を触知する（図3-37参照）。このステップは、その後のインスツルメンテーションをより選択的に行うために欠かせない。また、歯根面に対してゆっくり、持続的な動きでダイオードレーザーを使うことにより、歯石除去と同時に細菌学的な効果も期待できる。図3-235はダイオードレーザーが黒い縁下歯石（茶色もしくは黒色は血中のヘモグロビン、ヘム基が鉄分を含む）をターゲットとできることを示している。一方、縁上歯石はレーザー光線を吸収しないため、縁上歯石除去前にダイオードレーザーの使用は必要ない。

ダイオードレーザーは、歯肉縁下に繰り返し用いることができる。大切なことは、ゆっくり持続的な動きを歯根周囲で行うことと、コントロールペダルを踏む前にポケット底までチップを入れることである。また、30秒以上同じ部位に照射し続けてはならない。1ヵ所に10秒程度照射し、その後隣在部に照射、そして必要に応じて、元の部位に再度照射することが推奨される。この方法では、照射部の冷却時間が確保される。レーザーは歯肉縁下のインスツルメンテーション後でも繰り返し使用することができる。非外科的インスツルメンテーションでのダイオードレーザーの使用は推奨される。

ダイオードレーザーでは痛みがないため、患者には受け入れられやすい。術者は患者に「今から歯肉の中を殺菌したり、歯石などの沈着物を取りやすくするためにレーザーを使いますね。従来の器具も必要になりますが、レーザーを使うとずっと楽になります」といったように説明してもよい。レーザーは鎮痛作用もあり、非外科的インスツルメンテーションをより快適にするため、基本治療の最初での使用が勧められる。

歯肉縁下の歯石や沈着物を確認後、超音波スケーラーのチップを素早く前後に動かすことで、歯石を容易に除去できる。術者は圧電式もしくは磁歪式のどちらかを機器の特徴によって選択する（図3-236）。

歯肉縁下のスケーリング後に、ユニバーサル型もしくは部位特異型スケーラーによって手用でのデブライドメントを行うことが常に推奨される。可能なかぎり病原菌を除去し、組織や頬粘膜の損傷を避けるために、適切な動きを行う必要がある。図3-237は正しいスケーラーの動きを示しており、ハンドルは対象歯から離れていく。注意点として、下顎前歯に垂直的な動作をする場合には、図3-237中の青矢印で示されるように、対象歯の歯軸に平行というよりは隣在歯の歯軸へわずかに傾けた動きとなる。この動きでは、一度、沈着物の底部に器具が到達すれば、必要以上に辺縁歯肉を押し拡げる必要がなく、容易に歯石が除去できる（図3-237参照）。

# 非外科的インスツルメンテーション

　インスツルメンテーションは、常にプローブで触知しながら行うことが重要であり、プローブによって残存する歯石を探知しながら治療の有効性を評価し、治療目標が達成された（検出された沈着物の完全な除去）と評価できるまで続けなければならない（図3-238）。

　デブライドメントに続いて行う生体刺激モードでのダイオードレーザーの使用は、治療後の痛みを軽減し、かつ治癒を促進し、組織代謝に影響を及ぼすために推奨される。生体刺激用の専用ハンドピースは、約1cmの直径の出力レンズを有するデフォーカスしたビームによるものであり、連続波モード、0.7Wの出力で60秒間使用する（図3-239）。

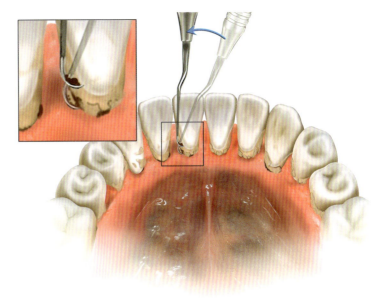

図 3-237

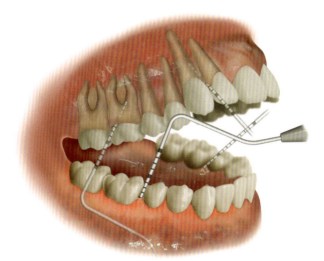

図 3-238

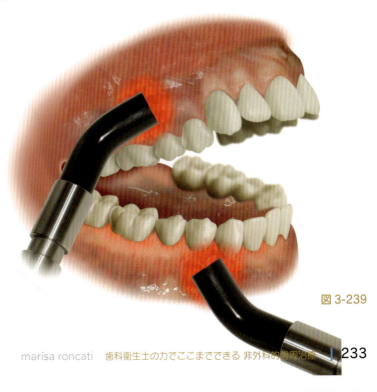

図 3-239

## 部位特異的なインスツルメンテーション

　本項では、硬く頑強な歯肉縁下歯石が大量に付着した部位ごとの、複雑なインスツルメンテーションの指針を紹介する。これらの指針は強制的なものではなく、あくまで助言を意図している。もし下顎犬歯の遠心面に対し垂直的なストロークを用いる場合は、例えば刃部先端を歯肉縁下に挿入し、もっとも隣接面に近い歯石の根尖側から開始することが重要である（図 3-240）。この動きは、どの手用の器具、キュレット、スケーラーやシックルスケーラーにおいても適用でき、次の段落に記されたものと同一の方法で、すべての症例に対し実行できる。まず、正しい除去の動きをしやすくするため、歯の長軸に対して平行に、垂直方向に器具操作のできるレストを探さなければならない。器具の刃部先端により、この動きに沿って効果的に歯石を取り除く。このタイプのストロークは、さらなる除去の必要な大量の歯石と明確に区別できる「歯石のない道」を生み出す（図 3-241）。次のストロークも、歯石の最根尖側にインスツルメントの先端を再度位置させることが不可欠で、正しいテクニックでハンドルを動かし、先端を用いて歯石を再度除去する（臨床医は患者の左側に移動し、下顎左側小臼歯部にレストを置くことができる；前項の正しい垂直的な動かし方を参照）。

　垂直的なストロークを進めスケーリングを繰り返すことで、歯石は断片化され（徐々に）除去される（図 3-241）。常に先端を犬歯の遠心面に向けて、垂直方向に数回のストロークが必要となる。頬側中央部において垂直的なストロークを行う場合も、臨床医はまず先端を挿入し、頬側に認められる歯石を据え、除去するべきである。繰り返しとなるが、青矢印で示された軌跡に沿って歯から離すのが適切な動かし方である（図 3-242）。あるいは、部位特異型キュレット、グレーシー 1/2 キュレットやユニバーサルキュレットを用いて同じ動きを繰り返してもよい。この場合、

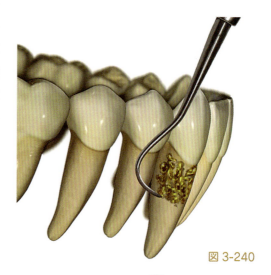

図 3-240

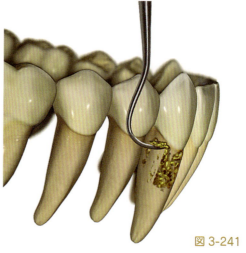

図 3-241

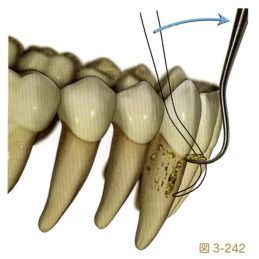

図 3-242

# 非外科的インスツルメンテーション

同部位、同じ器具で異なるストロークを用いること（垂直ストロークを用いていれば水平ストロークを行う）も望ましい。

器具は先端を根尖方向に向けて歯肉縁下に位置させる。器具のハンドルは咬合面に平行となっている（図3-247参照）。この場合、垂直ストロークで用いた先端だけでなく、カッティングエッジの部分すべてを用いてもよい。プロービングデプスの大きい場合でも到達させられるため、小型の器具ではなく標準的な器具が推奨される。

水平的な動きは、短く、十分にコントロールし、刃部による歯肉組織の損傷が起こらないよう配慮するべきである（図3-248, 249）。インスツルメンテーションの際は、選択的・部位特異的かつ十分に狙いどおりに処置できるようにプローブを用いて治療効果をチェックし次のインスツルメンテーションの計画を立てる（図3-243）。

プローブを歯肉縁下に優しく挿入し、2つの器具接触点を1つにするよう、角度を付けて先端のみを根面に触れさせ、ゆっくりと歯冠-根尖の双方向に滑らせる。歯石の残渣を発見するこの動きは、次のインスツルメンテーションを計画するうえできわめて重要であり、過剰にならないよう常に選択的に行われるべきである。能率を上げるため、手用のスケーリングと交互に（図3-243, 246, 249）頻繁にプローブを使用することを推奨する。適切な器具を用いていた場合においてもプローブを用い、歯石の探査を繰り返すことはきわめて重要である（図3-247）。器具の先端は歯冠-根尖の双方向にスライドさせ、残存歯石の量、分布、形態の情報を可能なかぎり多く集めるため、必ずゆっくりと動かすことが重要である（図3-244, 250）。**歯石を探知するときは、現存する歯石のパ**ターンをより効果的に評価できるよう、**臨床医は手指感覚を研ぎ澄ますため器具をごく軽く把持するべきである。**

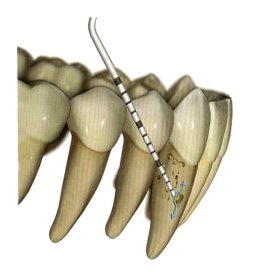

図 3-243

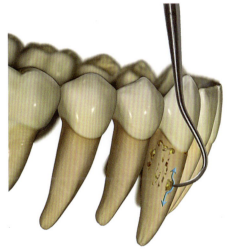

図 3-244

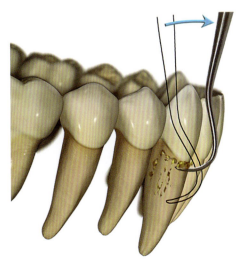

図 3-245

# 3章 | 原因除去療法

　このきわめて重要なステージの重要性を過小評価すべきでない。プローブを用いる時間は非外科的インスツルメンテーションの時間と同等であるべきである。根面を分析すればするほど、正しいインスツルメンテーションの必要性を理解できる。繰り返しとなるが、プローブはインスツルメンテーションの効果を評価するために使用する（図3-249）。超音波スケーリングを使用する際は、小さく長細いチップを用いる（図3-250）。同じ型のチップは、以前からも手用器具の水平的および垂直的なストロークの代わりとして使用されてきた。術者の好みや使用器具の鋭さによって、これらは使い分けされると思われる[69]。とはいえ、治療の目標は同じである。辺縁軟組織を傷つけることなく歯から異物を完全に除去すること、そしてもっとも重要なのは過剰にスケーリングしないようにすることである（つまり、以前から禁忌とされオーバートリートメントと考えられているルートプレーニングを避ける）[71, 72]。

　繰り返しとなるが、超音波スケーラーを作動させる前に、チップをゆっくりと歯冠−根

図 3-246

図 3-247

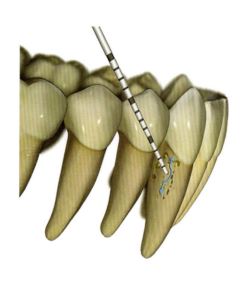
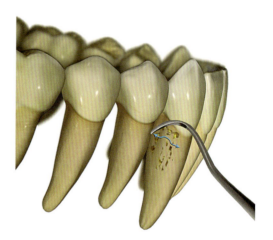

図 3-248

図 3-249

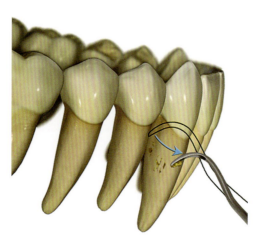
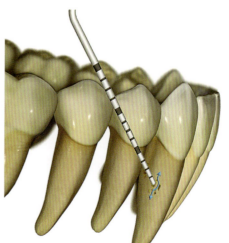

# 非外科的インスツルメンテーション

尖の双方向に動かし（図 3-250）、プローブで探るように（図 3-249）残存歯石を見つけておく。このステップによって術者は感覚を研ぎ澄ませ、歯石を正確に評価し除去できる。その後超音波スケーラーをフットコントロールペダルにて作動させ動かし続けること（図 3-251）で、「機械的なインスツルメンテーション：ステップごとの術式」で詳述したとおり、静圧を減らし患者の不快感を軽減することができる。

非外科的歯周治療が完遂されたか確認するための最後の診査は、プローブによる評価のみである（図 3-252）。

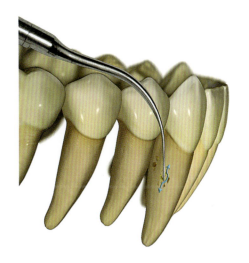

図 3-250

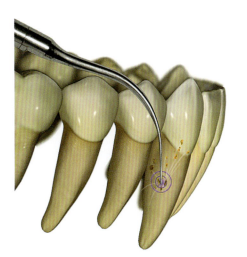
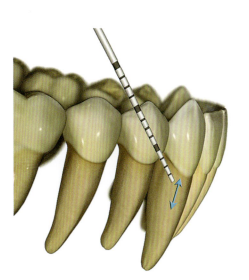

図 3-251

図 3-252

## 基本的な器具の使い分け

　3つのミニキットによる非常に多様な使用方法を、図3-123〜125および「スケーラーもしくはシックルスケーラー」で示した。ユニバーサルキュレットは、前歯部および臼歯部の水平的ストロークや垂直的ストロークに用いる。（部位特異型キュレットを前歯へ垂直的に使用している図3-253のように）前歯の歯間部の凹面に適合するため、ユニバーサルキュレットを水平的に用いることは特に便利な使用方法である。

　より効果的に歯間部のスケーリングをユニバーサルキュレットにて頬舌的に水平ストロークすることは、患者の左側に位置取ることでより動きやすく快適に治療を行うことができるためお奨めである。これとは別に、頻繁にポジションを変えることも、術者が異なる視点を持てるので推奨される。また術者はさまざまな姿勢をとることができ、正しい動きがしやすくなり、体幹を交互に右か左に回転させることで作業環境を同時に改善できる。

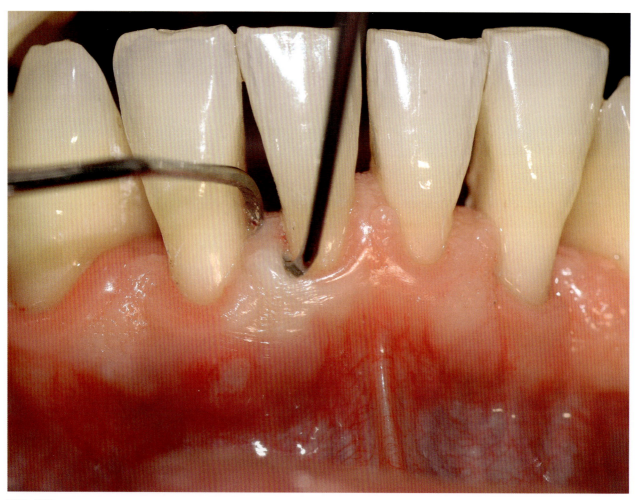

図 3-253

## 上顎右側の非外科的インスツルメンテーション

（図3-254〜271）

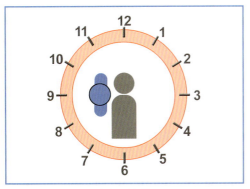

図 3-254 9時の術者の位置。

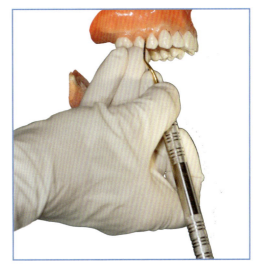

図 3-255 臼歯部の近遠心部では、前項に述べたように先端を挿入する際器具は処置歯の長軸にそろえて、垂直な動作をすることが重要である。

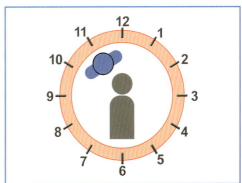

図 3-257 10時もしくは11時の術者の位置。

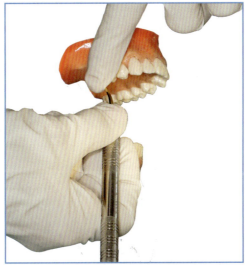

図 3-256 より適切な位置へのコントロールおよび効果的なデブライドメントのために、非利き手の人差し指で補強して側方圧をかけることが推奨される。

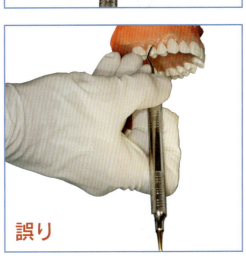

図 3-258 上顎右側近心面のインスツルメンテーション。この部位では、近心面のスケーリングに遠心レストを置くのは誤りである。

誤り

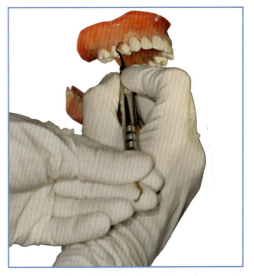

図 3-259 上顎右側近心面の正しいインスツルメンテーションには、適切なレスト位置が望まれる。非利き手はスケーラー反対側から支持する。

図 3-260 続いて、利き手を放し、非利き手のみの支持によって回転できる。キュレットは非利き手のみで把持している。

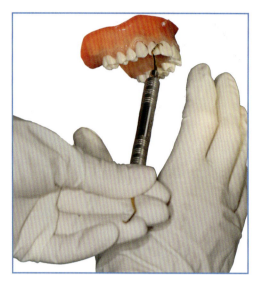

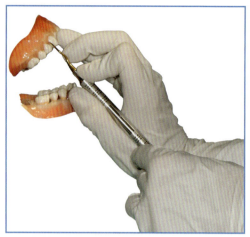

図 3-261 上顎右側部の近心面の処置には、処置歯より近心にレストを置くと効果的なインスツルメンテーションが可能となる。スケーラーは垂直に挿入しスケーリングを行う（前の臼歯の近遠心面での正しい垂直的な動かし方の項を参照）。

図 3-262 7時の術者の位置。

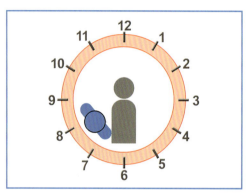

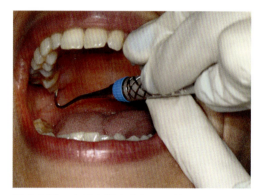

図 3-263 上顎右側臼歯部の口蓋側遠心面の処置には、術者は患者の左側に位置することが推奨される。

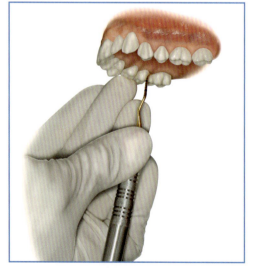

図 3-264 近心面のスケーリングには作業手の薬指の適切な咬合面レスト（処置歯の近心）が必要である。

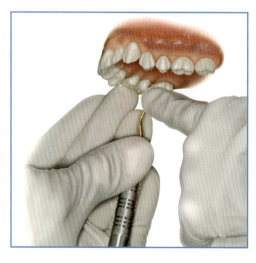

図 3-265 側方圧の補強、近心面での適切な動作の維持、ストロークの改善のために、非利き手の人差し指はスケーラーのシャンクに置く。

非外科的インスツルメンテーション

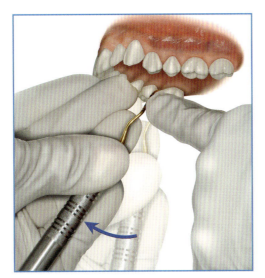

図 3-266　近心面の処置での近心方向からの適切な動作。

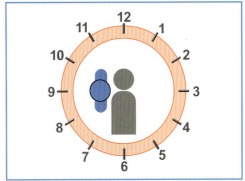

図 3-267　9時の術者の位置。

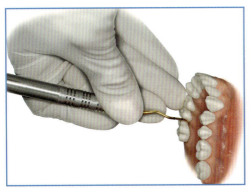

図 3-268　スケーラーの適切な開始位置。スケーラーは歯軸に沿っており、ブレード先端は近心面に向けて回転する。

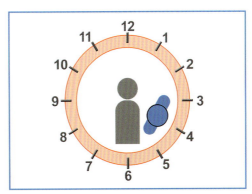

図 3-269　4時の術者の位置。

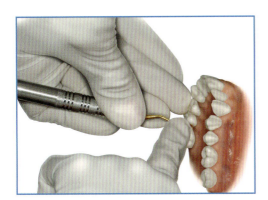

図 3-270　ストローク開始前に、補強とコントロールの改善のために非利き手の人差し指をシャンクに添える。

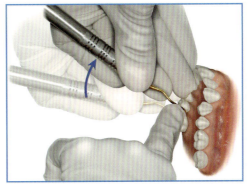

図 3-271　非利き手の人差し指からの側方圧は、図中の矢印に示されたような近心面でのスケーリングの適切な動作を補助する。

marisa roncati　歯科衛生士の力でここまでできる 非外科的歯周治療 | 241

3章 | 原因除去療法

## 上顎左側の非外科的インスツルメンテーション

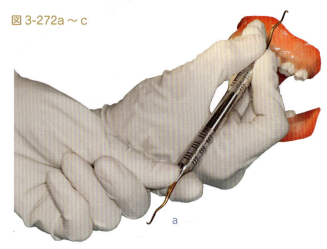

図 3-272a～c

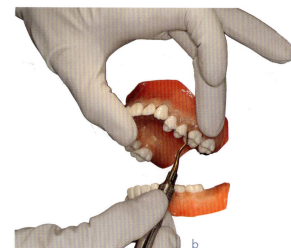

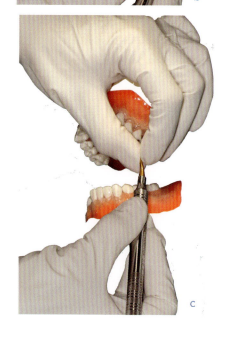

上顎左側臼歯部近心面の適切なスケーリングでは、術者は従来どおり小臼歯部にレストを置くかもしれない。しかしながら、この種のレストは歯周ポケットが深いときにスケーラーを正しく挿入しにくいことがある。**歯軸の垂直方向とスケーラーハンドル部が平行であることが重要な基準であるが、これはスケーラーを両手で支持することで用意に達成される**（図 3-272a）。まず利き手でスケーラーを握り、非利き手は中指を上顎左側臼歯部頬側に置き、補強および作業の安定化をする（図 3-272b）。

非利き手の親指と人差し指は「OK」のジェスチャーのような形でシャンク部を支持し、続く適切なインスツルメンテーションを可能にする（図 3-272c）。注意：上顎左側でのスケーリングで近心面から遠心面に移動する際に、術者は不適切な動作の結果歯石をバーニッシュしないように注意すべきである。よって、遠心方向に向かう適切な開始時の動きをするために、口腔内近心レストは推奨されない。遠心面のスケーリングで遠心側にレストが置けない場合には、口腔外レストおよび非利き手での補強が推奨される（図 3-273）。

利き手ではダーツ持ちでハンドルの中間部を把持し、非利き手では親指と人差し指は「OK」のジェスチャーのような形でシャンク部を把持する（図 3-273c）。前歯部の処置を行う場合には、術者は適切に先端を当てることができるようにポジションを変える必要がある。左側前歯のスケーリングの際には、術者は7時の位置が望ましい（「前歯部における正しい垂直的な動かし方」の項を参照）。

非外科的インスツルメンテーション

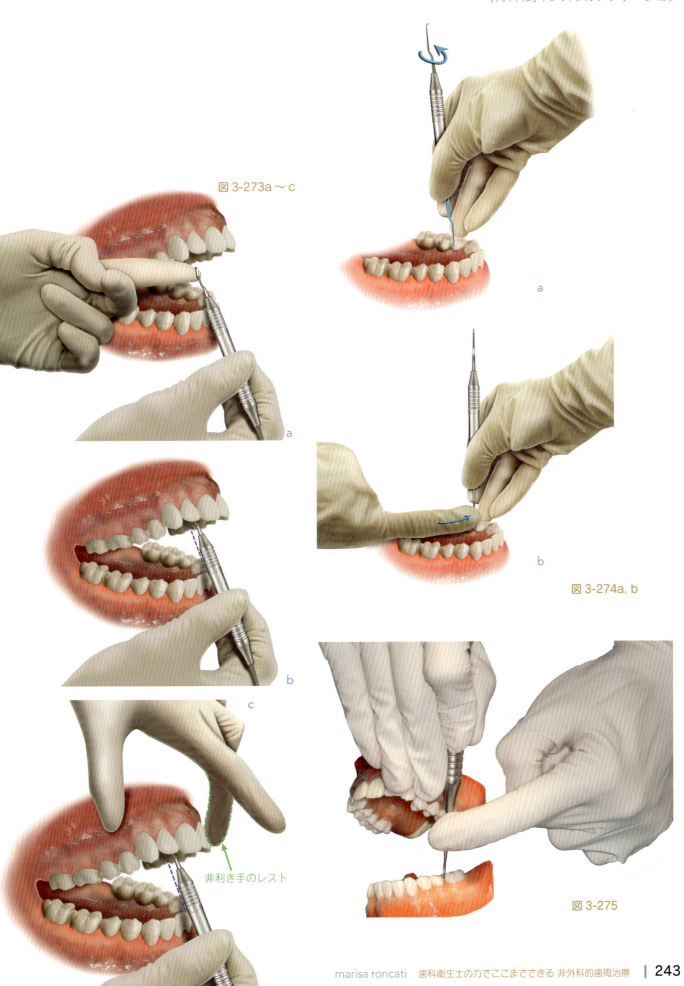

図 3-273a〜c

非利き手のレスト

図 3-274a, b

図 3-275

marisa roncati　歯科衛生士の力でここまでできる 非外科的歯周治療 | 243

## 下顎左側の非外科的インスツルメンテーション

下顎左側近心面のスケーリングを行う際には、図3-274aと図3-277の矢印が示すように回転させながら先端を挿入する。そのために、スケーラーは歯軸と平行にする。

非利き手の人差し指を用いた側方圧の補強や、レスト位置から離れた方向への動きを安定させることが推奨される（図3-274b）。犬歯や小臼歯部の頬側遠心面は、より遠心にレストを置いてスケーリングを行う。特に深いポケットでは、インスツルメンテーション

の原則の観点から上顎にレストを置き、ハンドルの半分から下寄りを把持するのがよい。スケーラーを歯肉縁下に動かす前に、非利き手はスケーラーの回転運動を補助する。非利き手の人差し指をシャンクに当て側方圧の補強や動きのコントロールに用いることが推奨される（図3-275）。上述の動きを行うために、短時間での作業においては術者は12時の位置、もしくは立位での2時の位置が勧められる。

## 下顎右側の非外科的インスツルメンテーション

下顎右側前歯部の近心面のスケーリングには、術者は7時の位置が望ましい。この位置は、（レストから離れていく）近心方向へスケーラーを正しく動かすのに適している（図3-277）。下顎右側前歯部の遠心面のスケーリングは、小臼歯と同様、術者が12時もしくは2時の位置で行うと効果的である（図3-276；「前歯部における正しい垂直的な動かし方」の項を参照）。

もしくは、特に右側小臼歯部や臼歯部の遠心側では、術者は患者の左側に立ち、口腔外レストもしくは上顎にレストを置き、非利き手での補強を行ってもよい（図3-278）。

非外科的インスツルメンテーション

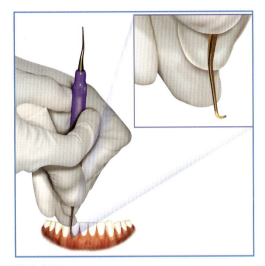

図 3-276

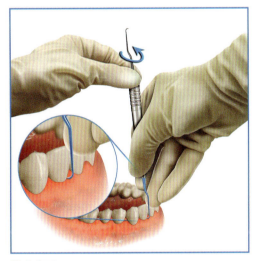

図 3-277

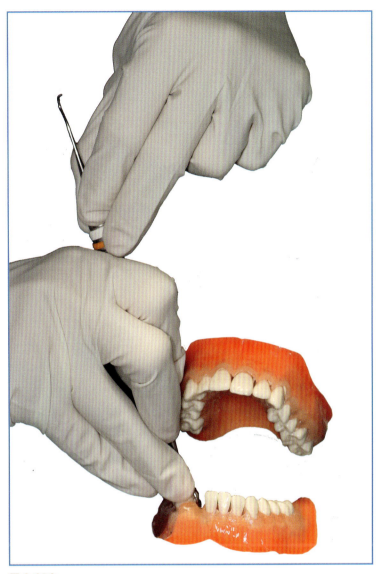

図 3-278

## 根分岐部のデブライドメント/インスツルメンテーション

　根分岐部のスケーリングには、手用スケーラーと併用して超音波スケーラーの使用が必須である（図3-279a〜c, 280b, c；図1-28参照）。ダイオードレーザーは、根分岐部の汚染物質の除去にも効果的であり、デブライドメントに役立つ（図3-279d）。ダイオードレーザーは、歯肉縁下の根分岐部の石灰化物や細菌の除去に効果的であることから、非外科的インスツルメンテーションの前だけでなく、処置の最後の使用も推奨される（図3-280d）。

　上顎の根分岐部のスケーリングには、図2-118, 119および図3-280aに示されたような口蓋側からプローブを挿入して行う正確な根分岐部の評価が不可欠である。近心頬側根は頬舌的な幅の半分以上を占めるため、根分岐部病変がある場合には口蓋側からプローブを挿入しないと根分岐部の評価はできない。

　ユニバーサルキュレットは両刃のため、図3-280bに示されるように近心頬側根の口蓋側と口蓋根の頬側を同時に処置できることから、特に根分岐部の処置に有効である。

図3-279a〜d

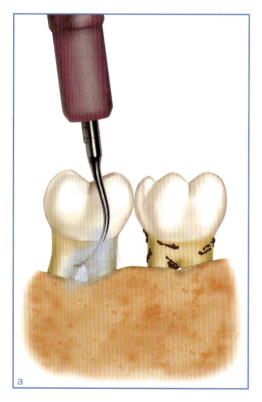
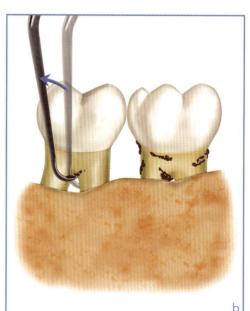
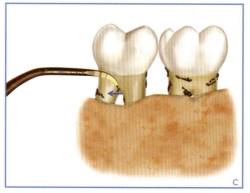
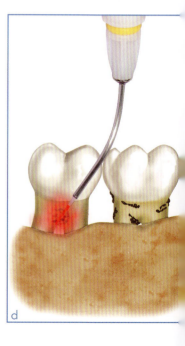

非外科的インスツルメンテーション

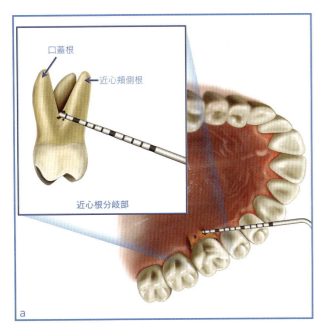
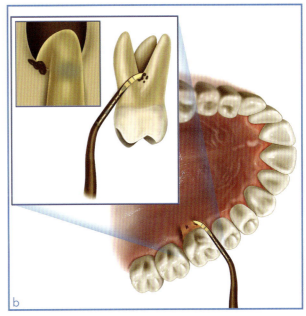
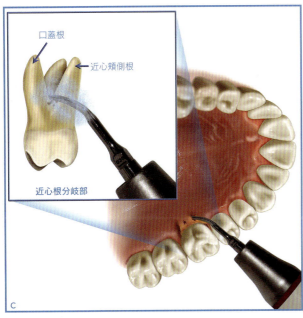
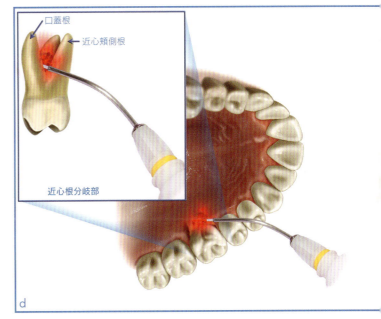

図 3-280a～d

## ポリッシング

歯の表面や審美補綴物の着色の除去を目的とするポリッシング（図3-281〜285）は研磨用品（例：エアフローシステム、歯面研磨製品）を用い行われる。ポリッシングには食べものや喫煙による表面の汚れを除去する審美的な目的もあるが、より重要なのはバイオフィルムを除去して歯の表面を滑らかにすること（プラークを付きにくくすること）である。

ブラシもしくはラバーカップが術者の判断で用いられる。重度の着色の場合にはブラシの使用が勧められる。均一なポリッシングから「選択的ポリッシング」へと概念は変遷してきている。継続的なポリッシングは歯の表面をすり減らすこととなり、形態変化を引き起こす。これは選択した器具によるものというより、低速のハンドピースでの圧力によるものである。以下のことから、研磨剤は大量に使用することが望ましい。

- 低速ハンドピースの侵襲的な力を減じる作用がある。
- ポリッシングによるホワイトニング効果を改善する。
- 研磨剤を大量に使用した場合には上記の効果が促進されるが、少量を使った場合はより研磨が進み、歯の形態変化を引き起こす。

着色が顕著である場合には、着色の除去は非外科的インスツルメンテーションの間に始めるべきである。例えば、非常にやさしく超音波スケーラーを動かした場合には（図3-288）、低速ハンドピースを強圧で持続的に使用するよりも侵襲は少ない。たとえ低速ハンドピースであっても高速かつ過剰な圧をかけた研磨は、貴重なエナメル質外表面を剥がしてしまう。

研磨剤を歯頸部や歯間部により効果的に行き渡らせるために（図3-283）、先端の鈍いディスポーザブルシリンジで液体の研磨剤（図5-10a参照）を使用したり、洗口液と研磨剤を混ぜたものを使用することを考慮する。ポリッシングは最後方臼歯部から行うべきである（図3-282）。この非一般的なポリッシングの順序は、患者に次のように説明する。

『よろしいでしょうか？　今日はあえてお口の一番奥歯の内側からポリッシングを始めますね。通常ですと、前歯が一番見た目に関係するということで最初にポリッシングをされがちですが、前歯を最後に、もちろん全部の歯をポリッシングします。お家でも同じ順番で歯磨きをすることをお勧めします（それでは奥の内側から始めます）。』

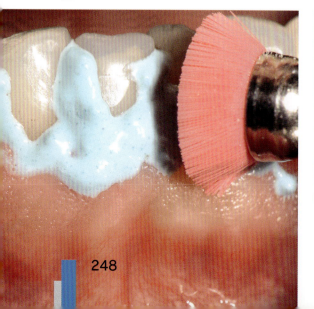

図3-281

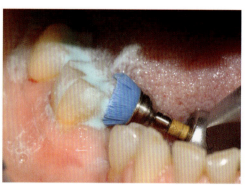

図3-282

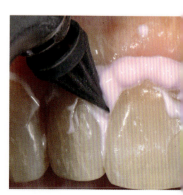

図3-283

# 非外科的インスツルメンテーション

　歯肉や歯のトラブルは、一般的に臼歯部で起きることが多く、それゆえ奥の見えにくい場所から歯磨きを始めることが推奨される。前歯部がもっとも審美性に影響するために、日常の歯磨きはほぼ無意識に前歯から開始され、前歯にもっとも時間が費やされているという一般的な傾向がある。臼歯部の歯磨きはせわしなく急いですまされ、歯磨剤の効果によってさっぱりしてきれいになっている感覚に陥っている可能性も考えられる。ゆえに、患者には歯磨剤を使わずに、臼歯部舌側から磨き始めることが、臼歯部に注意を払い、より全体的に良好な清掃状態を得るために推奨される[4]。

　ポリッシングは、特に患者自身がはっきり気にしている前歯部の着色を最後に除去して終了する（図3-289）。この臼歯部から行うポリッシングとその理由の説明によって、患者の自宅でのホームケアの強化ができ、チェアタイムの短縮ができる。

　術者は、研磨剤を選択する際に、セメント質や象牙質の露出部や審美補綴物周囲においては、特に注意を払わないといけない。円錐型のラバーカップは歯間部や補綴物のマージン部のポリッシングにもっとも適している（図3-283）。

　再生治療後や補綴物装着後のメインテナンスでは、術者はまず全顎的な歯冠部のポリッシングを行わなくてはいけない。研磨剤を付けた後に、補綴物のマージン部（図5-10参照）や知覚過敏のある歯頸部への干渉を避けるために、手用器具によって水平的な動きをすることが推奨される。

　プラークコントロールが良好な患者であっても、スケーリングの侵襲や患者の知覚過敏の軽減に、研磨剤を用いることが勧められる。

　ポリッシングは非外科的インスツルメンテーションの前、特に超音波スケーラーを用いる前に患者の快適性を向上するために行われるかもしれない。ポリッシングによってバイオフィルムの一部が除去されれば、その後のインスツルメンテーションを減らすことができる。天然歯やインプラントのアバットメント、インプラント周囲炎によって露出したスレッド部（図3-285）、補綴物のポンティック部にミニブラシやマイクロブラシを用いるのと同様に、すべての歯において低速ハンドピース用ブラシを用いることができる。円錐型のプラスチックカップと大量の研磨剤を用いて、低速かつ注意深くていねいな動きによって根分岐部の清掃も可能である。

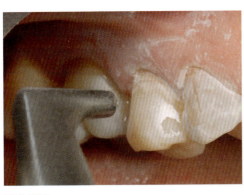

図3-284

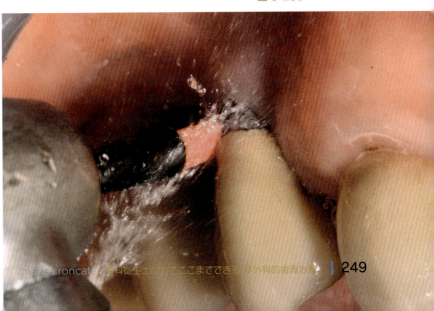

図3-285

## エアフローとペリオフロー

　エアフローは、炭酸水素ナトリウムやグリシンパウダー、非必須アミノ酸、エリトリトールや甘味料などを用いる。粉塵が小さいため磨耗が少なく、非常に強固な着色を除去することができる（図3-286, 287）。この単純でより早い方法は、特に喫煙による着色を有する患者により適している。

　これらの装置を使う際には、ハンドピースからの気流が直接軟組織を傷つけるのを防ぐために、頬粘膜はガーゼを用いて保護されることが推奨される。グリシンパウダーとエリトリトールは、インプラントのメインテナンスやインプラント周囲炎で露出したスレッド部の清掃にも用いることができる。これらの機器はしばしば目詰まりを起こすので、目詰まりを防ぐために、以下の点に留意する。

**装置のメインテナンスのコツ**

　ハンドピースは、一般的に135℃のオートクレーブによってのみ滅菌可能である。装置を数時間使っていない場合には、タンクを完全に空にして5〜10分空気と水のみで作動させなければならない。

　ポータブル式の機器が備え付けてある場合には（図3-286）水垢による目詰まりを防ぐために、ハンドピースを外して後ろからエアーを噴射し、残っている水分を除去するとよい。ハンドピース内部の清掃には特別なクリーニング用具を用いることも推奨される。最後に、特に強固にエアフローノズルが詰まってしまった場合には、温水で温めたあとに超音波洗浄してもよいかもしれない。機器によっては、毎使用後にパウダー容器を空にして精製水で満たし、独自のクリーニングサイクルを作動させるものもある。術者は常にパウダー容器を湿らせないことに気を配るべきである。もし湿らせてしまった場合には交換し、容器内を乾燥させるべきである。

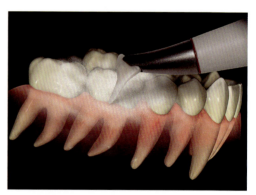

図 3-287

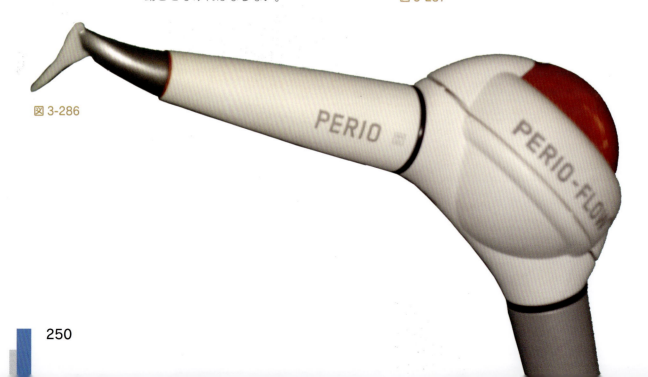

図 3-286

## ホワイトニングの効果を長続きさせるコツ

多くの患者は、適切に設定された次回のメインテナンス予定よりも早く着色してくるという不満を漏らす。別の見方をすれば、患者はポリッシングによって得られた光沢のある輝く歯に満足しているため、再度着色が起こると以前より気になるのである。

この不満はよく聞かれるものであり、考察する価値がある（図3-288～293）。ポリッシングによりプラーク、着色そしてペリクルを完全に除去すると患者は満足する。術者は可能なかぎり歯の光沢を取り戻せるように努力すべきである。ポリッシングは、かねてより研磨と位置づけられており、治療の最後に術者が低速ハンドピースと専用のラバーカップもしくはブラシを用いてしっかりと強圧にて行われていることがある。ポリッシングが不適切に行われるとサンドブラスト効果となり、エナメル質に小孔を作ってしまう。ポリッシング直後から数日の間に患者が着色しやすいものを摂取すると、非常に着色しやすく歯を変色させる。よってポリッシングによるホワイトニング効果を継続させるために、以下のような点が重要となる。

- 非常に強固な着色は、最終のポリッシング前に超音波スケーラーを用いて除去する（図3-288）。
- サンドブラスト効果を減らすために、大量の研磨剤を用いて、ラバーカップやブラシは乾いた状態では用いないようにする（図3-289）。
- エアフロー機器を適切に使用して狭い箇所や強固な汚れを除去する（図3-287, 293）。患者の快適性のために、使用時は粘膜をガーゼで覆って保護する。
- ジェル状もしくは泡状かバーニッシュタイプのフッ化物を用いる。

従来、フッ化物の局所塗布には、綿球やブラシを用いて直接エナメル質表面に置く方法や使い捨てトレーを用いて数分口腔内に保持する方法などが用いられてきた（図3-290）。現在、術者が行うフッ化物塗布としては、1.23％のリン酸フッ化ナトリウムジェルを使い捨てトレーに入れて患者口腔内に入れる方法が一般的に用いられている。排唾管を口腔内に入れた後に、口を軽く閉じてもらいトレーを口腔内に約5分保持する。患者には立位でいてもらう、もしくはやや前傾してもらい、フッ化物を飲み込んでしまうのを防ぎ、味の不快感をなくす。

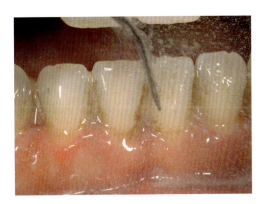

図3-288

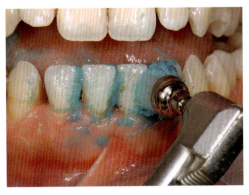

図3-289

この従来のトレーを用いたフッ化物塗布の代わりに、とてもシンプルで経済的な方法も薦められる。通常のガーゼをフッ化物洗口液に浸し、上下顎の頰側歯面に設置する。患者には排唾管を入れた後、軽く口を閉じてもらいフッ化物ガーゼを最低5分保ってもらう。この方法は経済的であり、通常の備品で行える。この目的は、ポリッシングによって一度除去したペリクルが、再度形成されるまでの時間を確保することである。フッ化物塗布後は、約1時間は飲食および喫煙を控えてもらう。ポリッシングによって小孔を作ったエナメル質表面は、唾液中のタンパク成分による再ペリクル形成から保護される。

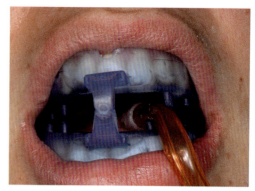
図 3-290

- 着色しやすい食べ物に対するアドバイス。患者には、特に専門家による処置後の数日間は着色しやすい食べ物の摂取に気を付けてもらう。絶対に避けてもらわないといけないということではなく、着色しないように清掃器具を使ってもらうよう指導する。
- 特に着色しやすい食べ物を食べた際の食残渣は、ガーゼか使い捨てタオル（「指歯ブラシ」）を用いて除去してもらう。

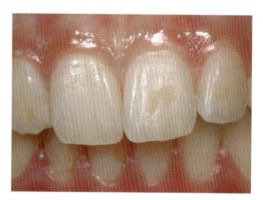
図 3-291

付着が強固で除去が難しい矯正用のセメントが残っている場合には（図 3-291）、図 3-292 に示すように専用のラバーチップを低速ハンドピースで用いると、超音波スケーラーよりも効果的に除去できる。

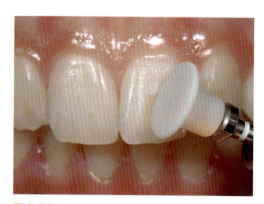
図 3-292

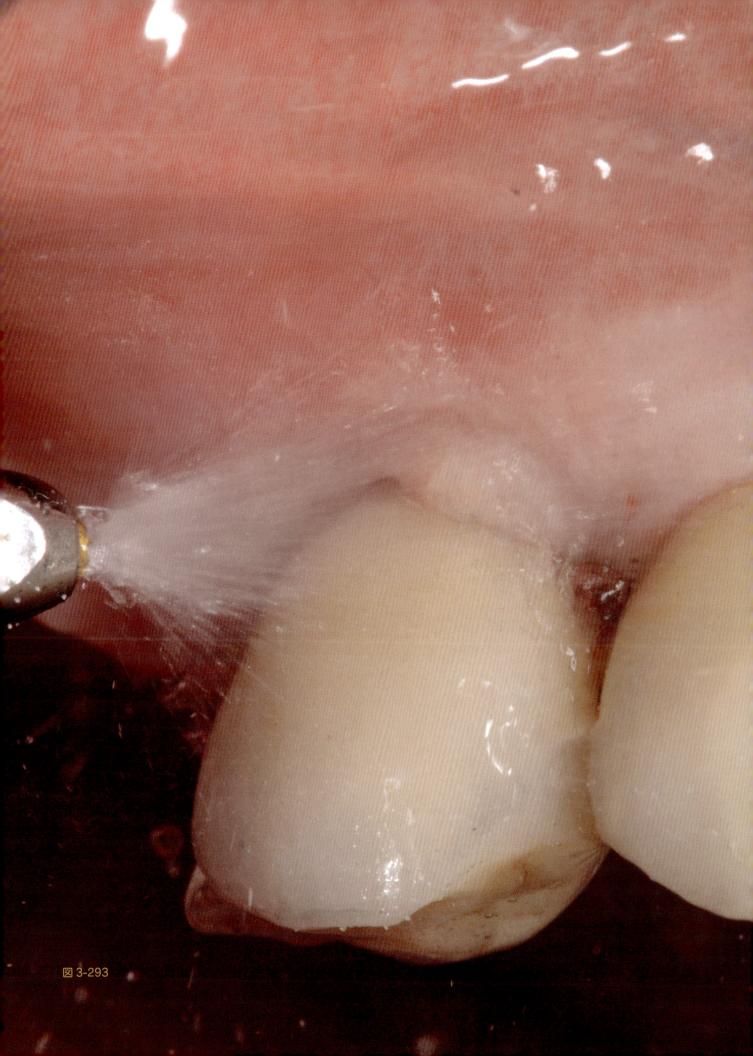

図 3-293

# 4

## インプラント周囲炎：非外科的治療アプローチ

### 定義

デンタルインプラントは、欠損歯を補うための治療選択肢として広く認められている。また、インプラントは多くの症例で長期的な成功が報告されているが、合併症の恐れがないわけではなく、インプラント周囲炎は頻繁に見受けられる[1-4]。

生物学的な合併症には、インプラント周囲粘膜炎とインプラント周囲炎の2つがある[1,5]。インプラント周囲粘膜炎は、インプラント周囲歯肉の軟組織に炎症が生じているものであり、支持骨の喪失を伴わないものである[6]。インプラント周囲炎は、インプラント埋入後、最初の1年以内に最終的に生じるもので、オッセオインテグレーテッドインプラント周囲の軟組織および硬組織に影響を与える炎症性の病的プロセスであり、生物学的な骨のリモデリングを超えた、支持骨の進行性の喪失と定義される（図4-1）。

2010年の第7回 European Workshop on Periodontology において[1]、インプラント周囲疾患の定義が改訂された。インプラント周囲粘膜炎は、細菌の侵襲に対するインプラント周囲組織の宿主応答であり、歯肉における細菌の侵襲に対する宿主応答である歯肉炎とは根本的に異なるわけではない[6]。最近の改訂版[7]ではインプラント周囲炎に焦点がおかれ、疾患の進行速度だけでなく、病変における細胞浸潤およびその構成についても、歯周炎と異なる可能性が述べられている[8]。「防御的な」結合組織の被包化による自己制限

過程は、歯周炎の病変部では頻繁に認められるが、そのような過程はインプラント周囲炎病変部においてはみられないことがある（図4-2）[8]。したがって、包括的な歯周組織の評価と機械的なバイオフィルムの除去（デブライドメント）のプロトコールについては、本章で詳細に説明するように、インプラント周囲疾患用に若干調整して用いる必要がある。

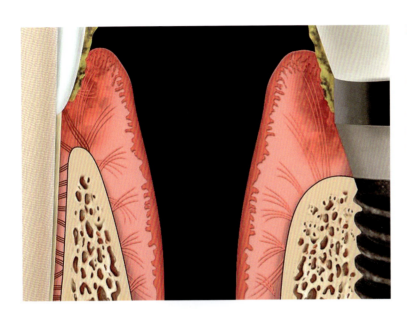

図4-1 インプラント周囲におけるインプラント周囲粘膜炎の炎症過程は、天然歯における歯肉炎のそれときわめて類似している。いずれの場合においても、プラーク誘発性の炎症が存在し、臨床的な付着の喪失や支持骨の喪失は認められない。インプラント表面には、通常の歯周病では認められない細菌（例えば、緑膿菌、黄色ブドウ球菌、カンジダといった日和見病原体）も定着しうる。

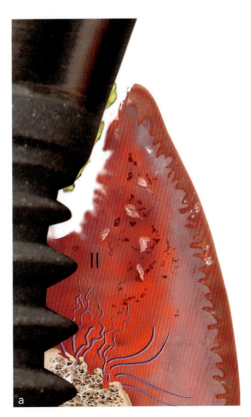 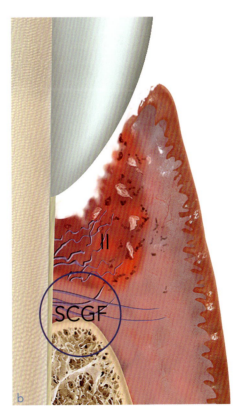

図4-2 最近の歯周炎とインプラント周囲炎の比較では、歯槽骨頂の歯肉線維（SCGF; supracrestal gingival fibers、bの紫円で強調された部分）からなる防御的結合組織の被包化により、病変部と歯槽骨が分離するという、天然歯周囲組織に存在する自己制限過程が注目された。インプラント周囲の病変（a）は、特徴的な像を示すことに注目。炎症性浸潤（II、a）は歯周病の病変（II、b）の2～3倍に拡がっており、SCGFはなく、浸潤は歯槽骨まで達している。

# 4章 | インプラント周囲炎：非外科的治療アプローチ

## 病因

インプラント周囲の感染は、常にバイオフィルム形成と関連している[9-11]。それゆえ、バイオフィルムの除去は、インプラント周囲における感染の予防、管理、制御をするうえで必須のものと考えられる。デンタルインプラントにおけるさまざまなタイプの違いは、インプラントの失敗に特に影響は及ぼさないようである。インプラント表面における細菌バイオフィルム形成は、歯面における場合と何ら違いはないが、表面粗さの影響を受けるかもしれない[12]。表面粗さや表面自由エネルギーは、インプラント体やアバットメント表面におけるバイオフィルム形成を促進する。機械加工表面では、3年以上の経過症例において、インプラント周囲炎の発症リスクが20％減少していることと関連しているようである[13]。また、表面処理とインプラント-アバットメント形態の構造的特徴も、バイオフィルム形成に重要な役割を果たしている[14]。しかしながら、このような違いがインプラント周囲炎の発症に影響しうるというエビデンスはない[1]。骨欠損や深いプロービングデプス（PD）が単独で存在しても、それをもってインプラント周囲炎と診断するには根拠として十分ではないかもしれない。支持骨の欠如は、不適切な外科的手技、インプラントデザイン（図 4-3）、不適切な位置へのインプラント埋入、骨頂部の厚み、適合の悪い補綴修復物やアバットメント、咬合負担過多といった、細菌以外が原因となる可能性がある[9]。

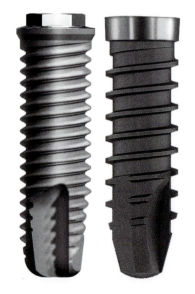

図 4-3

## リスクファクター

インプラント周囲粘膜炎とインプラント周囲炎を発症・進行に導く可能性がある多くのリスクファクターが明らかになっている。(1)口腔衛生不良、(2)歯周炎の既往、(3)糖尿病、(4)喫煙、などが挙げられる[2]。

最近の、第6・7回から11回に至るまでのEuropean Workshops on Periodontologyのコンセンサスペーパー[1,2,7]や、2013年のAmerican Academy of Periodontology（アメリカ歯周病学会）における声明[9]では、インプラント周囲疾患のさまざまなリスクファクターとして、口腔衛生不良の他に、糖尿病、特にコントロールされていない糖尿病（血糖コントロールが不十分）、喫煙、飲酒、遺伝的要因、治療後の不適切なメインテナンス[15]、インプラントの表面性状、特に歯周病の既往歴（図4-4、4-5）[16]を定義している。インプラント周囲炎の発症や病原性に影響を与えそうな各分野においても研究が続けられている。これには、結合組織疾患を伴う関節リウマチ、インプラントに対する負荷時間の増大、飲酒などが含まれる[9]。ごく最近の文献では、咬合負担過多やインプラント表面の損傷、インプラント体の腐食といった因子が病原性細菌と相乗的に作用し、支持骨の喪失を進行させる可能性が示唆されている[9]。

度重なるインプラントの失敗には、インプラント周囲の合併症の直接的原因としてごく最近認識された医原性因子が関連している（図4-6〜8）[1]。これには、平行性のとれていない隣接するインプラント（インプラントどうしの極端な近接）（図4-7）、フィクスチャーと補綴コンポーネント間のギャップ（図4-6）、歯肉縁下における残留セメント（図4-8）などが含まれる[17,18]。

4章 | インプラント周囲炎：非外科的治療アプローチ

2013年のAmerican Academy of Periodontologyからの声明[9]に記載されているリスクファクターに加え、インプラント周囲炎の新たな原因として、過剰な圧力（0.25N以上）によるプロービング、インプラントの汚染除去に金属製チップを専用チップに交換せずに超音波装置を使用すること、ネオジムやエルビウムといった不適切なレーザーの使用（文献に記載されているように、インプラント体表面にひび割れや融解が生じ、より多くのプラーク蓄積が生じる[19]）、不適切な設定値でダイオードレーザーを使用することなどの医原性のメインテナンス行為とプロトコール[15]が考えられるかもしれない。生体力学的合併症は一般的に上部構造装着後、比較的早期に生じる一方で、生物学的および感染性の合併症は、より後期に認められる傾向がある[20]が、場合によって同時に起こることもあるかもしれない。メインテナンスのプロトコールは、プラーク誘発性のインプラント周囲粘膜炎およびインプラント周囲炎の予防と治療戦略において重要な役割を果たす[21]。

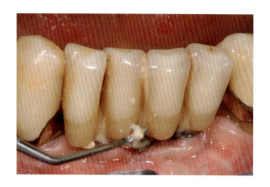

図 4-4　プラークコントロールが不良、または不可能であることは、依然としてインプラント周囲疾患の主な原因因子である。

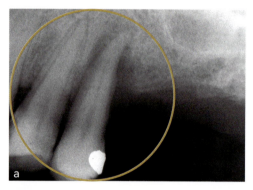
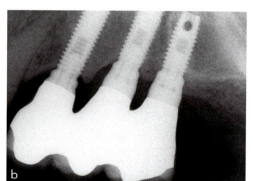

図 4-5　歯周病の既往（a）は、インプラント周囲合併症（b）のリスクファクターである。

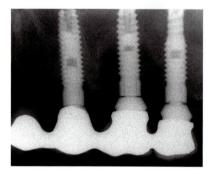

図 4-6　度重なるインプラントの失敗には医原性因子が関連しており、インプラントと補綴コンポーネント間でのギャップの存在などは、最近ではインプラント周囲合併症の直接的な原因であると考えられている。

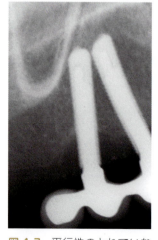

図 4-7　平行性のとれていない隣接するインプラント。医原性にインプラントの近接が生じ、合併症のリスクが増加している。

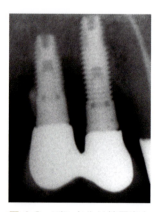

図 4-8　デンタルX線写真上で余剰セメントの残留が認められる。これはインプラント周囲炎の原因となる新たな医原性因子といえる。

# 有病率

米国では30万〜42万8,000本の骨内インプラントが埋入されていると推測されるが、この統計値は毎年約12%の増加が見込まれている[22]。イタリア国立統計研究所が公表したデータによると、イタリアの歯科医院の63%でインプラントによる治療が実施されている。イタリアでは、毎年120万本のインプラントが埋入されている。この数字は年間150万本が埋入されるアメリカと同程度の多さだが、イタリアの人口はアメリカの3億人に比べるとはるかに少ないことを考えると、イタリアは患者一人あたり約2.4本のインプラントが埋入されていることになり、記録的な数といえる。

2000年以前に発表された論文において報告されたインプラント周囲炎の発生率は2%〜10%の範囲であった[23]。複数の臨床報告とシステマティックレビューは、インプラント周囲炎は健常な歯周組織を持つ患者と比較して、歯周炎の既往や現在歯周炎に罹患している患者により高い割合で認められたと報告している[16, 24, 25]。低い有病率（≦10%）を示す報告もあるが、これは歯周病の既往のない、いわゆる「健常」な患者にのみあてはまる。これと対照的に、以前、歯周組織において感染が認められたことのある、いわゆる「歯周病患者」（図4-5参照）におけるインプラント周囲炎の発生率は、30%〜80%と劇的に増加している[4, 25]。

歯周組織が健全であることは、
インプラントの長期的維持を促進する。

インプラント周囲疾患は日常的に認められるものであり、インプラント周囲粘膜炎の有病率は患者の31%〜64.5%、インプラントの21.6%〜38%と報告されている[2, 4]。より重度であるインプラント周囲炎の有病率は、患者の11.2%〜47.1%、インプラントの6.6%〜36.6%である[4]。オッセオイ

4章 | インプラント周囲炎：非外科的治療アプローチ

図 4-9　初診時（a）と21年後のリコール時（b）の口腔内写真。オッセオインテグレーテッドインプラント（c）は、上顎右側側切歯の形成不全を治療するために埋入された（Dr. Francesca Manfriniのご厚意による）。

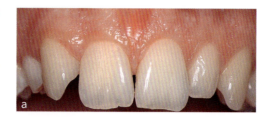
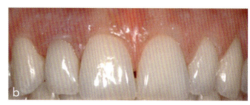
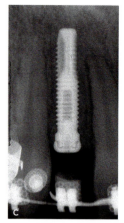

図 4-10　インプラントの埋入に先立ち、十分なスペースを確保するための歯科矯正治療が行われた（Dr. Francesca Manfriniのご厚意による）。

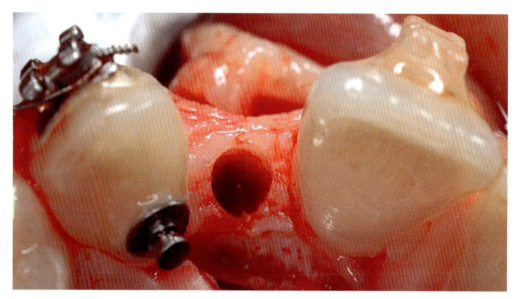

ンテグレーションの獲得率は無歯顎および部分欠損の両方で何度も示されてきているが、骨内チタンインプラントの機能後5年経過症例では99％という優れた成功率を示している[25]。過去10年にわたり、歯周病およびインプラントに関する論文では、実験的・臨床的研究の両面からインプラント周囲疾患の治療が注目されてきた[26, 27]。

歯周病を放置するか治療が不十分なままであると、インプラント周囲炎およびインプラントの喪失の脅威は増大する[28]。インプラント周囲炎の有病率は、ノンコンプライアントの患者（臨床医からの忠告に従わず、アドヒアランスに乏しい患者）においてより高い。歯周病患者を対象としたインプラントに関す

る最近の3群前向きコホート研究において、Rocuzzoらは歯周炎を治療した患者、歯周病に対し感受性の高い患者、健常者を対象に行ったインプラント治療の長期結果について、サポーティブペリオドンタルセラピー（以下SPT）に対するアドヒアランスと関連した10年間の結果を報告している[16, 29]。歯周炎の既往のある患者は、インプラントの生存率がより低く、統計学的有意に多くのインプラント周囲の骨欠損が認められた。歯周病患者のうち推奨されるSPTにきちんと従わなかった者は、より高いインプラントの失敗率を示した。

歯周病の患者は健常者と比べて高い合併症のリスクが高いことは重要な事項であり、強

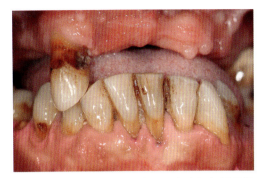

図 4-11 治療前の臨床所見。家庭における衛生管理の怠慢が明白である。機械的デブライドメントと適切なプラークコントロールとをあわせて行い、歯周組織の炎症が解消されない限り、インプラント治療は禁忌である。歯周病を放置したり、治療が不十分であると、インプラント周囲炎のリスクが増加する。

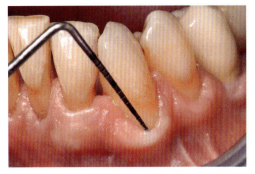

図 4-12 適切な歯周基本治療の後、プロービング値は正常範囲内にあることが確認され、良好な生物学的封鎖がみられる。

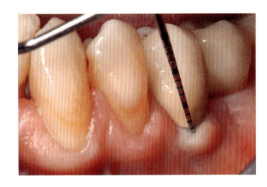

図 4-13 インプラント治療の1年後、プロービング値は正常範囲内であり、出血は認められない。

調されるべきである。

　再感染を抑制し生物学的合併症を制限するため、特に歯周炎の患者のインプラント治療の長期結果を向上させるうえで SPT は重要な役割を果たす[30]。つまり、インプラント治療の長期予後をより良くするためには、インプラント埋入前の歯周炎罹患部位に対する適切な治療と、治療後の適切な SPT プログラムの実施が強く推奨される。

　インプラント周囲炎の罹患率を減らすためには、図 4-9～13 に示すように、インプラント治療を実施する前に歯周病に罹患したすべての歯を治療することが不可欠である。初診時に撮影された図 4-11 のように、広範囲にわたり重度の炎症が存在している状態でインプラントを埋入することは不合理である。患者の主訴はインプラントの埋入であった。原因除去の視点に立った適切な非外科的デブライドメントが行われ、その結果、天然歯（図

**歯周病の既往がある患者は、健常者と比べ、インプラント周囲の炎症やインプラントの失敗が生じるリスクが高い。**

4-12）とインプラント周囲組織の両方で正常なプロービングデプスが得られた。結果的に、インプラントが埋入されてから1年後に補綴修復処置がなされた（図 4-13）。

　治療がされていない深い歯周ポケットの存在は、歯周炎やインプラント周囲炎発症の付加的リスクである[31]。適切な SPT は、インプラントや天然歯周囲の骨吸収に良い影響を与えうる[32-34]。インプラント周囲におけるプロービング時の出血は、インプラント周囲の炎症の存在を示している。天然歯周囲における炎症と同様に、出血を伴う3mmのプロービングデプスは、臨床的安定性を欠いており異常と考えられるべきである。

## 4章 | インプラント周囲炎：非外科的治療アプローチ

# インプラントの生存 vs インプラントの成功

「インプラントの成功（success）」と「インプラントの生存（survival）」との間に存在する大きな違いについて明確にしておくことが重要である。エビデンスの強さとしては、インプラントの生存よりもインプラントの成功のほうが強い[25]。Ong らは 2008 年のレビューの中で、5 編の論文のうち 4 編で、治療後の歯周炎患者と比較して非歯周炎患者のインプラント生存率のほうが高いと報告していた。しかしいくつかの研究ではインプラント部位に基づいて生存率を算出していた一方で、他方では同様の計算を患者単位で算出していたものがあった[25]ことを指摘している。すなわち、15 年間、経過観察をすでに行っていたなら、その口腔内に「生存している」インプラントは存在しているかもしれないが、これらのインプラントが必ずしも合併症と無縁であったわけではない。

**生存は決して成功と同義ではない。**

非常に厳格な歯周病のメインテナンスプロトコールは、しばしばインプラントの永続性を高めることができるが、これは決して完全に予測できるものではない。特に、患者が定期的に治療後のサポーティブケアを受けている歯科医院以外でインプラント治療が実施された場合、患者には疑わしいインプラントの存在に関わるいかなるリスクも必ず正確に知らせる必要がある。

病的なインプラントは炎症を引き起こし、健康全般に影響を与えるかもしれない。全身に合併症が生じた場合、心血管疾患、代謝疾患、腎疾患など、すでに存在する疾患の悪化を避けるために、インプラントを撤去する必

262

要性が生じるかもしれないことを患者に知らせるべきである。歯周炎、インプラント周囲炎、およびアテローム性動脈硬化症との因果関係は確立されていないが、多くの研究において、中等度から重度の歯周炎が炎症のレベルを増大させ、炎症性疾患の全身的マーカーの増加に関連するという、理にかなった生物学的相互作用メカニズムが提唱されている[35]。中等度～重度の歯周炎の管理と**歯周病のメインテナンスは、心血管疾患のリスク**や臨床的な疾患の徴候、全身的な炎症性メディエーターの数を**減少させることが示されている**[36]。同様にインプラント周囲炎を管理することは、全身の健康の改善につながると推測される。歯周病と心血管疾患との関連についての知見は大きな反響を呼び、2009年9月には、米国の心臓専門医と歯周病専門医の学会が2つの疾患の関連を示す科学的なパラメータに焦点を当てるために、公式の学術誌に同時にコンセンサスレポートを発表している[37]。この重要な概念は、最近書かれた文献により正確に定義され、2007年にピサにてInternational Congress of Oral Implantologistsの会議の一環として行われたインプラントの成功に関するコンセンサス会議において承認された[38]。本会議ではインプラントの健康状態を評価するための基準について議論がなされ、これを基に次項以降で提示する分類が作成された。

## インプラントに関連する種々の臨床状態の分類 [38]

インプラント治療の**成功**（最適な状態）（図4-14, 15）：
- 機能時に疼痛や圧痛なし
- 動揺なし
- X線写真上の骨喪失が最初の手術から2mm以下
- 滲出液なし
- 正常範囲内のプロービングデプス
- プロービング時の出血なし

満足のいく**生存**（本章後半の「歯肉増殖を伴うインプラント周囲粘膜炎の非外科的治療プロトコール」を参照）：
- 機能時に疼痛なし
- 動揺なし
- X線写真上の骨喪失が最初の手術から2～4mm
- 滲出液なし

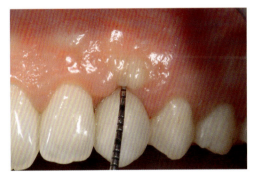

図 4-14

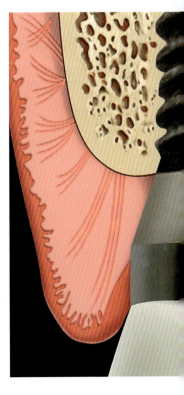

図 4-15

**妥協的な生存**（図4-16, 17）:
- 機能時に違和感を覚えることがある
- 動揺なし
- X線写真上の骨喪失が4mm以上（インプラント長の1/2未満）
- 7mmを超えるプロービングデプス
- 滲出液が認められることがある

次のいずれかに関連する**失敗**（臨床的または明らかな失敗）（図4-18）
- 機能時の疼痛
- 動揺
- X線写真上の骨喪失がインプラント長の1/2を超えている
- コントロールできない滲出液
- すでにインプラントが口腔に存在していない

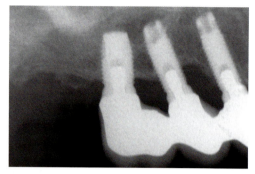
図4-16

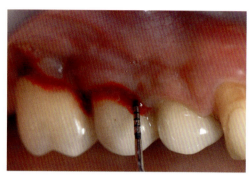
図4-17

図4-18
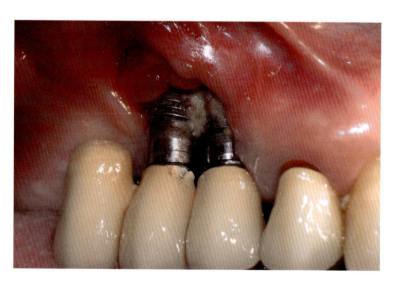

　疑わしいインプラントの場合であっても、臨床医と患者の両方にとって「許容できる」状態と「大きな問題のある」インプラントとを区別することはできる。いかなる場面でもインプラント撤去の可能性を考慮しておくことが賢明である。
　**患者がサポーティブセラピー以外のいかなる治療も受け入れず、インプラント周囲の炎症の持続に関連するリスクについて十分に知らされている場合、すべての臨床医ができることは「満足のいく生存」を達成するための条件を確立しようとすることである。**きわめて疑わしい症例であっても、インプラント周囲軟組織を管理することによって、快適性、機能性、外観、および適切な清掃技術などを改善することができる。

## 識別

インプラント周囲におけるプロービング時の出血（以下BOP）は、インプラント周囲に炎症があることを示す最たる指標である（図4-19）。歯肉炎に類するインプラント周囲粘膜炎（図4-20）は、臨床診断、BOPの評価と、骨のリモデリングの範囲を超えた支持骨の吸収がX線写真上認められないことに基づく[1]。インプラント周囲粘膜炎は、病因に対する早期の介入と除去により可逆的であるため[8]、その有病率が過少報告されうる。

しかし、これらと同様の徴候が、インプラント埋入による初期の骨リモデリング後に、レベルを問わず検出可能な骨喪失を伴って観察された場合には、インプラント周囲炎の診断が行われる。インプラント周囲炎（図4-19, 21）は、軟組織の炎症、4mm以上のプロービングデプス、BOP、排膿（の有無）といったインプラント周囲の炎症症状によって特徴づけられる。それが臨床的に不可逆的であることを強調することは重要である[1]。

この診断は、上部構造の装着時に撮影されたベースライン時のX線写真がある場合にのみ行うことができる。このベースラインのX

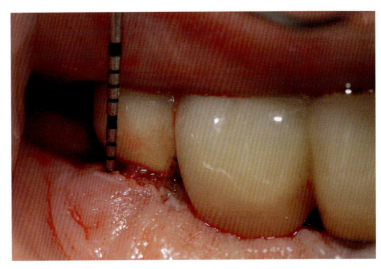

図4-19

4章 | インプラント周囲炎：非外科的治療アプローチ

線写真がない場合は、インプラントを埋入し、そのリモデリング後に予測される辺縁骨のレベルから2mmの垂直距離を、インプラント周囲炎の診断の閾値として使用することが推奨されている[9]。動揺や症状が認められないことが、常に臨床上安定していることを示すとは限らない。早期の対応は、治療の予知性向上にきわめて重要な要素である。疼痛は常に存在するとは限らないため、患者には不快感や苦痛がいかに軽度であったとしても過小評価しないよう説明しておくことが重要である[39]。

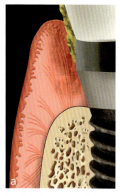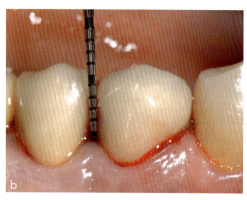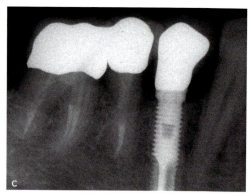

図 4-20　インプラント周囲粘膜炎はインプラント周囲の軟組織における炎症であり、支持骨の喪失徴候がない（a、c）ことから可逆的である。これはプロービング時の出血を伴う（b）。

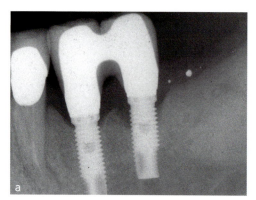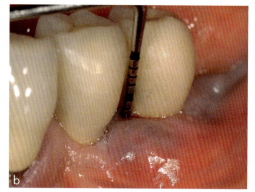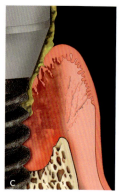

図 4-21　インプラント周囲炎の診断では、デンタルX線写真（a）、そして臨床評価の所見（b）で確認する。インプラント周囲炎は粘膜の炎症に加え、支持骨の喪失により特徴づけられ、不可逆的である（c）。

## プロービング

最終補綴物による回復が行われたら、インプラント周囲の変化を経過観察するための基準として、定期的に臨床データとX線写真データを取得していくべきである[1]。インプラント周囲の定期的なプロービングは、インプラント周囲粘膜の健康状態や疾病の状態を評価するための優れた手法である[2]。過去にはプロービングにプラスチックプローブの使用のみ推奨されていたが、現在では従来の歯周プローブの使用も可とされ、インプラント周囲粘膜の繊細で特徴的な解剖学的構造から、プロービング圧は0.25N（約20g）を超えないことが規定されている（図4-22, 23）[18, 40]。0.15Nのプロービング圧は、口腔インプラント周囲でBOPの検査が偽陽性となるのを避けるために適用される圧の閾値となるかもしれない。ゆえに、インプラント周囲のプロービングは、天然歯周囲のプロー

図 4-22

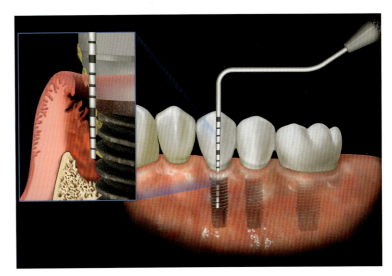

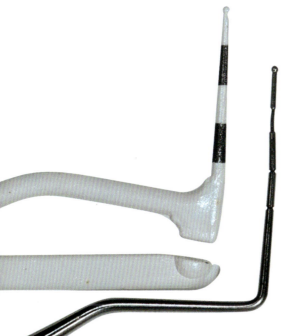

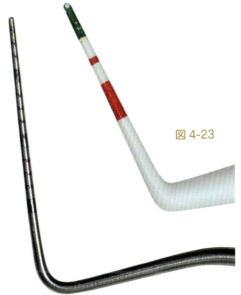

図 4-23

ビングと比較して高い感受性を示した。インプラント周囲粘膜炎を診断するためにカギとなる指標は、インプラント周囲における穏やかな圧によるプロービング(0.15N)であり[1]、インプラント周囲の状態の尺度となる歯周組織の指標を適切に観察するために定期的に再評価する必要がある。BOPは高い予知性価値をもつ信頼性の高い炎症マーカーである。

インプラント周囲粘膜は繊細で特徴的な解剖学的構造であるため、天然歯周囲の組織に存在するような「自己制限」過程、すなわち歯槽骨頂歯肉線維からなる防御的な結合組織による被包化（図 4-2）は、インプラント周囲では生じない。さらに、歯根膜の欠如やインプラント表面から横方向への感染の広がりといった特徴が、囲繞性に骨欠損が進行するというインプラント周囲炎に共通して観察される特徴を決定づけていると推測できる。これは、補綴物を外さなければインプラントの平行軸に沿ったプロービングを行うことが不可能な症例において、もっとも深くプローブを挿入できる部位（補綴の上部構造を避け、もっとも深くプローブを挿入できる部位）を1回のプロービングで測定した値を採用することの裏付けとなる。歯周炎病変の局在は解

4章 | インプラント周囲炎：非外科的治療アプローチ

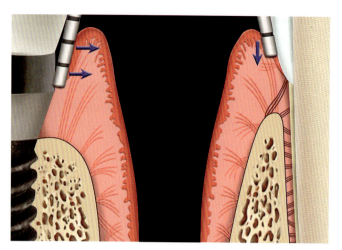
図 4-24

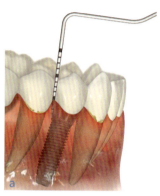
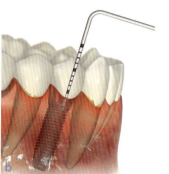
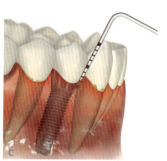

図 4-25 インプラント周囲において、複数の異なる部位でプロービングを行うことが常に推奨される。なぜなら、3つの図に示されるように異なる値が記録されることがあるからである。(a) 4 mm、(b) 3mm、(c) 7mm。

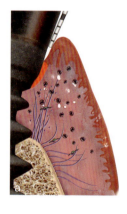
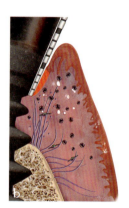

図 4-26 プローブの挿入（a）で、接合上皮の完全な剥離が生じる（b）。

剖学的特徴と関連する場合があるため、天然歯周囲を測定する場合と同様に各インプラントにおいて6部位をプロービングすることが重要である。インプラント周囲において複数の異なる部位でプロービングを行うことは病変部の形態の検知に必要で[41]、図 4-25 に示すように、部位ごとにプロービング値は異なる可能性がある。天然歯周囲と比較して、インプラント部位ではプローブに対する抵抗性が少ない傾向にあることに注意すべきである（図 4-24）。プローブはインプラントの表面と接合上皮の間を分離するが、結合組織内の接合の分離は生じ得ない。器具は、健康な状態であっても天然歯周囲において上皮付着の2/3までプローブが侵入するのと同様に、インプラント-歯周組織間の上皮付着部にプローブは入る（図 4-26）[41]。

インプラント周囲組織の整合性と密度は、

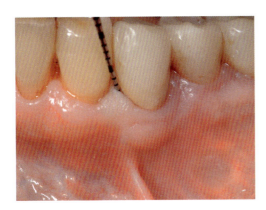
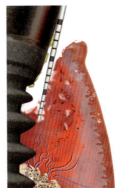

図 4-27

図 4-28

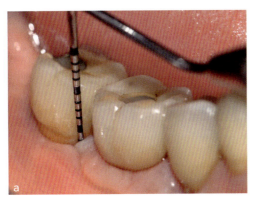
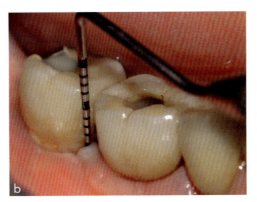

図 4-29（a、b）インプラント周囲に加わるプロービング圧により、ポケット深さの測定値が異なることがある。

プローブの深度に影響し、一般にプローブ先端は組織学的に歯槽骨頂結合組織の最歯冠側のレベルに位置していた。インプラントが角化粘膜を伴わない歯槽粘膜の中にのみ位置し、周囲を囲まれているならば、インプラント周囲組織の健康を維持することは非常に困難となる。臨床的に、歯肉の退縮や炎症を伴う歯周組織ではたいてい狭い幅の角化粘膜しか観察されないことから、歯周組織の安定のためには、ある程度の角化粘膜が必要であるという印象を与えている[1,42,43]。粘膜組織は軽度の炎症であっても容易に剥がれ、プローブの挿入に対し抵抗性が低い（図 4-24）[43]。

プロービング時の出血は、アタッチメントロスのリスクを増加させる負の予測値である。インプラント周囲炎の場合、プローブは炎症を起こした結合組織深部まで到達する（図 4-27, 28）。オッセオインテグレーテッドインプラント周囲の臨床的なプロービングは、周囲軟組織の防御機構に有害な影響を及ぼすことはなく、インプラントの長期安定にマイナスになることはないと考えられる[42]。プロービングの5日後には上皮付着は治癒している[41]。したがってインプラント周囲のプロービングは、天然歯周囲のプロービングと比較して高い感受性を示す[44]。プロービング圧を 0.15N から 0.1N 増加させると、インプラントと対側の天然歯において BOP の割合がそれぞれ 13.7％、6.6％に増加した（図 4-24 参照）[42]。図 4-29 は、プロービング圧の違いがどのようにインプラント周囲溝の測定値の違いとして表れるかについて示しており、図 4-29a では3mm の深さを示しているが、図 4-29b では同じ部位を測定していても5mm の深さを示している。0.25N のプロービング圧でインプラントと天然歯を測定した場合の平均 BOP 陽性率は、インプラント周囲では天然歯周囲よりも有意に高い値を示す（図 4-30）[18,43]。表面性状に関係

# 4章 | インプラント周囲炎：非外科的治療アプローチ

なく、治癒期における短い間隔での頻繁なプロービングは、粘膜封鎖部分の寸法変化や構造変化を伴うと結論されている[44]。ポケット深さを確実かつ慎重に測定するためのインプラント周囲の複数部位でのプロービングは、診断の必要性がある場合にはいかなる時でも生物学的封鎖の保全に配慮しつつ、適切なプロービング圧（0.15N）で実施し、特に治癒期においては定期的なリコール時に細心の注意を払って行うことが推奨される[44]。

プローブは以下について調べる場合に用いられる。

- プロービングデプス
- 出血
- 滲出液の有無
- 角化粘膜
- 付着歯肉
- 生物学的封鎖

プローブによるBOPなどの評価は、1年ごとに0.15N以下の圧で測定し、記録しなければならない。

注目すべきは、インプラントにおいてはそれがたとえ5mmという値であったとしても、絶対的なプロービング値は特別な何かを示唆しているものではないということである（図4-38参照）。最適な審美性を達成するためにインプラントはより根尖寄りに埋入されることがあり、その結果、軟組織におけるプロービングデプスはより深いものとなりうる。したがって、経時的なこれらの測定値の変化が初めの値よりも重要であるといえる。

いくつかの他の変数、具体的には付着歯肉の有無や補綴コンポーネントによる粘膜貫通孔の存在により、接合上皮の位置が異なることもこれに関係している。したがって、治療後のサポートケアの期間に、主要な歯周パラメータを縦断的に経過観察することが重要である。

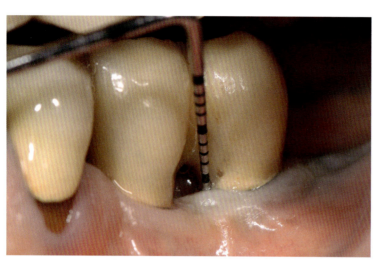

図4-30 図4-21と同部位の8年経過後の臨床写真。当時は7mmのプロービングデプスが存在した。現在のプロービングデプスは3mmである。インプラント周囲炎に対する非外科的な治療アプローチが奏功した。

## X線写真による評価

コーンビームCTは、インプラント埋入前の骨梁の微細構造を評価するためにもっとも信頼できる方法と考えられる[45]。インプラント埋入後および補綴修復後のデンタルX線写真は、将来のすべてのX線写真を比較する基準として使用する[9]。これらのX線写真は、スレッド部の境界が明瞭になるよう、インプラント体に対して垂直に撮影する[9, 24]。

その後の検査（例えばメインテナンス期間中）において、インプラントが骨支持を部分的に喪失している可能性が臨床的に疑われる場合には、追加でX線写真を撮影するべきである。インプラントにおけるX線写真検査の頻度については、広く受け入れられているプロトコールはない。しかし、出血を伴うプロービングデプスの増加といったインプラント周囲炎の臨床徴候が認められる場合には、その診断を確認するためにX線写真を撮影する必要がある[24, 46]。臨床的に重要な変化の大半は、最終補綴物の装着後、最初の1年間に起こる。それゆえ補綴物を装着後、6～12カ月の間にデンタルX線写真撮影を行うことが推奨される[46]。患者の診断のために、X線写真は直近のものであるべきで、これにより歯周組織やインプラントの状態の適切な評価および解釈が可能となる。これらの目的のためには、診断に十分な質のX線写真が必要である[2]。インプラントを取り巻く周囲の異状が長期的なインプラントの成功に悪影響を及ぼす可能性があるため、X線評価は天然歯についても実施すべきである[46]。

## 天然歯 vs インプラント：主な相違点

天然歯と異なるインプラントの主な特徴は以下のとおり。
- 歯根膜がない。
- コラーゲン線維の走行が異なる：インプラント周囲組織では、線維は主にインプラント軸に平行に走行し、天然歯と異なり、歯‐歯肉線維および歯‐歯槽骨線維は存在しない（図4-31）。
- コラーゲン組織が多く、85％以上である（天然歯周囲では60％）。線維芽細胞の割合は1％～3％（天然歯周囲の5％～15％よりも低い）。
- コラーゲンの種類はV型とVI型であり、天然歯周囲に主に存在するコラーゲンI型およびIII型と比較するとコラゲナーゼに対する耐性が低い。
- 歯根膜からの血液供給を欠くため、インプ

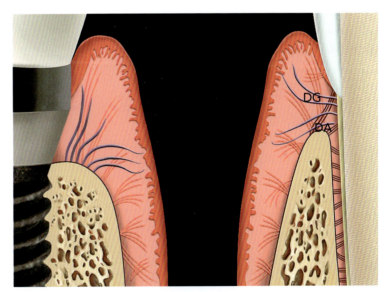

図4-31　左にあるように、線維は主にインプラントの軸に平行に走行しており、歯‐歯肉線維（DG）および歯‐歯槽骨線維（DA）は存在しない。同線維は右の天然歯においては紫色で描かれている。

# 4章 | インプラント周囲炎：非外科的治療アプローチ

ラント周囲では結合組織の血管新生が少ない（図 4-32）。
- 骨との接触様式が異なる。
- 図 4-33 にみられるように、結合組織の接着部の平均は、インプラントで天然歯の約2倍の長さである（2mm vs 1mm）。同部はシャーピー線維として知られている、歯根に入り込み石灰化した歯－歯肉線維を欠いているため、結合組織性の「接着」であり「付着」とは定義されていない（図 4-31 参照）。
- 出血傾向が高い。
- 炎症性浸潤がより根尖方向に進展しやすい（図 4-2a 参照）。

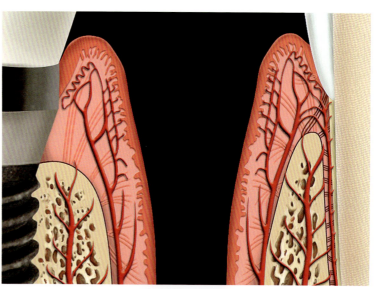

図 4-32

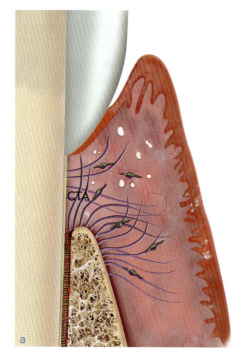
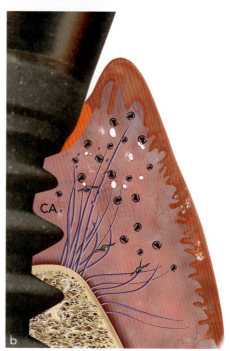

図 4-33　結合組織の付着（CTA）は天然歯周囲においては約1mm認められるが、インプラント周囲では結合組織の接着（CA）が約2mmの幅で認められる。

272

## 歯周疾患 vs インプラント周囲疾患：主な相違点[1]

　ヒト生検材料および動物実験の分析により、インプラント周囲炎と歯周炎の病変組織の病理学的相違点が明らかにされた（**図4-34～38**）。

- 病変部の根尖方向への拡大が、インプラント周囲炎（**図4-34a**参照）では天然歯（**図4-34b**参照）と比べてより顕著である。
- インプラント周囲炎では根尖側のポケット上皮にまで病変が確実に広がり、病変の根尖側先端部分はインプラント表面に存在するバイオフィルムと直接接触している。
- 形質細胞およびリンパ球は両疾患の病変部位で優勢であるが、インプラント周囲炎では好中球やマクロファージが歯周炎に比べ高い割合で認められる（**図4-35**参照）。
- 自己制限過程は天然歯周囲で認められ（**図4-34b**参照）、結合組織による防御的な被包化により病変部と歯槽骨が隔離される。このような「自己制限」過程はインプラント周囲組織では認められず、病変は歯槽骨頂にまで及ぶ（**図4-34a, 37**参照）。

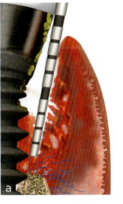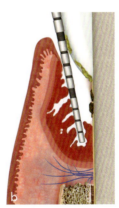

図4-34a, b

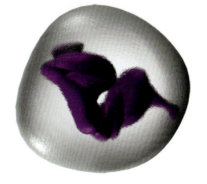

図4-35　好中球。

- インプラント周囲炎の病変では、歯周病変とは対照的に、急性炎症症状や歯槽骨表面に並ぶ多量の破骨細胞が認められる（図4-36参照）。中等度または重度のインプラント周囲炎では、プローブは炎症性の結合組織中に侵入し、その先端はほぼ骨病変部にまで達する（図4-37参照）。天然歯において歯周組織の炎症を評価する場合、少なくとも1mm存在する健全な歯槽骨頂線維が、プローブ先端が結合組織の奥深くまで到達するのを防止するため、この現象は起こらない（図4-2b参照）。

プローブは、インプラント周囲溝およびポケット、軟組織の異常増殖や退縮、出血の有無、滲出液や排膿の有無の評価に用いることができる[41]。

軽い圧のプロービングによる評価で出血がないならば、インプラント周囲における健常組織で5mmのプロービングデプスがみられることがあるかもしれない（図4-39～45）[41]。強固に固定され安定したインプラントはプロービングデプスが2～6mmの範囲内であることが報告されている[30]。インプラント体は機械加工表面または表面処理した粗面いずれの場合でも、粘膜貫通部のカラー部分は6～7mmである。5mm以上のインプラント周囲溝は、たとえそれが健常な状態であったとしても術者と患者の双方にとってメインテナンスが困難になる（図4-46）。図4-38に示すとおり、審美性のために補綴的に長い粘膜貫通部分が歯肉縁下に存在している場合、その数値は正常範囲内とはいえるものの、2～3mmのインプラント周囲溝のほうが5mm以上のものと比べると清掃はより容易である。したがって、インプラント周囲

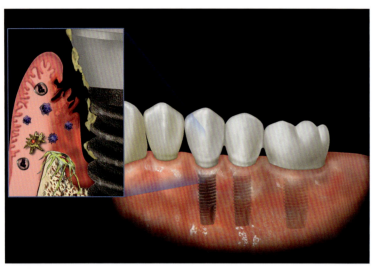

図4-36

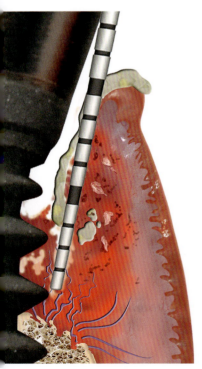

図4-37

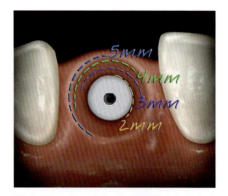

図4-38 インプラント周囲溝の大きさは可変的であり、出血の認められない2～5mmのプロービングデプスは正常範囲内であると考えられる。プロービングデプスが増加するにつれ、インプラント周辺の軟組織のマネージメントは、ホームケアだけでなく医療者側にとっても困難になってくる。

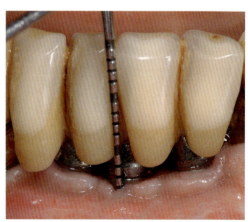

図4-39

歯周疾患 vs インプラント周囲疾患：主な相違点

では3mm以下のプロービングデプスが好ましいと考えられる。図4-40～45は、出血はないが3mm以上のプロービングデプスが存在し、かつ著しく「大きな」補綴物があることも重なって、患者自身のホームケアだけでなく通常の医院側での予防処置も難しく、臨床的な安定性を維持することが困難である。

臨床医は、クロルヘキシジンジェルとともに歯間ブラシとタフトブラシを使用するように患者に指導すべきである。クロルヘキシジンジェルは、少なくとも週に1～2回は使用する必要がある。歯肉縁下におけるプロフェッショナルケアでは、常に手用器具（チタンキュレット、図4-42参照）だけでなく、チタン製インプラントのために適切なチップを備えた機械的器具も用いる（図4-41参照）。ダイオードレーザーを使用する場合、光ファイバー部の光活性化作用を避けるために細心の注意を払う必要がある。図4-43の写真に示すように、この危険性は非常に多く認められる。クロルヘキシジンジェルを用いる場合には、レーザー機器の使用前にインプラント表面に多量に塗布しておくことが推奨される。クロルヘキシジンジェルや3％（または1：10で希釈した）過酸化水素水による洗浄は、鈍針とディスポーザブルシリンジ

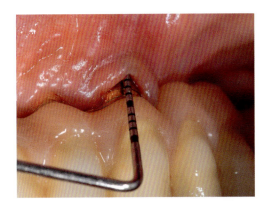

図 4-40

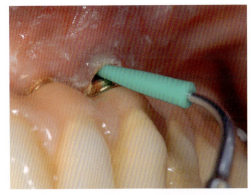

図 4-41

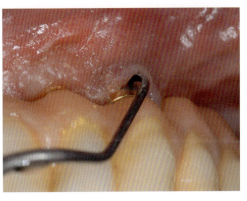

図 4-42

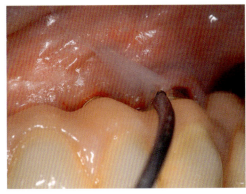

図 4-43

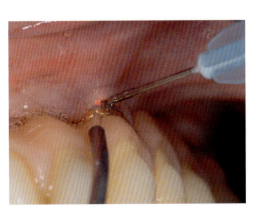

図 4-44

# 4章 | インプラント周囲炎：非外科的治療アプローチ

図 4-45a, b
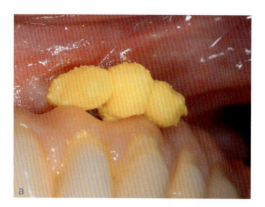
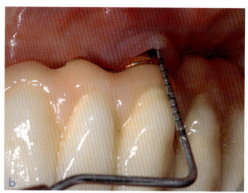

図 4-46
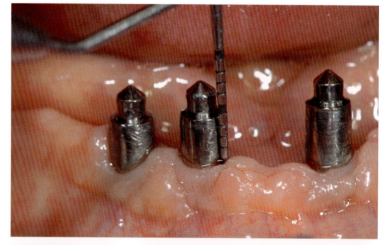

図 4-47 治療前（a）および歯周・インプラント治療後（b）の外観。
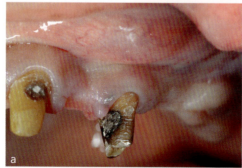
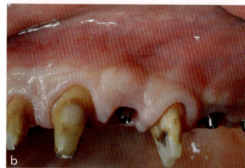

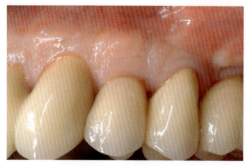
図 4-48 最終補綴物装着後、インプラント周囲組織は、治療結果の長期維持のために非外傷的な口腔清掃ができているようにみえる。

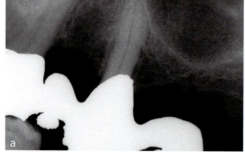
図 4-49 治療前（a）とインプラントと歯周治療後3年目（b）に撮影されたデンタルX線写真。

歯周疾患 vs インプラント周囲疾患：主な相違点

を用いて（図 4-44）、レーザー治療の補助としてその期間中に数回繰り返し実施するべきである。

　抗炎症作用や酵素阻害を目的に、テトラサイクリンを約 3 分間、インプラント表面に作用させた後、生理食塩水で 30 秒間洗浄する方法もある。あるいは、機械的洗浄作用を発揮する超音波機器を使用することが好ましい（図 4-45 参照）。この目的は、図 4-45b に示すように、インプラント周囲溝を減らすことである。臨床症例を 2 例、図 4-47 〜 49 と 50 に示す。

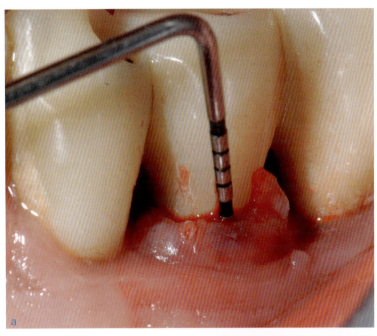

図 4-50　治療前（a）と治療後（b）の外観。当初、9mm のプロービングデプス、6mm のクリニカルアタッチメントレベルが存在していたが、レーザーを用いた非外科的インスツルメンテーションおよび歯肉切除後、それぞれ 2mm と 3mm まで減少した。

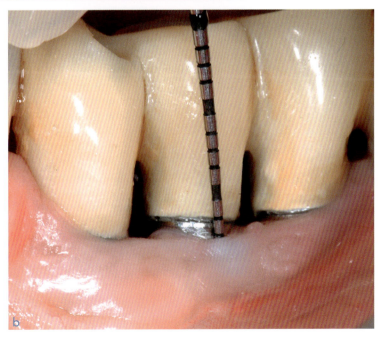

4章 | インプラント周囲炎：非外科的治療アプローチ

## インプラント上におけるバイオフィルムおよび石灰化沈着物形成の違い

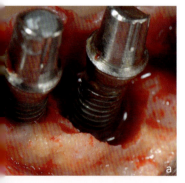

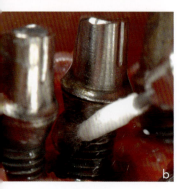

環境は同じであるため、バイオフィルム形成の基本的な原則は歯周病とインプラント周囲疾患で類似している[47]。しかしながら、アバットメント表面を *in vitro* および *in vivo* で調べた結果、バイオフィルムの確立される表面には、化学的および物理的特性（材料、表面粗さ、表面エネルギー）に関する違いがある可能性が示唆された。

6ヵ月間にわたりインプラント表面に存在し続けたバイオフィルムは、インプラント周囲粘膜の結合組織において、形質細胞とリンパ球が優勢な炎症性病変を誘発した[47]。インプラント周囲粘膜炎がインプラント周囲炎の前駆状態であると仮定すれば、粘膜上のプラーク形成はインプラント周囲炎へ進行する初期の状況と考えるべきである[1]。臨床的な観察では、インプラント粘膜下における石灰化沈着物の形成は、天然歯における歯肉縁下歯石の形成ほど一般的ではないことを示している。これは、一般にインプラント周囲疾患が歯周炎よりも速く進行するという所見に関連しているのかもしれない[1]。十分なデブライドメントによるバイオフィルムの除去は、確かにインプラント周囲の感染に対する処置の主要部分である。インプラントやその他コンポーネントのデザインにおける肉眼的または顕微鏡的な相違により、インプラントでは天然歯と異なる非外科的インスツルメンテーション法やプロトコールが必要となる可能性がある（図4-51）。

図4-51（a）臨床写真では、歯肉縁下における多量の石灰化沈着物の存在が示されている。特にその石灰化物の多量な所見はあまり一般的なものではなく、おそらくインプラント周囲炎が急速に進行した結果であろう。（b）金属に樹脂をコーティングしたチップを超音波機器（Piezon Master 700, EMS）に装着して治療を行った。

# 予防

**臨床医の取り組み方として、
インプラントを埋入する前に、残存歯に認められるいかなる歯周病も
治療することを前提に進めなければならない。**

インプラント周囲粘膜炎とインプラント周囲炎との間に明らかな微生物学的差異がないことは、多くの症例において、インプラント周囲粘膜炎がインプラント周囲炎へと進行するという事実に反映されていると思われる。歯肉炎と歯周炎の関係と同様、インプラント周囲粘膜炎はインプラント周囲炎の前駆状態であるが、未治療の歯肉炎やインプラント周囲粘膜炎が、いつ、どのように歯周炎やインプラント周囲炎に進行していくのかを予測することは不可能である。一方でインプラント周囲炎は治療することができ、さらにこれを予防することはサポーティブセラピーを行ううえでもっとも望まれていることである。インプラント周囲粘膜炎は、非外科的手法により良好な治療結果が期待できるインプラント周囲粘膜の可逆的な炎症であり、それゆえ熟練した臨床家が速やかに食い止める必要がある [6, 48, 49]。この処置は炎症性の問題を、できれば初期の段階で確認後、速やかに実施するべきである（図4-52）。言いかえるなら、**予防はインプラント周囲炎の理想的な治療である。インプラントを埋入する前にサポーティブペリインプラントセラピーを始めるのを推奨する**。患者は、インプラント埋入前に抜歯が計画されている保存困難な歯も含め、それぞれの臨床状況に基づき各個人にあわせて考えられたホームケアの手法の詳細について指導を受ける必要がある。3章「医療用ガーゼ、使い捨てタオル、指歯ブラシ」の項で記載したように、医療用ガーゼや指歯ブラシの使用が推奨される。基本的に、インプラントが埋入される前からサポーティブペリインプラントセラピーを開始するべきである。

# 4章 | インプラント周囲炎：非外科的治療アプローチ

部分歯欠損患者に対し、**インプラントを埋入する前に歯周組織のいかなる炎症も完全に解決することを目的とした歯周治療がもっとも重要である**ことは、あらゆる歯科文献を通じて強調されてきた[50, 51]。外科的インプラント治療の前に、残存歯に炎症があってはならない。治療を進める前に、残存歯の臨床的安定を確実に得るために、時に患者が受け入れ難いほど長い期間を要することがある。しかし、炎症状態が依然として存在する場合、臨床医は、特に歯周病の治療を受けている患者に対してインプラント治療を行ってはならない。なぜなら、彼らにはインプラント周囲炎の高いリスクがあるからである[29, 52]。歯周病に対するメインテナンスでは、特に歯周疾患感受性の高い患者に対し、一貫した歯周組織の経過観察と専門家によるプラーク除去を行う。

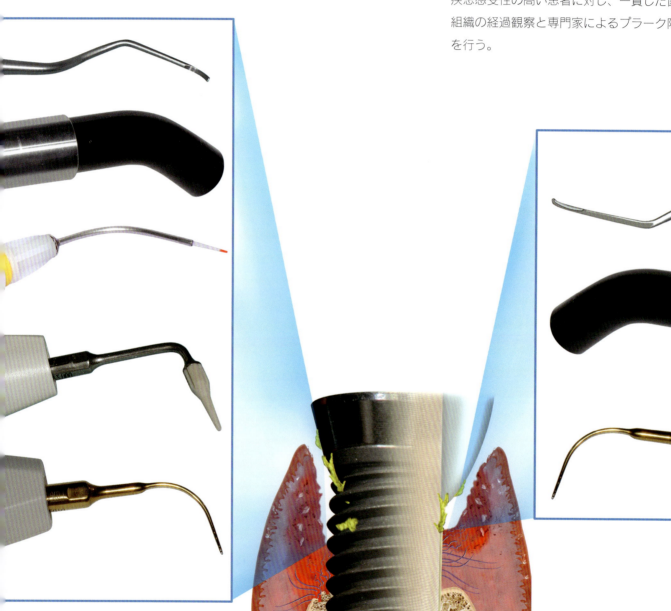

図4-52　インプラントが存在する場合、非外科的インスツルメンテーションでは、通常と異なる、または改変した特別な器具や手法を使わなければならないことが多い。根面はインプラント表面と類似性を示すが、インプラントのカラー部に限って言えば、チタンの保全に配慮し、従来と同じ形状であるが材質の異なる器具を使用することが推奨される。スレッドが露出している場合は、より効果的にバイオフィルムを取り除くために、手技や機器を追加して使用することが推奨される。

# インプラント周囲炎の治療：非外科的歯周アプローチ

インプラント周囲炎は、ただちに治療するべきである[39]。インプラント周囲疾患に対する治療の主な目的は、感染の制御と疾患の進行を防止すること、可能なかぎり臨床的に安定した状態へと導くことである。エビデンスに基づくと、インプラント周囲炎の非外科的歯周治療の効果は予測できない[2]。第6回および第7回の European Workshops on Periodontology では、抗生物質の局所投与またはレーザーを併用した機械的な非外科的治療に長期的有効性は認められなかったと述べた[2, 53, 54]。

6ヵ月から12ヵ月の期間、プロービング時の出血とプロービングデプスの減少に有益であるという報告があるが、エビデンスに基づくと非外科的治療は治療後骨欠損部位に再感染が生じる可能性があるため、結果に一貫性がなく予測できないと考えられる[2, 55]。

これはおそらく、チタンインプラント表面から細菌の付着物を完全に除去するための非外科的なデブライドメントができないことで、組織学的レベルでの新しい骨とインプラント接触が不足しているためと考えられる。

インプラント周囲炎の病変の重症度に応じて、外科的または非外科的手技が実施されるべきである[56]。問題のあるインプラントを非外科治療または外科的治療のいずれによって治療し、維持するかの判断は、数多くの重大な要素に向き合わなければならず、臨床医にとって困難な課題である。なぜなら、客観的な臨床評価が理解されず、多くの場合提案した治療計画に同意が得られないような、患者の態度や好みに関連する事柄に依存する数多くの重大な要素があるからである。

**それゆえに、いくつかの限定された症例において非外科治療は代替的な治療法となり得る。特に**、個人的、心理的、経済的またはその他の理由で**同意が得られないまたは拒否された場合、**または、歯科医師が包括的診断評価に基づいてもっとも適切であると判断した治療法が医学的禁忌に当てはまる場合である。選択した治療法がどのように短期または長期のインプラント生存をめざすものなのか確認することが重要である。前述したように、インプラントの生存は、インプラント治療やインプラント周囲炎の治療の成功とはか

**4章 | インプラント周囲炎：非外科的治療アプローチ**

け離れたものである[57-61]。通常の生存率または成功率はLangら[62]が発表したsimple cumulative survival/success rate（CSR）の表に報告されているが、これらも実際の臨床結果より過大に評価されているかもしれない[63]。

**患者には、非外科的治療法は予知性が非常に低いことを常に正しく伝えなければならない。** しかし、どうしても外科的治療が絶対禁忌であったり、患者に単に受け入れられないとき、インプラントの予後や生存の向上のため非外科的治療を実施することは不可欠である[61]。

インプラント治療に続く非外科的なサポーティブペリオドンタルセラピーは、患者それぞれの臨床状況に応じて適切かつ明確に行わなければならない[49, 64, 65]。リコール来院ごとの診断に応じてのメインテナンスシステムは、Langらが提案したcumulative interceptive supportive therapy（CIST）に述べられている（**図4-53**）[62]。**図4-53**に示されているように、CISTの分類によると初期のプロービングデプスが5mm以下の場合は非外科的治療で治療するべきである。一方で、5mmを上回る場合は外科的治療を行うべきである[62]。

プラークによる炎症の場合、抗菌療法やレーザーを併用した機械的デブライドメントは、インプラント周囲炎の治療に有効であると考えられる[66]。レーザーを付加した非外科的治療は、少なくともインプラント周囲炎管理の初期の段階で考慮されるかもしれないが[66]、レーザー使用のプロトコールに関して確固とした適応が明確に決められていない。

したがって、もし可能なら、さまざまなインプラント周囲の合併症を管理するために使用される材料、方法などを詳細に記述することは、臨床的に有用であると信じている。

インプラント周囲疾患を管理するためには、2つの本質的なアプローチに焦点を当てなければならない。その2つは、天然歯の周りに生じた場合に行う方法である[67]、歯肉縁上プラークのコントロールのための口腔衛生指導と、病原性バイオフィルムを減少かまたは除去のための歯肉縁下へのインスツルメンテーションである[30]。

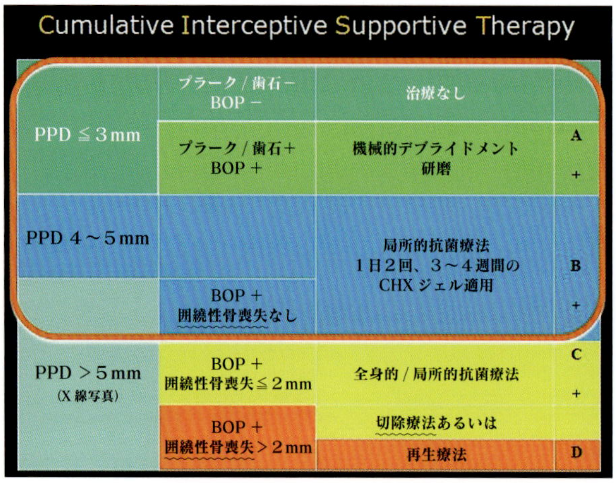

図4-53 Langらが提案したCSRの表より引用。外科的治療と非外科的治療との間の臨床的閾値はPPD 5mmであることを示している。BOP＝プロービング時の出血；CHX＝クロルヘキシジン；PPD＝インプラント周囲プロービングデプス。

A. ラバーカップとポリッシングペストを用いた機械的清掃、アクリルスケーラーを用いた歯石除去。効果的な口腔衛生習慣のための指導。
B. 局所的抗菌療法。約30秒間、0.1％〜0.2％のクロルヘキシジンジグルコネートを用いた洗口を3〜4週間に加えて、ルアーシリンジを用いたクロルヘキシジン（好ましくは0.2％〜0.5％）洗浄またはクロルヘキシジンジェルの局所適用。
C. 全身的抗菌療法。
D. 外科的アプローチ。

## 臨床目的

非外科的アプローチの臨床的目的は次のとおり。
1. チタン表面上に蓄積する微生物の総量を減らす
2. インプラント周囲のポケット深さを減らす
3. プロービング時の出血の減少、可能であれば消失
4. 患者自身の口腔衛生とインプラント周囲の衛生の向上
5. 再感染の防止
6. 長期的な臨床結果の支持

## 日常のホームケア

歯周病原細菌は、天然歯からインプラントに伝播する。そのため、細部まで行き届いた口腔衛生計画は必要不可欠な前提条件である。これはよく、すべての臨床医に知られた概念である。問題はそれが実際に十分であるのか？ ということである。

私たちは、患者教育者として必要に応じて十分な口腔衛生の訓練をしているだろうか？ 厳密なプラークコントロールを達成するため、患者に対して意識の向上を促すべきである。インプラント周囲の炎症には、多因子からなる病因過程が存在し、病態の進行に影響を与える可能性のあるさまざまな要因には、組織の解剖学的構造、インプラント周囲に存在する角化歯肉の量、歯周組織の状態と歯周病の既往や治療に対する反応や表現型などがある。表現型とは、一連の遺伝的に決定された特徴に定義されるような遺伝子型とは異なり、宿主の反応に影響するような環境的特徴である。

多因子の病因への認識は、個々の患者に対して適切な口腔衛生計画を勧める手助けになるかもしれない。ブラッシングや歯間清掃などのデンタルヘルスケアが、長期維持のために重要であることを患者に認識させることが重要である。

短期間の実験的使用後にケアが中断してしまわないように、高いコンプライアンスを維持するには、ブラッシング以外の器具が多くならないよう絶対に必要な器具だけを選ぶべきである[68]。そのためには、以下の方法が推奨される。

- 適切な圧での効果的なブラッシング技術（手動または電動歯ブラシを使用、図 4-54）
- 医療用使い捨てガーゼの使用（例えば、指歯ブラシ（Enacare, Micerium）、図 4-55）
- 歯間清掃器具（歯間スペースにアクセスしやすい、幅にあった歯間ブラシやデンタルフロスの使用、図 4-56）

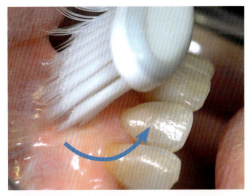

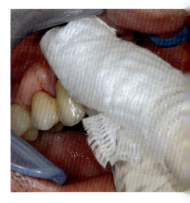

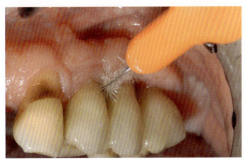

図 4-54

図 4-55

図 4-56

## ブラッシングテクニック

　インプラント支持型の補綴処置の症例では、効果が高く、歯肉を傷つけないことから、ソフトまたは電動歯ブラシによるローリング法（図4-54参照）が推奨される。舌のブラッシングの推奨も重要である。第3章で説明したように、洗浄による効果は、他の事柄よりも大きな影響がある。ブラッシング技術の評価では、効果的なバイオフィルムの除去はもっとも重要な因子である[69]。同様に、ブラッシング中にインプラント周囲粘膜に組織外傷を引き起こさないことも重要である。また、ブラッシングの方法よりも、プラークを徹底的に除去することのほうが重要である。ローリング法は、軟組織の損傷を起こすことなく、効果的にプラークの蓄積を除去できるように思われる[70]。ローリング法は薄い歯肉のバイオタイプ、またはインプラント周囲に角化歯肉がなく、歯槽粘膜に覆われている場合には特に推奨される（図4-57, 58）。

　もっとも、インプラント周囲が厚く十分な角化歯肉で覆われている場合（図4-59）や厚い歯肉のバイオタイプにおいても、ローリング法が適している[71]。歯肉縁上プラークは、まず歯の表面に形成される。その予防と管理は、歯肉縁下プラーク形成を予防するうえで重要である[69]。患者がほとんどの歯肉縁上プラークを除去できた場合、歯肉縁下プラーク形成は少量しか起こらない[72, 73]。粘膜の付近の歯頸部へのブラッシングによる摩耗は、通常ブラッシング頻度とブラッシング圧、不適切なブラッシング法、ブラシの剛性や形状、利き手の器用さ、過度な研磨剤の使用により起こる[74]。

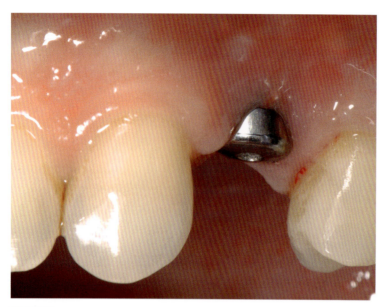

図4-57

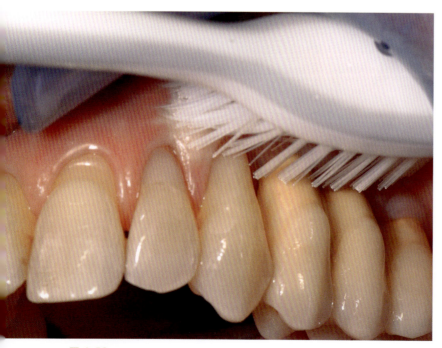

図4-58

インプラント周囲炎の治療：非外科的歯周アプローチ

## 医療用使い捨てタオル/指歯ブラシの使用

　以下に示すように、0.12％のクロルヘキシジンに浸した使い捨てタオル/指歯ブラシの使用が推奨される：医療用ガーゼは利き手の人差し指に巻き付け、根尖から歯冠側方向へのローリング動作により歯肉粘膜、歯、およびインプラントを洗浄するために使用される（図4-55；3章「医療用ガーゼ、使い捨てタオル、または指歯ブラシ」を参照）。

## 歯間部清掃用の器具

　口腔衛生は、歯間空隙の存在および幅に応じて、歯間ブラシやデンタルフロス（図4-59）のいずれかの歯間部清掃用器具で完璧に行われるべきである。

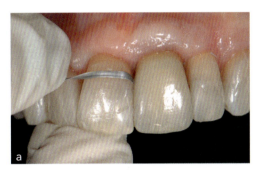
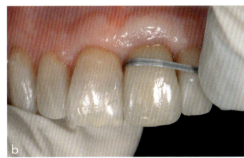

図 4-59a, b

## シングルタフトブラシ

　シングルタフトブラシは、比較的複雑で大きいインプラント支持の補綴上部構造（図4-60）を洗浄するための有用な用具である。

図 4-60

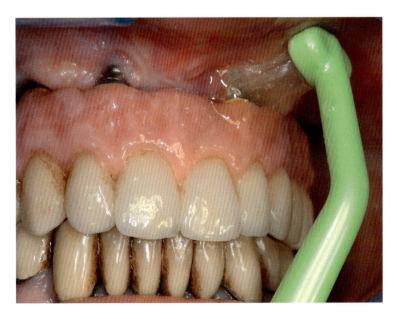

## 専門的で包括的な歯肉縁下のデブライドメント

エビデンスに基づいた文献は、インプラント周囲炎は細菌により引き起こされると示唆している。したがって、インプラント表面の専門的な感染除去が必要不可欠である[75, 76]。

### インプラント表面の感染除去/専門的なケア

インプラント表面の感染除去のための臨床プロトコールは、超音波機器と専用の手用チタンキュレットの両方を用いる非外科的インスツルメンテーションのような代えのきかないものを一部含む。その他の治療法は、特にインプラント周囲粘膜炎のような軽度の感染に対してはダイオードレーザー、さらにテトラサイクリン、クロルヘキシジン、メトロニダゾール、酸化銀などの抗菌または殺菌物質の使用があるが、それらは臨床家の裁量で使う。

#### ● レーザー治療

インプラント表面の感染除去を促進する目的で、インプラント周囲粘膜炎やインプラント周囲炎の炎症の治療にダイオードレーザーを照射するのは安全な治療法のように思われるが、承認された従来の治療計画の補助療法としてのみ推奨され、単一療法としては決して推奨されない[77]。10℃以上の温度上昇は、骨の活性を損なう。適切な設定内においては、Er：YAGレーザーと同様にダイオードレーザーは明らかな表面の変化は起こさない[78]、Er:YAGレーザーはアブレイティブ（蒸散型）レーザーであり、連続照射の10秒後に臨界閾値（10℃）以上の温度上昇を生み出す可能性がある[79]。また、Nd:YAGレーザーは溶融、亀裂、限局的な医原性の溝のような損傷を生み出す可能性がある[19]。選択された設定値内でのダイオードレーザーの使用では、47℃を超える温度上昇は生じず、インプラント周囲炎の治療に有用であるように思われる[80]。歯周炎に対する基本的なアプローチは、常に歯肉縁上および歯肉縁下の付着物の除去である。このため、レーザーは従来の非外科的歯周治療の初期治療の補助となる付加的な治療法であり、決して、歯根とインプラント表面の機械的器具と手用器具による清掃の代わりにはならない。2回の連続したアポイントで、波長808nmと980nmのダイオードレーザーを、術前・術後の機械器具および手用器具によるインスツルメンテーションの両方で使用することが推奨されている[81, 82]。その効果は主に殺菌である。二次的な効果として、レーザー照射は石灰化沈着物とインプラント表面との間の化学結合を弱め、その後の機械的歯石除去（図4-61, 62）を容易にする。

提唱されている適用プロトコールは以下のとおりである。クロルヘキシジンジェル、あるいはエッセンシャルオイル、塩化セチルピリジニウム、または約2％の酸化銀と組み合わせた過酸化水素などの他の抗菌物質を歯肉に塗布する。その目的は、レーザーの不適切な使用により患者に痛みを引き起こす可能性がある、ファイバーの意図しない光活性化を防止することである（図4-43, 63）。これは修復材料またはインプラント支持型の補綴物に近接してダイオードレーザーを使用する際の潜在的なリスクである。特に、臨床医がファ

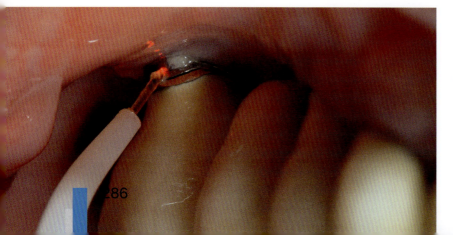

図 4-61

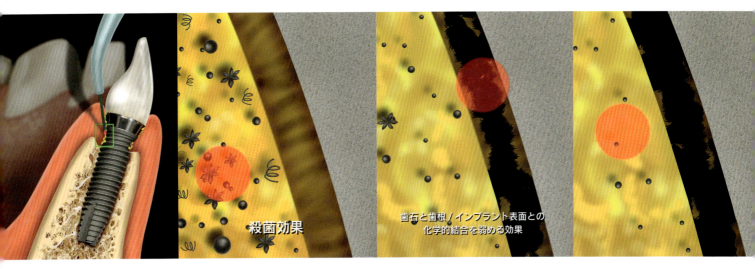

図 4-62　ダイオードレーザーの使用は、主にインプラント周囲のポケット内の細菌の量を減らし、歯石とインプラント表面との間の化学的結合を弱めることを目的とする生物学的効果をもたらす。

イバーを垂直に保ち、金属表面に対して長時間接触させた場合、光エネルギーと目標物の親和力からプラスチックコーティングを焼く熱的効果が生じる。この効果により、レーザーは粘膜組織を切断することができ、痛みを伴う。患者からの不快症状の訴えに加えて、写真のように常に光活性化に伴う煙に注意する必要がある（図4-63）。治療を中断し、痛みが決して伴わないように照射を再開する前にファイバーのエッジを清潔にすることが適切である。あるいは、より効果的なファイバーのチップに変更するか、臨床医は専用のセラミックハサミで、ファイバーの先端部でポリアミドコーティングが磨耗している部分を切り取る。重要な臨床ヒント：この光活性化を防ぐために、潤滑剤として作用し、インプラントとレーザーファイバーとの間の安全な距離を維持する潤滑剤の十分な適用が推奨される。ここで抗菌物質を選択すると殺菌効果がさらに向上し、ダイオードレーザーの殺菌機能が強化される。また、抗菌物質の代替として予防ペーストを使用することができる。

各インプラント周囲部位における治療では、まず3％（10vol）過酸化水素のイリゲーションを30秒行う。同じ手順を各ポケットに3回行う。インプラントの長軸に沿ってファイバーチップを平行にポケット底部まで挿入後、根尖から歯冠側、近心から遠心へ30秒間、少なくとも2回、それぞれの炎症のあるインプラント周囲に照射を行う。推奨される設定値は以下のとおり。980nmの波長のダイオードレーザー：2.5W（平均：0.7W-10kHz）、パルス波（PW）/パルスモード（PM）/ペリオスーパーパルスモード（PSPM）、照射時間＝30秒、待機時間＝70秒、フルエンス120J/cm²、0.30mmのファイバーチップを使用し、それぞれのポケットイリゲーションを最大30秒、2〜3回続けて行う。808nmのダイオードレーザー：1

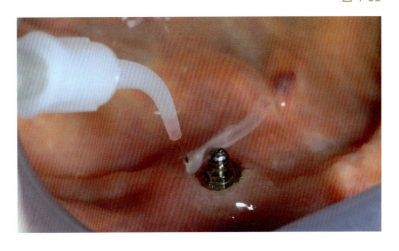

図 4-63

4章 | インプラント周囲炎：非外科的治療アプローチ

図4-64 （a）インプラント周囲炎の症例。出血を伴う6mmのプロービングデプス。（b）補助的にレーザーを用いた非外科的歯周治療を行った（ダイオードレーザー、808nm、Quanta System）。（c）短い間隔で治療を繰り返し、インプラント周囲炎の急性期後は3ヵ月のメインテナンスリコールを行った。（d）6年後の症例の再評価、プロービングデプスは正常および出血は認めない。補綴物は損傷したが、患者からの補綴物交換の希望はない。

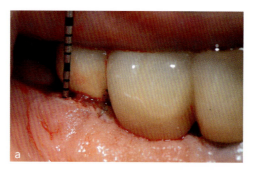
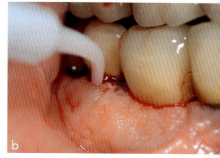
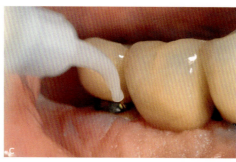
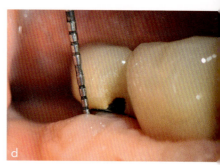

図4-65 インプラント周囲炎の（a）診断後および（b）レーザーを補助的に用いた非外科的歯周治療6年後のデンタルX線写真。

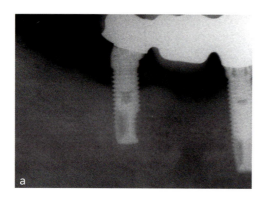
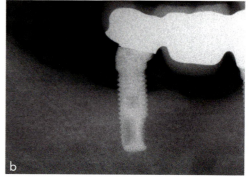

〜2WのPVモード、0.5〜1Wに相当する連続波（CW）モード、それぞれの部位に照射30秒×2回、最大総時間360秒、フルエンス1.96J/cm²。その後、すべての部位において事前にプローブで検出された軟性、石灰性の沈着物を除去するために、各部位に手用および超音波器具による非外科的歯周治療を行う。

重要な臨床ヒント：インプラントの色特性がレーザー光線を引き付け、起こりやすいことではあるが意図しない光活性化を引き起こし、治療と患者の快適性に悪影響を及ぼす。写真が示すように、煙が発生するため、術者はこの現象を認識できる（図4-63）。臨床操作を継続した場合、患者に不快感をもたらし、焼けた組織の鋭い匂いが生じる。

図4-66 図4-64, 65と同じ症例に、光線力学療法のために600μmのチップ（ダイオードレーザー、808nm、Quanta System）を使用した。

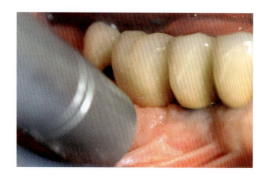

● 光線力学療法（図4-64〜66）

従来の治療に加えて、光線力学療法の使用は、有意にクリニカルアタッチメントレベルの改善（$P = .006$）とプロービングデプスの減少（$P = .02$）を認め、短期間での抗菌効果がある[83-85]。

インプラント周囲炎の治療：非外科的歯周アプローチ

## 非外科的インスツルメンテーション

専門家による予防処置には、手用と動力駆動器具の両方を利用するべきである：

- 手用器具；チタンキュレット（ENACARE, Micerium（図4-67, 68）あるいはRoncati Implant Care, KLS Martin（図4-69, 72））

主に水平方向の動きの使用では、補綴物のマージンの損傷を避けられるとされている（図4-71a〜c参照）。動きは遠心から近心、近心から遠心の両方を行うべきであり、インプラントのカラー部分/上部構造との連結部分へのインスツルメンテーションには注意が必要である（図4-70参照）。著者の指示に従って改良された推奨キュレットは、ミニランガー1/2キュレットに非常によく似ているチタン製ユニバーサルキュレットである。インプラントは天然歯よりも一般的に小さいので、小型キュレットが好ましい。インプラント支持型補綴物の手用器具としては、1本のユニバーサルキュレットで十分である。チタンキュレットは軽い動作で微生物バイオフィルムを除去することができ、わずかに強い力を加えれば石灰化沈着物を除去することが可能である。逆に、プラスチックまたはカーボンからなる手用器具は軟らかい沈着物は除去できるが、石灰化している歯石は取り除くことができない。チタンキュレットを使用してインプラント表面を損傷することが心配ならば、インプラントの臨床的安定性は病原性毒素がないことによって保証されるということを念頭に置く必要がある。つまり、臨床的な目的は、生物学的物質の観点から、インプラ

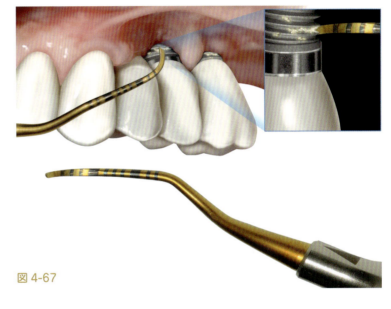

図4-67

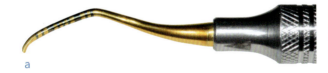

図4-68a, b

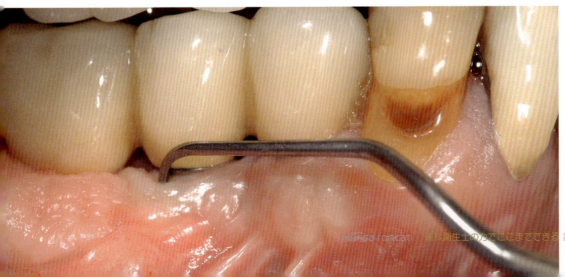

図4-69

# 4章 インプラント周囲炎：非外科的治療アプローチ

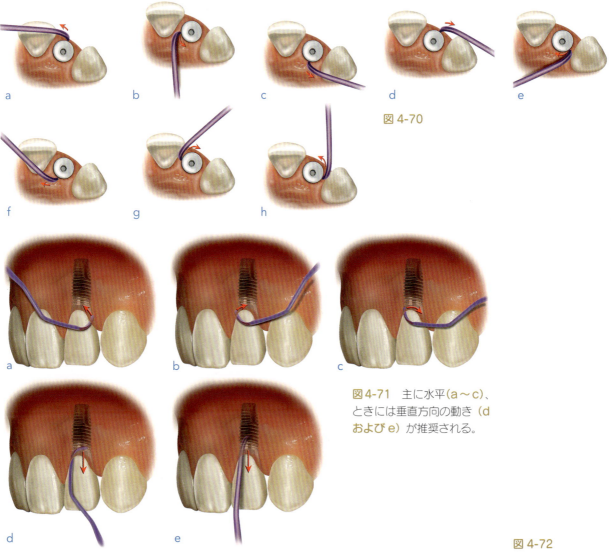

図 4-70

図 4-71 主に水平(a〜c)、ときには垂直方向の動き（dおよびe）が推奨される。

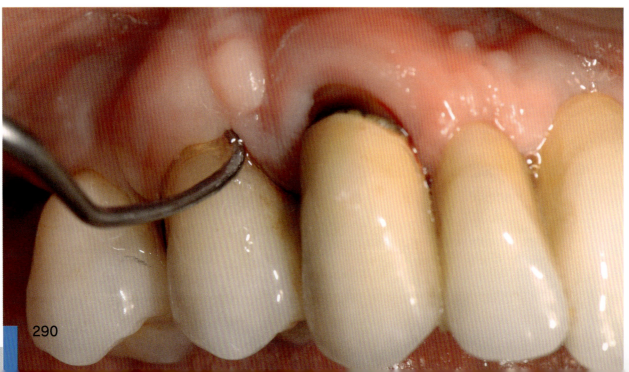

図 4-72

インプラント周囲炎の治療：非外科的歯周アプローチ

ントにとっての異物をすべて除去することである。術者はインプラント周囲に手用の歯周器具を用いるときには、注意深く処置を行うべきである。反面、露出したスレッドやインプラント周囲溝/ポケット内を効果的にデブライドメントしようとしたときに、いらぬ不安や不適切な懸念により[86,87]細部まで行き届いた清掃（図4-94, 106, 107）を控えてしまうことで、バイオフィルムを残存させてしまうことがより危険で有害であるということを熟知する必要がある[86,87]。

- 機械的器具：
  - 圧電（ピエゾ）式超音波機器：
  - 10mmの円錐型ポリエーテルエーテルケトン（PEEK）の専用チップ（図4-79, 81）を装着したMultipiezo Pro（Mectron）、先端が樹脂コーティングの専用チップ（図4-74, 75）を装着したPiezon Master 700（EMS）、カーボン複合チップ（図4-78）を装着したその他の圧電式機器（Satelec, Novaxa）

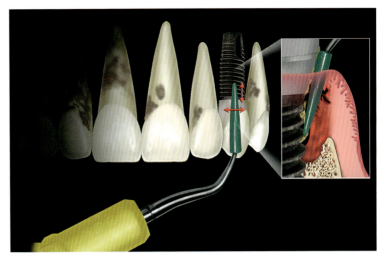
図 4-73

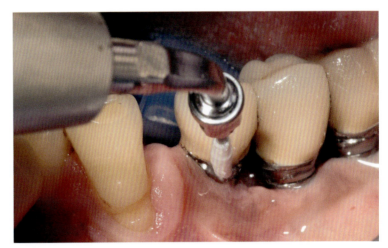
図 4-75

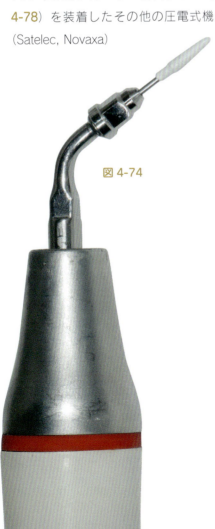
図 4-74

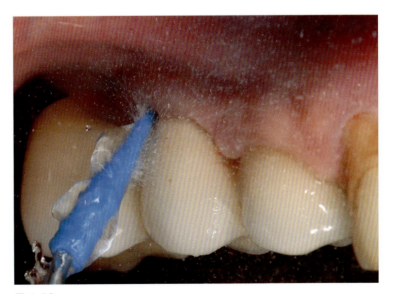
図 4-76

## 4章 | インプラント周囲炎：非外科的治療アプローチ

図 4-77

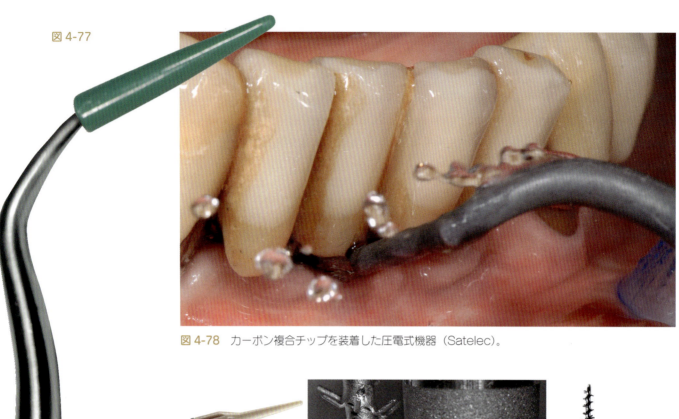

図 4-78 カーボン複合チップを装着した圧電式機器（Satelec）。

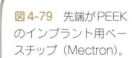

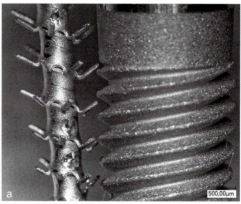

図 4-79 先端がPEEKのインプラント用ベースチップ（Mectron）。

図 4-80（a, b） 外科的治療中、露出したインプラントスレッドの清掃に推奨されるチタンブラシ。

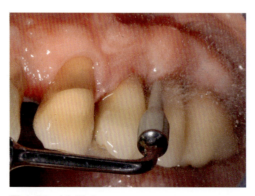

図 4-81 Multipiezo。

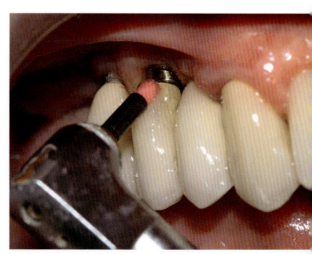

図 4-82

インプラント周囲炎の治療：非外科的歯周アプローチ

- ディスポーザブルのプラスチック製先端部が付いたチップを装着した磁歪式超音波機器（Cavitron, Dentsply）（図 4-73, 76 〜 79）

チタンブラシは、特にインプラント周囲炎の外科的治療時に露出したインプラントのスレッドの感染除去にも使用できる（図 4-80）。

## 抗菌薬

欠損のデブライドメントとインプラントの解毒にグリシンパウダーまたはエリトリトールと組み合わされたエアフローシステムが推奨される（図 4-81 〜 85）（Air-Flow Master, EMS; Combi, Mectron）[88, 89]。クロルヘキシジンはチタン表面に付着した細菌

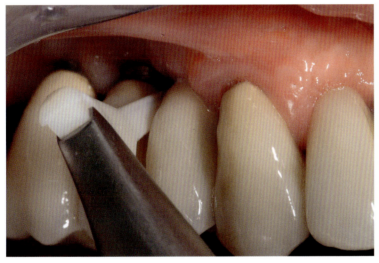

図 4-83　エアフロー用のディスポーザブルチップが、ハンドピースに完全に取り付けられていない（図 4-85 参照）。端子部が突出している。

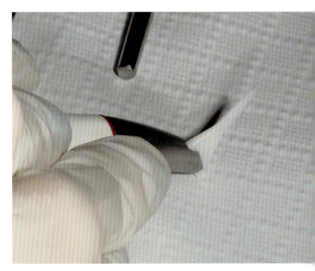

図 4-84　ディスポーザブルチップを完全かつ正確に挿入しやすくするために、支持面を用いて圧力を加えることが推奨される。

図 4-85　エアフローハンドピース用のディスポーザブルチップ（Air-Flow Master, EMS）が正しく挿入されている。

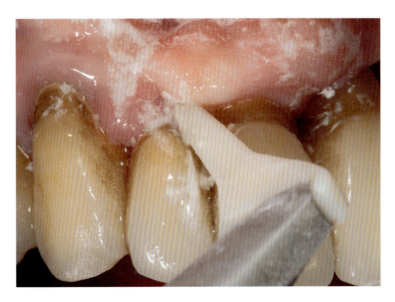

4章 | インプラント周囲炎：非外科的治療アプローチ

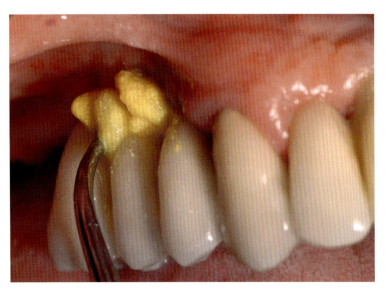

図 4-86

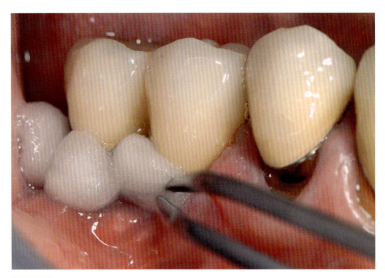

図 4-87

ドメントの予約の間に少なくとも3回繰り返すことが推奨される。それにより歯肉縁下に抗菌薬をより高い濃度で、かつ長期間作用させることで殺菌効果を高めるようにする。インプラント周囲炎の場合には、チタン表面はテトラサイクリンを用いて汚染除去することもできる。テトラサイクリンカプセル（例えばAmbramicina, Sanofi Aventis）の内容物をダッペンディッシュに注ぎ、生理的溶液で希釈する。次に、露出したインプラントスレッドにテトラサイクリンを染み込ませた綿球で薬液を3分間浸透させ（図4-86）、そして各部位を少なくとも30秒間洗い流す。

クエン酸は、in vitroで汚染されたチタン表面からバイオフィルムを除去する可能性のもっとも高い化学療法剤であるが[91]、酸性が弱いテトラサイクリンのほうが好ましい。多くの文献に、テトラサイクリンの抗炎症および酵素阻害特性が記載されている[92, 93]。綿球を単に生理的溶液に浸し、それらをインプラント表面に擦り付けてバイオフィルムを除去することも可能である（図4-87）。

抗菌薬としての作用を示さない用量のドキシサイクリン（以下SDD）20mg（Periostat, CollaGenexまたは医薬品製剤）は、ランダム化プラセボ比較対照臨床試験において、少なくとも3ヵ月間、最大24ヵ月間、毎日2回適応した場合、安全かつ効果的な付加的処置であることが判明した[94]。そのメタアナリシスの結果は、補助的なSDD療法の長期的有効性を裏付けると考えられる[83]。

に対して著明な殺菌効果を示した[90, 91]。鈍針が装着されたディスポーザブルシリンジを使用し、クロルヘキシジンは、インプラント周囲の外科的アプローチの場合に適応できるかもしれない。非外科での歯周炎のデブライ

**フォローアップのリコールの予約時に大量の沈着物が蓄積している場合、それらは個々に適した具体的かつ効果的な方法を用い、細心の注意を払って取り除くべきである。**

## 大量の沈着物があった場合の段階的な操作手順

　次の一連の写真は、大量に存在する硬く頑強な歯石を取り除くために通常行うデブライドメントの方法を示す（図 4-88 〜 98）。

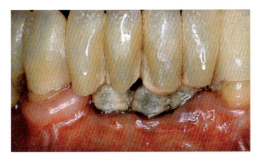

図 4-88　露出したインプラント表面は、多量の歯石で被覆されている。暫定被覆冠が装着されている。患者の非常におざなりなホームケアにもかかわらず、後の写真に示されているようにこのインプラントは 21 年間維持されている。

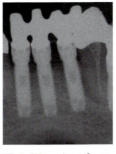

図 4-89　インプラント治療 21 年後の X 線写真。

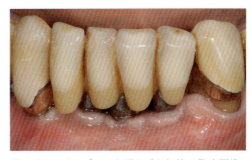

図 4-90　インプラント埋入 21 年後の臨床画像。

## 4章 | インプラント周囲炎：非外科的治療アプローチ

図 4-91 3ヵ月ごとの経過観察の予約時に歯周炎のメインテナンスが行われた。長期に安定しているにもかかわらず、非常に多量の石灰化沈着物が形成されている。

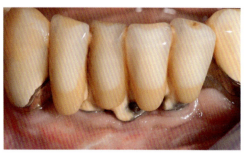

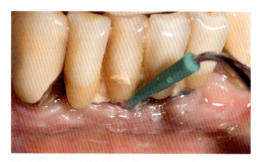

図 4-92 石灰化沈着物は、先端がプラスチックで覆われた適切なチップが装着された磁歪式超音波機器を用いて除去した。

図 4-93 初期のインプラント治療 15 年後のデンタル X 線写真。

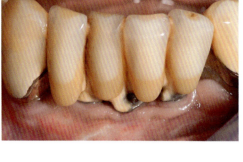

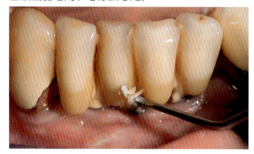

図 4-94 この画像は、チタン製器具が効果的に石灰化沈着物を除去していることを示している。

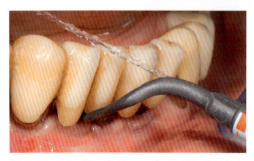

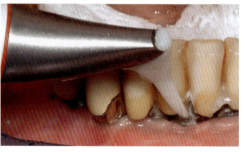

図 4-95 悪い例。水がチップの先端に向けられておらず、誤って噴霧されている（圧電式機器：Satelec）。効果的な冷却作用のために、注水は常にチップに向けられなければならず、それにより患者の快適性が保たれる。

図 4-96 歯周メインテナンスプロトコールにおいては、グリシンパウダー（Combi）が推奨される。これは、重炭酸ナトリウムよりも小さな顆粒サイズの非必須アミノ酸で、特に補綴物の下の露出したインプラント表面を研磨するのに適している。パウダーは、過度の「研磨」効果を避けるために、常に水と混ぜて使用する必要がある。非外科的歯周メインテナンス中の炭酸水素ナトリウムの使用も禁忌である。代わりにエリトリトールパウダーなどの非う蝕性甘味料を使用することができる（Air-Flow Master）。

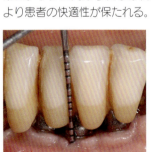

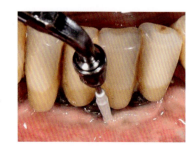

図 4-97 21 年後の経過観察時。プロービングデプスは正常で出血は認められないが、2mm の歯肉退縮を認める。

図 4-98 金属に樹脂をコーティングしたチップを含む圧電式機器は、磁歪式超音波機器の代わりとして用いることができる（Piezon Master 700）。主に水平方向の動きで使用する。

296

## 医原性のインプラント周囲炎に対する段階的な操作手順

　セメント固定式インプラント支持補綴修復は、医原性のインプラント周囲炎に関連する余剰セメントのリスクをはらむ[1, 17, 18]。インプラント周囲溝への余剰セメントの停滞は、注意深い臨床的な管理を行っても、口腔内細菌のコロニー形成の地盤となる可能性がある。バイオフィルム形成の結果として[18]、次の症例のようにインプラント周囲粘膜炎またはインプラント周囲炎が発生することがある（図4-99～115）。

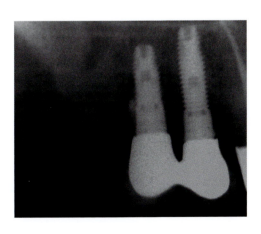

図4-99　デンタルＸ線写真において、上顎右側の最後方インプラントの遠心に広範囲の放射線不透過性領域を認める。歯石沈着か残留セメントのいずれかを疑ったが、セメント固定式インプラント支持修復に近接したセメントの残留であることがわかった。また、著しい骨吸収が両方のインプラント周囲に確認できた。患者は相談のため、一般開業医から著者の歯科医院に紹介された。

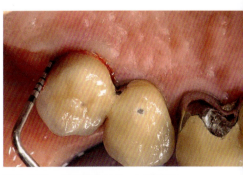

図4-100　歯周検査から、口蓋遠心に8mmのプロービングデプスおよび出血を認めた。

4章 | インプラント周囲炎：非外科的治療アプローチ

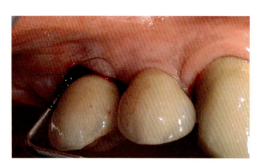

図4-101 歯周検査より、頬側は9mmのプロービングデプスおよび排膿を伴う出血を認めた。

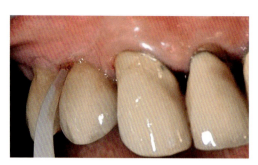

図4-102 最初にダイオードレーザー（810nm、Quanta System S.p.A.）を用いPWモード、2W、約20秒間、フルエンス124J/cm$^2$での適用を3回繰り返し、10Hzの周波数で総量20,000mJの照射を行った。

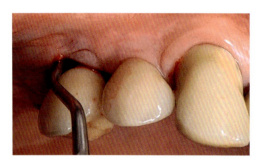

図4-103 続いて、手用器具を使用。この写真では、ユニバーサルチタンキュレットを垂直的な動きで使用（Roncati Implant Care）。

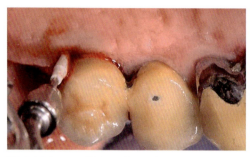

図4-104 この写真では、チタンフィクスチャー専用の、先端が樹脂コーティングされたチップを圧電式機器に装着して使用している（Piezon Master 700）。

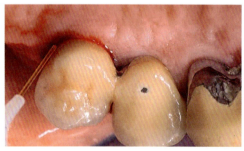

図4-105 808nmのダイオードレーザーを、口蓋側で使用した。この写真では、記録されたプロービングデプスと同じ長さにしたレーザーファイバーを挿入している。

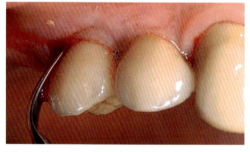

図4-106 インプラントに推奨される専用のチップ。X線写真で確認できる広範囲の放射線不透過性物質の除去はできなかった（図4-99）、そのため、術者は通常の金属製チップを使用することとした（Piezon Master700）。

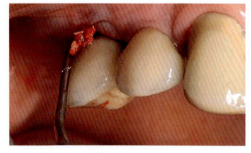

図4-107 この写真では、ユニバーサルキュレットを使用した手用器具の有効性を示している。遠心に存在していた硬く頑強な歯肉縁下の沈着物は除去された。

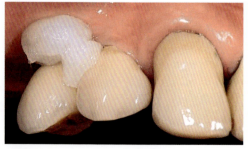

図4-108 非外科的歯周治療後、銀-クロルヘキシジンジェル（0.2％クロルヘキシジンおよびアニオン性シリカ粒子で支持された0.005％銀イオン含有）を綿球で塗布した。

298

医原性のインプラント周囲炎に対する段階的な操作手順

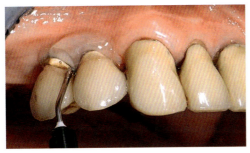

図 4-109　0.3％クロルヘキシジンジェルは、非外科的インスツルメンテーションの前と術中で、鈍針が装着されたディスポーザブルシリンジを使用し、インプラント周囲溝に適用した。

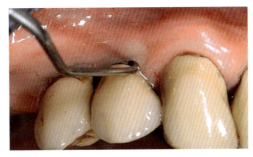

図 4-110　チタンキュレットは水平的な動きで遠心から近心、近心から遠心方向へと組み合わせて使用した。

図 4-111　図 4-102 で使用した 808nm のダイオードレーザー（Quanta System）のチップを 600μm に変更し使用した。また、出力レベルも変更した：PW モード、0.5W、総時間 3,600 秒それぞれの部位に 60 秒を 2 回、フルエンス 1J/cm$^2$、20Hz の周波数で総量 6,000mJ 照射した。

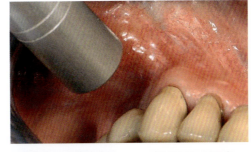

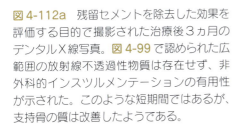

図 4-112a　残留セメントを除去した効果を評価する目的で撮影された治療後 3 ヵ月のデンタル X 線写真。図 4-99 で認められた広範囲の放射線不透過性物質は存在せず、非外科的インスツルメンテーションの有用性が示された。このような短期間ではあるが、支持骨の質は改善したようである。

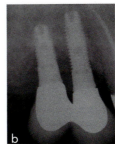

図 4-112b　非外科的治療 1 年後のデンタル X 線写真。骨レベルはある程度改善したように見える。

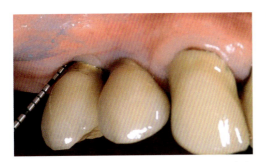

図 4-113　非外科的治療 1 年の再評価時、遠心の歯周ポケットの深さは 9mm（図 4-101）から 3mm へ減少し、出血は認めない。

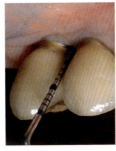

図 4-114　近心では、プローブで約 2mm を計測。

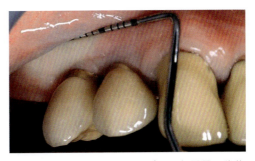

図 4-115　頬側では、インプラント周囲の生物学的封鎖の質を評価するためにプローブを使用することができる。

4章 | インプラント周囲炎：非外科的治療アプローチ

## 非外科的プロトコール：要約

　提案される臨床プロトコールを、**表 4-1** に要約する。原因に基づく非外科的歯周治療は、最初の診断に応じて再検討する：診断においてはインプラント周囲粘膜炎、インプラント周囲炎、または歯肉増殖を伴うインプラント周囲粘膜炎、そして治療においては必須（不可欠）、高く推奨、強く推奨、および任意の事項を一覧表にした。インプラント周囲粘膜炎の場合には、たとえ仮性ポケットを伴うものでも、非外科的プロトコールは常に適応であることが示されている。しかし、インプラント周囲炎の場合には、外科的アプローチは、エビデンスに基づく国際的な歯科文献[1,95] によれば、原因に基づく治療を行ううえでは、外科的アプローチはもっとも適切な治療選択肢とみなされる。しかしながら、全身的なさまざまな機能障害から歯周外科手術が禁忌となる場合、または患者が望まない場合や理想的な治療を行うことが許されない場合がある。そのような症例においては、常に非外科的な治療手順をとることとなり[46,61]、

表 4-1　インプラントに対する原因に基づく非外科的治療

| 診断：インプラント周囲粘膜炎 | 治療 |
|---|---|
| プロービングデプス≦5mm<br>プロービング時の出血<br>骨吸収なし | **必須事項**<br>厳格なホームケアの強化<br>専門的な機械および手用器具を用いた非外科的デブライドメント<br>**任意の事項**<br>ダイオードレーザーの補助的使用<br>抗菌薬の付加的な使用 |
| 診断：歯肉増殖を伴うインプラント周囲粘膜炎 | 治療 |
| プロービングデプス≧5mm<br>プロービング時の出血<br>骨吸収なし<br>プロービング時の滲出液/排膿がある、<br>またはなし | **必須事項**<br>厳格なホームケアの強化<br>専門的な機械および手用器具を用いた非外科的デブライドメント<br>**高く推奨される事項**<br>ダイオードレーザーの補助的使用<br>**任意の事項**<br>抗菌薬の付加的な使用 |
| 診断：インプラント周囲炎 | 治療 |
| プロービングデプス≧5mm<br>プロービング時の出血<br>X線写真で進行性の骨吸収を認める<br>プロービング時に滲出液を認めることがある | **必須事項**<br>厳格なホームケアの強化<br>専門的な機械および手用器具を用いた非外科的デブライドメント<br>**強く推奨される事項**<br>ダイオードレーザーの補助的使用<br>抗菌薬の付加的な使用<br>**任意の事項**<br>全身的な抗菌薬の投与 |

300

# 非外科的プロトコール：要約

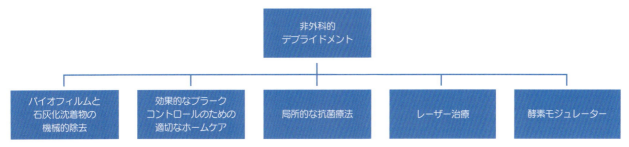

表 4-2　図表は、原因に基づく非外科的歯周デブライドメントは、病原性物質の除去や患者の再動機づけに加え、どのような追加の治療法と組み合わせることができるのか、また非外科的歯周デブライドメントは、他のものと代えがきかない、常に必要な前提条件であることを示している。

唯一の治療選択肢となる。とはいえ、患者へは非外科的アプローチは治療効果が不確実で補助的な戦略であることを明確にしておくこと[1, 95]。このため、著者は表 4-2 に示すような補助療法を含めることが重要と考えている。

後述する非外科的プロトコールには、インプラント周囲の粘膜炎／インプラント周囲炎が検出された後、最初の数ヵ月で使用される材料および方法の一覧を掲載している。下記のプロトコールは、臨床医が自身や患者の要求に応じて適応させることができる、一般的な示唆として考えるべきである。例えば、初回および２回目のアポイントは強く推奨されるが、15 日後に予定される来院は省いてもよく、また 30 日後の経過観察の予約は必要である。60 日後の経過観察も同じことが言えるかもしれないが、３ヵ月ごとの歯周検査を含む専門的な予防のための予約は絶対的かつ不可欠である。

## 非外科的プロトコール

### 1. 最初の予約（０日目）

a) 患者の歯周状態を評価するための全周のプロービング。プロービングデプス、歯肉縁の位置（クリニカルアタッチメントレベル）、およびプロービング時の出血の有無を評価する。

b) バイオフィルムおよび歯肉縁下石灰化沈着物の検出。

c) ダイオードレーザーによる治療。波長 980nm のダイオードレーザーで、PW/PM/PSPM モードでの 2.5W（平均 0.7W‐10kHz）、照射時間＝ 30 秒、待機時間＝ 70 秒、フルエンス 120J/cm$^2$、0.300mm のファイバーチップにて、それぞれのポケットに連続で最大 30 秒間のイリゲーションを２～３回適用。

d) PEEK、カーボン複合材、樹脂コーティング、または先端部分がディスポーザブルのプラスチックの専用チップを装着した超音波機器によるインスツルメンテーション。

e) 手用チタンキュレットによるインスツルメンテーション（ENACARE, Micerium または Roncati Implant Care）。

f) グリシンまたはエリトリトール（EMS または Mectron）を用いた歯肉縁下の研磨。

g) ３分間のテトラサイクリン＋ 30 秒間の生理溶液。

h) 鈍針を装着したディスポーザブルシリンジを用いてクロルヘキシジンジェル塗布を３回。

i) 特に食間における、毎日４～５回の医療用使い捨てタオル（指歯ブラシ、Enacare）の使用を含む家庭での口腔衛生と動機づけ。

j) 柔らかい毛先の歯ブラシ（１日、少なくとも２回、可能であれば３回）を用いたロール法。あるいは振動回転式電動ブラシを使用。

k) 0.1％クロルヘキシジンジェルに浸した歯間ブラシ（毎日３回）。

l) 波長 980nm のダイオードレーザーを用いたレー

## 4章 | インプラント周囲炎：非外科的治療アプローチ

ザー生体刺激治療：約1cmの直径の出力レンズを備え、デフォーカスされたビームを特徴とする生体刺激用の専用ハンドピースを用い、CWモード0.7Wの出力で60秒間、各部位で2回使用。あるいは、例えば生体刺激治療のための低出力エネルギーなどのソフトレーザーの使用。

m) 3ヵ月間のドキシサイクリン（1日2回20mg）の服用[83]。

### 2. 2回目の予約（可能な場合は1日目の翌日、あるいは治療の数日後）

a) ダイオードレーザーによる治療。波長980nmのダイオードレーザーで、PW/PM/PSPMモードでの2.5W（平均0.7W-10kHz）、照射時間＝30秒、待機時間＝70秒、フルエンス120J/cm²、0.300mmのファイバーチップにて、それぞれのポケットに連続で最大30秒間のイリゲーションを2～3回適用。

b) 必要に応じ、専用のチップを装着した超音波機器と手用器具であるチタンキュレット（ENACARE, MiceriumまたはRoncati Implant Care）を使用しバイオフィルムおよび/または残存した歯石を除去。

c) グリシンまたはエリトリトール（EMSまたはMectron）を用いた歯肉縁下の研磨。

d) 鈍針を装着したディスポーザブルシリンジを用いてクロルヘキシジンジェル塗布を3回。

e) 0日目に行った口腔衛生の再指導とホームケアの強化。

f) 0日目に記載されたようなダイオードレーザーを用いた生体刺激治療、または光線力学療法のためのダイオードレーザー（低出力レーザー治療（LLLT））による生体刺激。

### 3. 3回目の検査予約（必要な場合）（15日後）

a) 専用のチップを装着した超音波機器と手用器具であるチタンキュレットを使用しバイオフィルムおよび/または残存した歯石を除去。

b) 鈍針を装着したディスポーザブルシリンジを用いてクロルヘキシジンジェル塗布を3回。

c) 0日目に行った口腔衛生の再指導とホームケアの強化。

d) 0日目に記載されたようなダイオードレーザーを用いた生体刺激治療、または光線力学療法のためのダイオードレーザー（低出力レーザー治療（LLLT））による生体刺激。

### 4. 4回目の検査予約（必要な場合）（15日後）

a) 専用のチップを装着した超音波機器と手用器具であるチタンキュレットを使用しバイオフィルムおよび/または残存した歯石を除去。

b) 鈍針を装着したディスポーザブルシリンジを用いてクロルヘキシジンジェル塗布を3回。

c) グリシンまたはエリトリトール（EMSまたはMectron）を用いた歯肉縁下の研磨。

d) 0日目に行った口腔衛生の再指導とホームケアの強化

e) 0日目に記載されたようなダイオードレーザーを用いた生体刺激治療、または光線力学療法のためのダイオードレーザー（低出力レーザー治療（LLLT））による生体刺激。

### 5. 5回目の検査予約（該当する場合）（60日後）

a) 専用のチップを装着した超音波機器と手用器具であるチタンキュレットを使用しバイオフィルムおよび/または残存した歯石を除去。

b) 鈍針を装着したディスポーザブルシリンジを用いてクロルヘキシジンジェル塗布を3回。

c) 0日目に行った口腔衛生の再指導とホームケアの強化。

d) 0日目に記載されたようなダイオードレーザーを用いた生体刺激治療、または光線力学療法のためのダイオードレーザー（低出力レーザー治療（LLLT））による生体刺激。

### 6. 6回目の予約（3ヵ月後）

a) ダイオードレーザーによる治療。波長980nmのダイオードレーザーで、PW/PM/PSPMモードでの2.5W（平均0.7W-10kHz）、照射時間＝30秒、待機時間＝70秒、フルエンス120J/cm²、0.300mmのファイバーチップにて、それぞれのポケットに連続で最大30秒間のイリゲーションを2～3回適用。

b) 専用のチップを装着した超音波機器と手用器具であるチタンキュレットを使用しバイオフィルムおよび/または残存した歯石を除去。
c) グリシンまたはエリトリトール（EMSまたはMectron）を用いた歯肉縁下の研磨。
d) 鈍針を装着したディスポーザブルシリンジを用いてクロルヘキシジンジェル塗布を3回。
e) 0日目に行った口腔衛生の再指導とホームケアの強化。
f) 0日目に記載されたようなダイオードレーザーを用いた生体刺激治療、または光線力学療法のためのダイオードレーザー（低出力レーザー治療（LLLT））による生体刺激。

7. フォローアップリコールの予約（3ヵ月ごと）

8. デンタルX線写真（1年後）

# インプラント周囲粘膜炎の非外科的治療プロトコール

インプラント周囲粘膜炎（PD≦5mm、BOP＋、骨吸収なし）の場合、通常、ホームケアの強化と専門的な機械的、手用器具によるインスツルメンテーションに基づく根本的な治療手技で臨床的な回復が十分可能である[46, 96]。インプラント周囲に軽度の炎症のある単純な症例の非外科的治療プロトコールを詳しく説明する（図4-116〜130）。

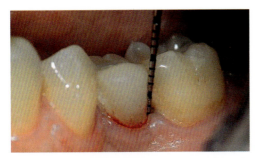

図4-116 小臼歯部に埋入されたインプラントの遠心に、出血を伴う2mmのプロービングデプスを認めた。この臨床写真は、インプラント周囲粘膜の可逆性の炎症であるインプラント周囲粘膜炎を示している。

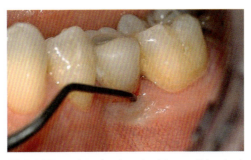

図4-117 チタンキュレット（Roncati Implant Care）を、インプラント支持型の補綴物マージンを破壊しないように遠心から近心へ水平方向の動きで使用した。

4章 | インプラント周囲炎：非外科的治療アプローチ

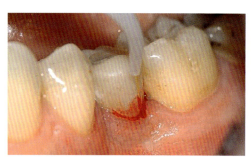

図 4-118 非外科的インスツルメンテーションとダイオードレーザーの併用は、任意で行う処置である（ダイオードレーザー、808nm、Quanta System）。

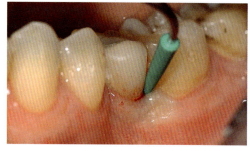

図 4-119 超音波機器はほとんどの場合、専用のチップを使用している。この写真は、チップの上にディスポーザブルのプラスチックキャップを装着した磁歪式機器を示している（Prophy Tip for SofTip insert for Cavitron, Dentsply）。

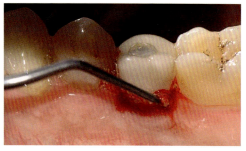

図 4-120 舌側面では、チタンキュレットを主に遠心から近心方向へ水平方向の動きで使用した（Roncati Implant Care）。

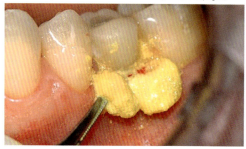

図 4-121 テトラサイクリンカプセル（例えばAmbramicina）の内容物をダッペンディッシュに出し、生理的溶液で希釈し、約3分間綿球を留置後、30秒間洗い流した。その目的は、この抗生物質の酵素阻害・抗炎症作用を通じて、歯肉縁下のインプラント表面を解毒することである。

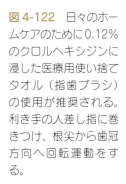

図 4-122 日々のホームケアのために0.12％のクロルヘキシジンに浸した医療用使い捨てタオル（指歯ブラシ）の使用が推奨される。利き手の人差し指に巻きつけ、根尖から歯冠方向へ回転運動をする。

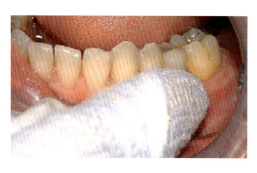

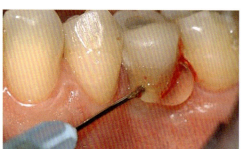

図 4-123 適切なホームケアの指示後、術者は鈍針を装着したディスポーザブルシリンジを使用して、炎症部位へクロルヘキシジンジェルまたは他の消毒薬を適用する必要がある。

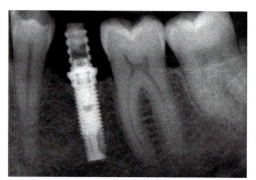

図 4-124 デンタルX線写真において支持骨の吸収は認められず、インプラント周囲粘膜炎の診断の確認をとる。

## インプラント周囲粘膜炎の非外科的治療プロトコール

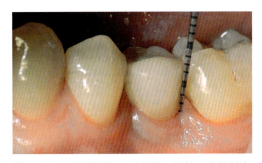

図 4-125　経過観察の予約時、以前の来院時から3ヵ月後、出血を伴わずプロービングデプスは1mmであった。インプラント周囲粘膜炎の場合には、歯肉炎と同様に、わずか3ヵ月後で可逆的な状態である治癒段階に至るため、再評価をすることが可能である。

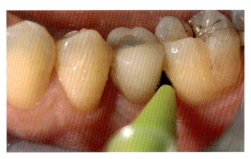

図 4-126　患者には、隣接歯間領域に適切な大きさの歯間ブラシを使用することの重要性を強調し、患者自身で行う細部まで行き届く口腔衛生を指導した。

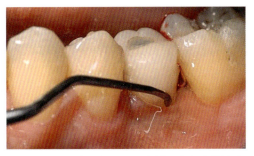

図 4-127　チタンキュレットは、主に水平方向で使用する。図4-120とは対照的に、明らかな出血はもはや認められない。バイオフィルムが少量存在する場合は、効果的に歯肉縁上と歯肉縁下の蓄積物を除去すべきであり、デブライドメントのストロークによる悪影響を減らすためインスツルメンテーション前にクロルヘキシジンジェルの使用が推奨される。

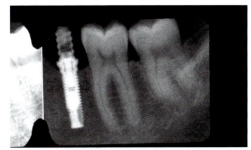

図 4-128　図4-124から3年後のデンタルX線写真。

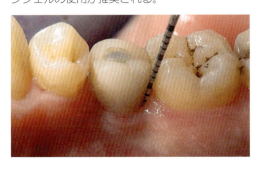

図 4-129　舌側中央では1mmのプロービングデプスが記録された。

**4章 | インプラント周囲炎：非外科的治療アプローチ**

# 歯肉増殖を伴う
# インプラント周囲粘膜炎の
# 非外科的治療プロトコール

**表4-3 患者の特徴**

| 特徴 | 所見 |
|---|---|
| 年齢（歳） | 68 |
| 性別 | 男性 |
| 初診日 | 1992年1月7日 |
| 最終再評価日 | 2015年4月9日 |
| 経過観察期間（年） | 23 |
| インプラント検査部位数 | 42 |
| インプラントの本数 | 7 |
| 部位 | 7本、臼歯部インプラント |
| 喫煙の有無 | 喫煙 |

　以下の一連の写真（**図4-131～137**）は、23年間の経過観察を示す（**表4-3**）[97]。2004年、上顎左側第二小臼歯部インプラントの近心面に中等度から重度のプラーク誘発性の炎症を認め、近心面に9mmのプロービングデプスおよび出血を認めた（**図4-135**）。レーザーを補助的に用いた非外科的治療の11年後の再評価では、正常範囲内のプロービング値を示し、プロービング時の出血も認めなかった。この素晴らしい結果は、インプラント周囲は骨吸収を伴わない仮性ポケット[98]であったこと、固定性インプラント支持型の補綴物に長い粘膜貫通部が存在していたことで説明がつく。

- 初期のプロービングデプスの平均：5.76mm
- 最終的なプロービングデプスの平均：2.57mm
- プロービングデプスの平均変化：3.19mm
- 初期のプロービングデプス：14部位で7mm
- 初期のプロービングデプス：4部位で6mm
- 初期のプロービングデプス：24部位で5mm
- 最終的なプロービングデプス：24部位で3mm
- 最終的なプロービングデプス：18部位で2mm
- 2mm以内のプロービングデプスの減少：6部位
- 3mm以内のプロービングデプスの減少：22部位
- 4mm以内のプロービングデプスの減少：14部位
- ベースラインのBOP：100%
- 最終評価時BOP：20%

歯肉増殖を伴うインプラント周囲粘膜炎の非外科的治療プロトコール

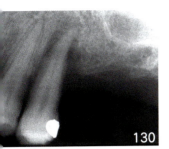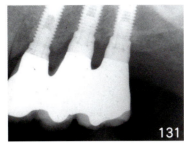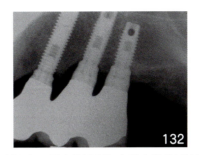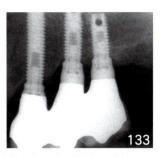

図 4-130〜133　上顎左側臼歯部のデンタルX線写真。1991 年、重度歯周炎により小臼歯部は抜歯となった（図 4-130）。1992 年、3 本のインプラントが埋入され、経過観察開始から 22 年。X 線写真は 1995 年（図 4-131）、2004 年（図 4-132）、2015 年（図 4-133）である。

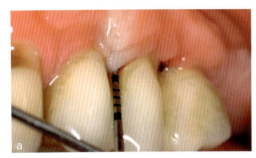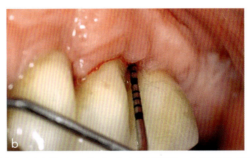

図 4-134　インプラント埋入から 12 年後の 2004 年、固定性インプラント支持補綴物の周囲の軟組織に顕著な炎症を認めた。歯周検査では、上顎左側第二小臼歯部インプラントの近心面にプラーク誘発性の中等度から重度の炎症、9mm の仮性ポケット（a）、大臼歯部のインプラントでは 7mm の仮性ポケット（b）がみられ、ともに出血を認めた。X 線写真での診断では骨吸収は認められず（図 4-132, 133）、スレッドが露出しているインプラントはなかった。

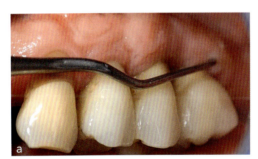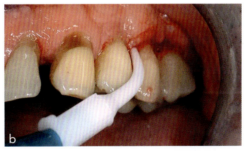

図 4-135　ダイオードレーザー（808nm、Quanta System）を併用して（b）非外科的歯周治療（a）を行った。

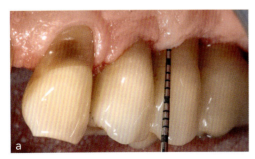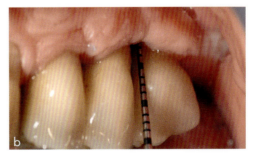

図 4-136（a, b）　インプラント埋入 23 年、図 4-134 で示した急性症状の発現から 10 年後の経過観察時、プロービングデプスは正常範囲内で出血は認められない。上顎左側部位で臨床上の安定性が達成されているようである。

## インプラント周囲炎の非外科的治療プロトコール（図4-137〜154）

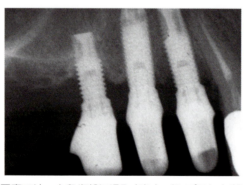

図4-137 デンタルX線写真では、大臼歯部に埋入されたインプラント部位に著しい骨吸収を認める。犬歯の遠心の小臼歯部インプラントと同様に、最後方インプラントにも5スレッドの露出が認められる。中間のインプラントにおいても、少なくとも3スレッドの露出を認める。

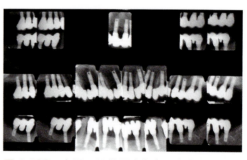

図4-138 全顎のX線写真から、患者が口腔内のさまざまな部位にインプラント治療を受けたことがわかる。

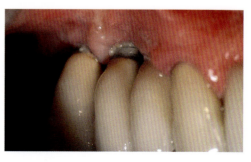

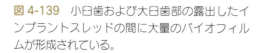

図4-139 小臼歯および大臼歯部の露出したインプラントスレッドの間に大量のバイオフィルムが形成されている。

インプラント周囲炎の非外科的治療プロトコール

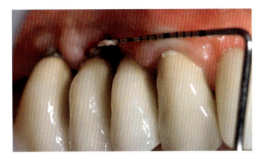

図 4-140 プローブは、患者が効果的に除去できなかった軟らかい沈着物の存在を明らかにしている。

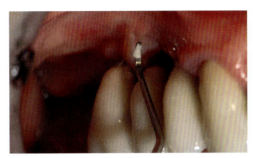

図 4-141 インプラントスレッド間にチタンキュレット（Roncati Implant Care）を挿入すると、軟らかい沈着物をデブライドメントすることができる。

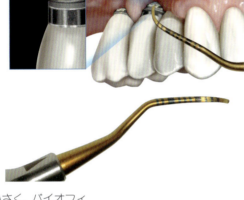

図 4-142 チタンキュレットは固定性のインプラント支持補綴の場合の非外科的インスツルメンテーションに適している。主に遠心から近心方向への水平的な動作が推奨される。この図は、露出したインプラントスレッド間に沈着物が存在することを示している。ミニキュレット（Enacare, Micerium）は作業端が小さく、バイオフィルムを適切に効率良くかなり除去できる。

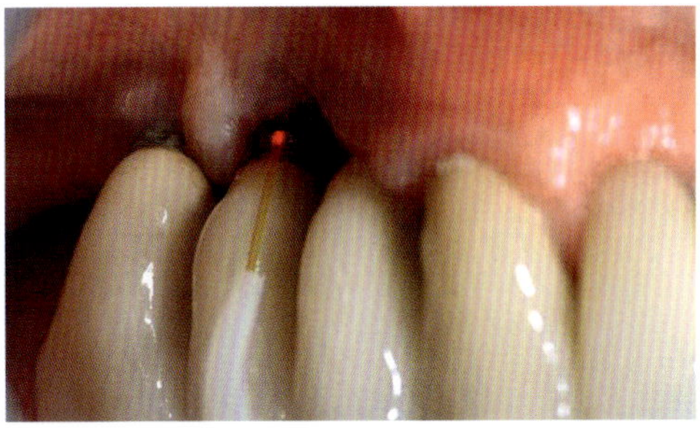

図 4-143 著者は、808nm または 980nm のダイオードレーザーを使用し、レーザーの殺菌作用を用いインプラント表面の感染除去をすることを推奨する。レーザー光の放射とチタンインプラント間の色の親和性は意図せず光活性化を起こすことが多く、プラスチックコーティングの「燃焼」が患者に強い不快感をもたらすというマイナスの結果を伴う。

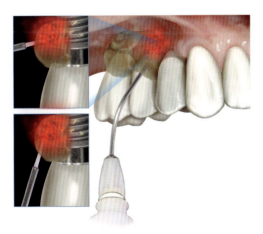

図 4-144 イラストは、レーザーファイバーとチタンインプラント表面間の接触を示している。色の親和性は意図しない光活性化の危険性を増大させることから、防止するべきである。

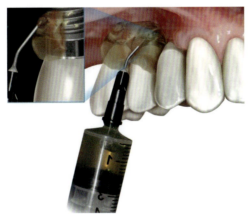

図 4-145 鈍針が装着されたディスポーザブルシリンジを使用し、多量のクロルヘキシジンジェルを適用することが推奨される。レーザーチップとインプラントチタン表面との間の「安全な」距離を維持する目的で、他の抗菌物質、すなわち2％酸化銀、塩化セチルピリジニウム、精油、および24％メトロニダゾールも使用できる。

4章 | インプラント周囲炎：非外科的治療アプローチ

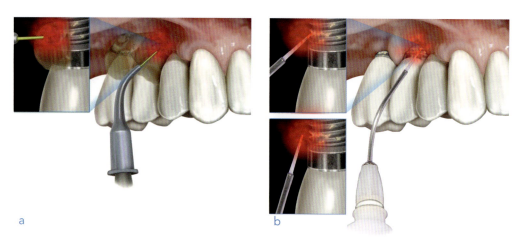

図 4-146　(a) 抗菌物質の存在が、患者にとって熱効果および不必要な痛みを引き起こす光活性化後のファイバーのポリアミドコーティングの剥離を防ぐことで、レーザーファイバーとチタン表面との間の直接接触を避けることができる。(b) 異なる形状のチップと 808nm のダイオードレーザー機器（Picasso, AMD LASERS）、2 つの異なる長さの先端（5mm または 10mm）が使用できる。

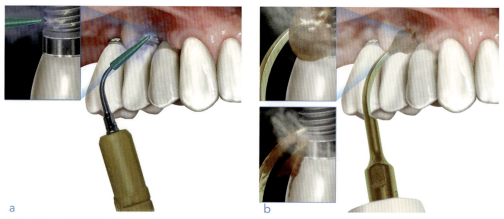

図 4-147　非外科的インスツルメンテーションは、超音波機器を用いて行われる。(a) 専用のチップを備えた磁歪式機器の使用：ディスポーザブルのプラスチックチップが装着された金属製チップ（Cavitron 用 SofTip チップ , Dentsply）。(b) 圧電式超音波機器（Peek チップ使用 , Mectron）の使用。チタンインプラントのインスツルメンテーション用に設計されたチップを使うのであれば、任意のタイプの超音波器具を使用することができる。

図 4-148　エアフロー機器（Air-Flow Master）の使用。特殊なプラスチック製のチップは、歯肉縁下でさえも、インプラントの露出スレッド間でパウダーを噴霧することができる。空気と水の圧力によって、ハンドピースの噴出口を通ってグリシンまたはエリトリトールベースのパウダーからなる半液体ペーストを制御し噴出させる。

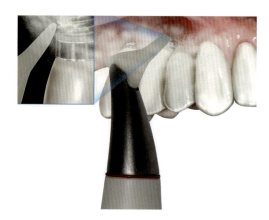

# インプラント周囲炎の非外科的治療プロトコール

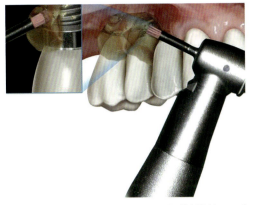

図4-149 低速ハンドピースに取り付けたマイクロブラシの使用を推奨する。非常に微細なサイズのため、これらのブラシは、効果的にインプラントの露出スレッド間を研磨することができる（Smart Prophy, Micerium）。

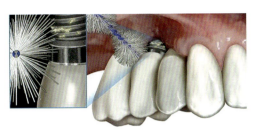

図4-150 イラストは、革新的で解剖学的なデザイン（Enacare）の歯間ブラシを示している。異なるブラシの長さにより、非常に狭窄した歯間スペースであっても、容易に器具を到達させることができる。イラストで示すように、それでもなお常に患者が斜めに挿入動作を行っているか確認することが重要である。

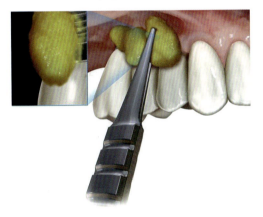

図4-151 非外科的インスツルメンテーション後、汚染したインプラント表面に対しさらに感染除去する目的で、テトラサイクリンを使用することが望ましいと考えられる。

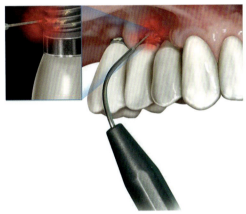

図4-152 非外科的歯周治療は、常にチップを厳密に動かしながら、それぞれの部位に約30秒ダイオードレーザー（正確な動作パラメータを設定、980 nmまたは808nm）を適用して完了する。その後、生体刺激モードでダイオードレーザーを使用することが推奨される。

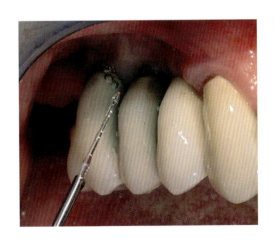

図4-153 テトラサイクリンを約3分作用させ（図4-151参照）、30秒間洗い流す。代替的に、超音波機器を洗浄目的で使用することもある。

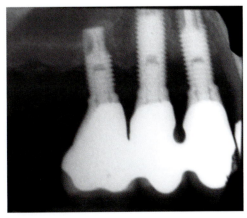

図4-154 経過観察のデンタルX線写真を、メインテナンス期間に撮影する。

## 4章 | インプラント周囲炎：非外科的治療アプローチ

# メインテナンス治療の意義

　各個人に合わせて的確に行われる SPT は、インプラント治療の長期的な治療成果を高めるうえで重要な因子であることが証明されている。もっとも重要なのは、専門家による定期的な歯肉縁下細菌叢の除去と、患者みずから感染のコントロールと再感染を避けるためにプラークを除去する努力をする意欲である[9, 99, 100]。インプラント治療の永続性は、主に適切な SPT により保証される[16]。前述のように、歯周炎の既往があるにもかかわらず適切な SPT に応じない患者は、インプラントの失敗や生物学的合併症が高い割合で認められる[29]。これまでに、インプラントのメインテナンスプロトコールの長期的な効果を評価した研究はほとんどない。インプラント周囲粘膜炎やインプラント周囲炎の症例において、科学的根拠に基づき、理想的なリコール間隔を提示したり、特別で専門的な予防管理を推奨している文献は存在しない[99]。定期的な SPT は 3 〜 4 ヵ月ごとに行われるべきであり、定期的にホームケアの強化を図るべきである[101]。オッセオインテグレーテッドインプラントを埋入することは、SPT への良好なコンプライアンスに良い影響を与えているようである[102]。レーザーを用いた治療など、さまざまなサポート治療が推奨されているが、インプラントの長期維持のためにもっとも効果的な治療法を示す信頼に足るエビデンスはほとんどない[103]。これは、現在のメインテナンスプロトコールが無効、あるいは不適切という意味ではなく、単に理想的なゴールドスタンダードと考えられる治療法がまだはっきりしていないことを意味する[104]。ダイオードレーザーを従来の SPT に併用す

ることは、特により良い臨床的改善を得るため、SPT期間中に年1回程度実施することが推奨される。最初から6mm以上のプロービングデプスを示す部位では、言うまでもなく非常に困難であると考えられるが、最初の治療的アプローチとしては非外科的治療で対処すべきである。

先に述べたように、レーザーを用いた歯周治療は、殺菌作用という利点と、他の治療法と比較した際の治療後の不快感の減少という点からその使用が強く推奨される。痛みや苦痛は患者自身が口腔清掃を効果的に行おうとする行動の妨げとなり、これはプラークの蓄積、持続性炎症、および治癒障害を伴う悪循環を引き起こす。言いかえれば、レーザーを用いた歯周治療は、より正確な日々のケアだけでなく、より良い治癒をもたらす可能性という点で、二次的に良好な結果を生み出すかもしれない。患者のコンプライアンスを高めることは常に非常に重要であるが、もしレーザー治療がこの本質的な目的を達成するためにたやすい臨床手技であるならば、言うまでもなく、非外科的なデブライドメントや適切なホームケアなどの通常のプロトコールに、常にレーザーを併用することが望ましい。

重度のインプラント周囲炎の症例において、次のいずれかの症状が存在する場合にはインプラントは撤去されなければならない：触診・疼痛・機能時の疼痛、水平または垂直的動揺、制御不能な滲出液、インプラント周囲における50%以上の骨欠損[38]。しかし、患者は状況の悪化したインプラントの維持を希望することが少なくない。多くの場合、全身的、経済的、心理的、その他患者中心の問題といった要因が臨床管理に影響を与える。その結果、SPTがインプラント生存のための唯一の選択肢または代替手段となる。

インプラント周囲炎を解決するための科学的証拠に基づいた治療法はまだないものの、既存の文献や長年の個人的な臨床経験に基づき、著者は次のことを考えている：(1)最高の長期的な結果を達成するために、SPTはインプラント手術と同様、非常に重要である；(2)インプラント周囲炎の治療は、疾患が進行性である場合に必要だが、これを完全かつ予測どおりに解決できることを保証する科学的根拠はない；(3)細菌性プラークを減らすことはもっとも重要な要素であるが、宿主応答が主要な役割を担う（リスク評価）；(4)その有効性を保証するデータを欠いているものの、抗菌薬の使用は適切と考えられる；(5)外科的治療が禁忌、または患者に受け入れられない場合、その予知性を裏付け、インプラントの生存を改善するためには、非外科的治療を行うことが不可欠である；(6)歯周炎とインプラント周囲炎の部位特異性を考慮し、以前、炎症性疾患が認められ成功裏に管理されている部位については、慎重に繰り返し経過観察していく必要がある；(7)ランダム化比較対照臨床研究は、インプラント周囲粘膜炎とインプラント周囲炎に対する非外科的治療法の評価に必要である。明らかに制限はあるものの、本章で示したプロトコールは、インプラント周囲欠損に対するさまざまな治療手法を例示することを意図したものである。これは、非外科的治療にダイオードレーザーを付加的に用い、これに抗菌薬を組み合わせる治療法がインプラント周囲欠損の標準的な非外科的治療と定義されるための第一歩であるのかもしれない。ダイオードレーザーの付加的な使用は、臨床的なゴールへの到達が困難な場合に特に望ましい[87, 105-107]。

# 5

## メインテナンス　　定義

Wilson[1] はメインテナンスを歯周治療全体、および一生涯続くサポーティブケアの核（もっとも重要なステージ）と定義した。つまりすべての歯科治療の成功、とりわけ歯周治療の成功は安定した治療成果がどれくらい持続するかに基づいている。

米国歯周病学会（以下 AAP）は 1989 年にメインテナンスの定義をメインテナンス治療からサポーティブペリオドンタルセラピーに変更した[2,3]。このサポートという言葉は、歯周治療を受けた患者に対して歯科医療チーム全体が提供する専門的、臨床的で親身なサポートを強調している。さらに AAP は、ペリオドンタルメインテナンス（Periodontal maintenance；PM）が以前用いられたサポーティブペリオドンタルセラピーまたはペリオドンタルリコールよりも優先的に使用される語であり、この用語にはインプラントのメインテナンスも含まれることを明言するポジションペーパーを 2003 年に出版した[4]。

# 治療の目的とメインテナンスの生物学的な根拠

外科的治療や非外科的治療の目的は、単に臨床成果を短期的に達成するだけではなく、良好な結果を長期に保証することでもある。したがって**最終的な治療目的は、患者中心の治療法と理想的な治療法を組み合わせた、各患者に個別化された方法により臨床的な安定性を達成することである。**

実際に多くの研究がメインテナンスの有効性を示しており、再発性の歯周炎は最適な個別の口腔衛生指導[5,6]と定期的なサポーティブケアの組み合わせ[7,8]により予防できることを示してきた。また別の研究では、患者自身が効果的にプラークを完全除去することはほとんど不可能であるため、個別のメインテナンスプログラムを厳守することで効率的に将来的なアタッチメントロスのリスクを減少できることを示した[4,9-11]。

歯周病は一般的に急性期と寛解期を繰り返すため[12,13]、歯周組織とインプラント周囲組織の健康を促進する目的で、歯周治療、インプラント治療の成功後に、入念で一貫性のある個別のメインテナンスプログラムを受けることが大切である。このコンセプトは臨床医には明白なことに思えるかもしれないが、患者にとっては必ずしもそうではない[1]。したがって臨床医には、適切に設定した来院間隔に対する厳密なコンプライアンスを獲得するために、患者教育の戦略とプロトコールが必要である[14]。

AAP から 2003 年に出されたポジションペーパー[4]によると、効果的なメインテナンス治療の目的は：

● 歯肉炎、歯周炎、インプラント周囲炎の治療を受けた患者において、歯周病の進行を予防することと、再発を最小限にすること。

5章　｜　メインテナンス

- 天然歯やインプラントを含む補綴物を入念に観察することにより、歯やインプラントの喪失を予防または減らすこと。

- 口腔内で見つけた他の疾患や状態をタイミング良く鑑別し、うまく管理できる可能性を高めること。

図5-1

### 患者さんへ

　私たちが歯周治療に求める結果には、以下の項目へのご協力度が大きく影響します。
1．私たちが推奨する個別のホームケア
2．私たちが提案する頻度での治療後のリコール来院

## いつサポーティブペリオドンタルセラピーを開始すればよいのか

　メインテナンスは通常、歯周治療後に開始し[4,8]、天然歯やインプラントが存続する間、さまざまな間隔で継続する。したがって、メインテナンスは歯周治療の動的治療期間の延長にあたる[8]。

　実際、サポーティブセラピーは最初の歯科来院時にスタートしなければならない。同時に、歯科医師、または歯科医師の監督の下での歯科衛生士による専門的な予防の予約をとることが重要であり、専門家が定期的に診察をすることが将来的な治療成功の安定性を保証すると患者さんに説明する。入念な口腔衛生指導においては、患者と術者は対等な関係である。このようにして患者はすべての目的に対して自分自身がもっとも重要な専門家となり、提案された治療における「中心選手」[8]かつ重要な仲間となる。このような治療のための協力関係は、治療結果、特に臨床結果の持続性に大きな影響を与える。患者が治療計画に同意した時に、サポーティブセラピーの重要性を強調し、特に治療のパートナーシップに関するインフォームドコンセントをプリントした紙を患者に渡すことは有益であろう（図5-1）。

　症例によっては、メインテナンスに治療介入が必要なときには外科処置を行うこともあり、治療が3ヵ月以上続くこともある。

　手術の時期、特に複数回の外科処置が必要で、3ヵ月以上治療が継続する際には、その状況に応じてメインテナンスを行う場合がある（図5-2～10）。この場合、器具を口腔内のさまざまな部位に応じて使い分け、臨床医は外科処置を行ったばかりの部位を優しくデブライドメントしなければならない。一方、例えば再生療法を行った部位は適切な治癒期間、少なくとも9ヵ月はプロービングしないというような、決まった要件による術後のプロトコールに従わなければならない（図5-2b, d）。

　つまり、非外科的インスツルメンテーションは常に部位特異的なニーズに適している必要がある。治療目的は、例外なく、歯またはインプラントにとってのすべての異物を除去することである。一方で、歯肉と歯を傷つけないよう配慮し、外科処置部位の治癒を妨げないようにする。

316

いつサポーティブペリオドンタルセラピーを開始すればよいのか

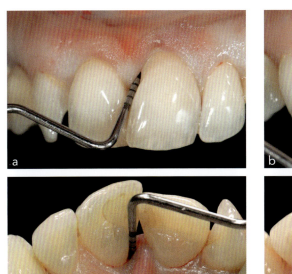
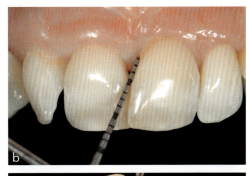
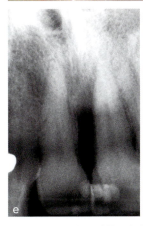
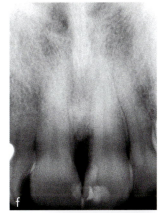

図 5-2　歯肉歯槽粘膜手術を伴う再生療法を行った症例の術前と術後。根面被覆を行ったため審美性が改善した。初診時11mm のプロービングポケット深さ（a, c）は、術後1年で2mm に減少した（b, d）。再生療法後少なくとも9ヵ月はリコール時に歯周プローブでの測定を控えることが大切である。初診時のデンタル X 線（e）と骨支持における著しい改善が認められる再生療法1年後のデンタル X 線（f）（写真は Dr. Stefano Parma Benfenati のご厚意による）。

図 5-3　全層弁で剥離した後の歯周領域の頬側面観。上顎左側中切歯の隣接面に頬側の裂開を伴う特に顕著な欠損が認められ、これが口蓋側に交通している。

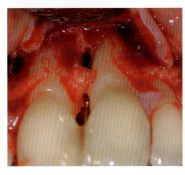
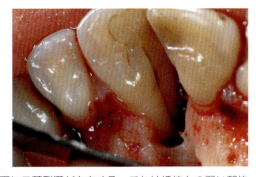

図 5-4　フラップ手術における骨内欠損の口蓋面観。上顎中切歯の近心口蓋面に口蓋裂溝が存在する。これは抵抗力の弱い部位である（病原性毒素が蓄積しやすい解剖学的な異常）。細菌の歯肉縁下への侵入がこの形態学的特徴によって助長され、それが炎症とコロニー形成の一種の早道を作る。着色は、口蓋裂溝の中に形成された石灰化沈着物の存在を示し、それは根に沿って深く走行している。したがって、家庭での口腔ケアで簡単にアクセスできるような部位にさえ、バイオフィルムは重度で限局的な欠損を作ることがある。この症例は溝が深いところに位置しており、他の方法では沈着物を除去できないため、外科的な方法を適用した。オープンフラップ手術により、術後の再発リスクを減らすため、高速回転のハンドピースに付けたファインのダイヤモンドバーを用いて根表面の形態を修正することも可能となった。

5章 | メインテナンス

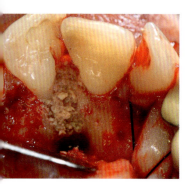

図5-5 口蓋裂溝に外科的な整形を行った後、骨欠損にテトラサイクリンを混合した骨補填材料を満たし、吸収性メンブレンでカバーした。

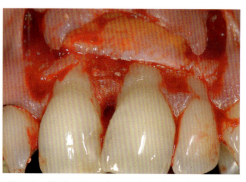

図5-6 組織の陥凹と、それに伴う審美性の低下を回避するために、また術前写真で歯肉退縮が見られた（図5-2a参照）部位のやや不十分な歯槽粘膜の量と質を改善するために結合組織移植片を挿入した。

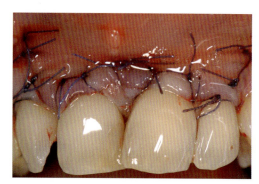

図5-7 縫合技術により傷口の完全な一次閉鎖が獲得された。これは一次治癒を促進する。この閉鎖を維持することにより、骨と歯肉の再建に使用した移植材料を完全に覆うことができる。

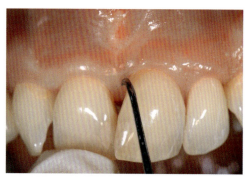
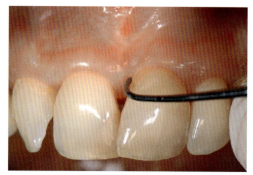

図5-8, 9 術後最初の9〜12ヵ月の間は3ヵ月ごとのリコール間隔で、粘膜組織を傷つけることなくすべてのバイオフィルムを除去するように、きわめて繊細なインスツルメンテーションをしなければならない。垂直的な動き（図5-8）より、水平的な動き（図5-9）が推奨される。インスツルメンテーションは常に優しく、歯肉粘膜の保全に配慮する。

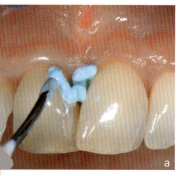
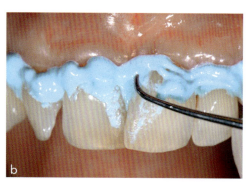
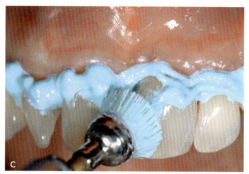

図5-10a 予防ペーストを用いることが推奨されている。可能ならば、使い捨てのシリンジと鈍針を用いてインスツルメンテーションの前に近心歯肉側へペーストを塗布する（Smart Prophyペースト、Micerium）。

図5-10b 歯肉辺縁近くにていねいに載せた予防ペーストは潤滑剤としてはたらき、結果として、手用器具でのインスツルメンテーションにより生じる可能性のある刺激を減少する。

図5-10c 専門的な予防処置の最後に、歯の表面を予防ペーストと低速のハンドピースに装着したブラシを用いて低速で磨く。

## 誰がメインテナンスに責任を持つのか

　メインテナンスの責任は、歯科医師と歯科衛生士にある。歯肉炎の再発やわずかな歯周炎を伴う患者は従来より一般歯科医師によってメインテナンスされている[15,16]。

　重度のアタッチメントロスや侵襲性歯周炎の既往を有する患者は、歯周病専門医のクリニックにおいて、粘膜炎やインプラント周囲炎の検出と同様に、多くの因子、すなわち患者のモチベーション、初診時の重症度、治療結果、年齢、歯周炎の感受性、リスクファクターの存在、モチベーションのレベル、プラークコントロールの状態に基づいた、オーダーメイドのリコール間隔でメインテナンスを受けていることが多い。一方、一般歯科では歯列の歯周組織以外の部分をメインテナンスしている。複雑なケースにおいては、専門家によってなされるサポーティブペリオドンタルケアは一般歯科と比べて、臨床的なアタッチメントの大きな安定が得られるが、比較的多額の費用がかかることは強調されるべきである[17,18]。

## サポーティブセラピーのメリット

　エビデンスに基づいたサポーティブセラピーの文献を見直すと、Axelssonらによる縦断研究[19]はもっとも重要な論文の一つである。この研究において550名の患者のうち257名に1972年から2002年まで予防プログラムにのっとりメインテナンスが行われ、最終的に30年後に再評価された。最初の2年間、リコール予約は2週間ごとにした。3年から30年までは患者の要望に基づき3〜12ヵ月とした。この被験者らにおいて、歯の喪失率、う蝕と歯周病の発生率は非常に少なかった。すべての年齢グループにおいて1972年から2002年の間にアタッチメントゲインがあったことは特筆に値する。もっとも高齢の患者グループ（研究終了までに81〜95歳）における平均的な毎年の歯の喪失数は0.06本で、より若い年齢グループ（研究終了までに50〜65歳と66〜80歳）に

おいては0.01本と0.04本であったと述べられている。う蝕は30年間観察したすべての年齢グループの全患者において、2歯面より少なかった。また長い研究期間を考えると、抜歯された歯は非常に少なく、抜歯理由は9本が歯周病、108本が破折であった。この研究は定期的に動機づけされ、また口腔衛生状態の高い水準を維持する利益を認識し、入念に観察された集団における30年間の予防治療の結果を報告した。患者の92%が1日に2回以上歯磨きをし、44%がフロスを使用、35%が歯間ブラシを使用していた。喫煙者の割合も46%から10%に減少した。20年以上の観察期間を伴う最近の後ろ向き研究においても、頻繁なメインテナンスを伴うきわめて良好な患者とのコンプライアンスが、歯の喪失の減少を通じて歯の予後を改善するうえでいかに重要であるかを明らかにした[14]。

5章 | メインテナンス

# 定期的なリコール予約の頻度

　数多くの著者が、歯周炎の既往のあるほとんどの患者は少なくとも1年に4回、サポーティブケアを受けることを推奨している。なぜなら3ヵ月ごとのリコール間隔は、それよりも少ない頻度でメインテナンスを受けた患者と比較して、疾患が進行する可能性を下げるためである[19-21]。Listgartenによる古典的研究において、ある患者集団は専門的な予防処置を受けた後に、細菌バイオフィルムが病原性を有する基準に回復するまでにかかる時間を評価するため、細菌分析を受けた[22, 23]。Listgartenは患者の大多数において、約90日後には病原性を示す量に細菌が再形成されることを明らかにし、歯周炎に感染しやすい患者においては3ヵ月ごとのメインテナンスサイクルが必要であることを確認した。この論理の方向性は、Sbordoneら[24]とGreenstein[25]による最近の研究によっても推測され

る。諸設備、効率性や患者の予約状況の問題などから、適切に順守されていれば4ヵ月で十分である場合が多い。最終的な歯周治療後にさらなるアタッチメントロスを伴わない歯肉炎の再発を示す多くの患者は、歯周炎の家族歴がなく、十分なプラークコントロールの維持が可能な密な（すなわち弱くない）歯肉のバイオタイプを有する若い患者と同様に、6ヵ月に1回のサポーティブケアで十分に維持できる可能性がある。

## 定期的なリコール予約の頻度
- 中等度または進行性の歯周炎やインプラント周囲炎：3ヵ月ごと
- 軽度の歯周炎またはインプラント粘膜炎：4ヵ月ごと
- 歯周炎またはインプラント粘膜炎に対して感受性が低い：6ヵ月ごと

320

## コンプライアンスまたはアドヒアランス

コンプライアンスという言葉はラテン語の"complire"が由来であり、それは観察する、すなわち行動を起こすまたは約束を守ることを意味する。オックスフォード英語辞典では[26]、コンプライアンスの定義を「行動する」または主治医の助言に従って行動することとしている。この用語は、医師の温情主義的な態度と患者本位のニュアンスになる。

アドヒアランスという言葉は頻繁に用いられるようになってきた。この言葉はラテン語の"adhaerere"が由来であり、「固守する」「親密であり続ける」「一貫してふるまう」を意味する。オックスフォード英語辞典では[26]、アドヒアランスの意味は原理の尊重と実践の継続と定義されている。この定義は、患者が推奨された治療計画を守る必要があるとイメージさせる。効果的な口腔衛生手技と患者のコンプライアンスは、必ずしも簡単に達成できる目標ではない。

コンプライアンスは文字どおり「固守」を意味する。しかし心理学的な言葉においては行動、さらに厳密に言うと「臨床医の指示と一致した患者の行動」と定義される。患者は情報提供があったときや、正の強化（行動によって好ましい刺激）があったときにコンプライアンスが良好になると言われている[27]。

慢性の患者は時間とともにコンプライアンスが減少する傾向にあり、特に疾患が回復した時に減少する[20]。一方、オッセオインテグレーションインプラントの埋入はメインテナンスにおけるコンプライアンスに確実にポジティブな影響を与える[28]。

歯周治療の長期の治療結果は、サポーティブペリオドンタルセラピーによってさらに向上するように思える[6, 29, 30]。コンプライアンスがない患者は歯を失うリスクがかなり高く[31]、年月をかけるとより顕著なアタッチメントロスを示す[4]。

5章 | メインテナンス

# フォローアップのリコール時の治療手順

## メインテナンスにあてる時間

　フォローアップのリコール時の時間配分は、患者の口腔内に存在する歯またはインプラントの数、患者の協力度、自宅での口腔衛生状態、コンプライアンスまたはアドヒアランス、全身状態、定期的なリコールでのフォローアップの頻度、器具のアクセスのしやすさ、および歯周ポケット／インプラント周囲のポケットの分布や深さを含む、いくつかの因子に影響される[4, 19]。メインテナンスの予約時間は慣例的に45〜60分間だが、全体のメインテナンスにおける一貫した目標を達成するには不十分な場合がある[32]。効果的なサポーティブケアに必要な時間は、各患者のニーズに合わせて調整する必要がある[4]。したがって、1時間の予約は、臨床行為と必要なインスツルメンテーションを実施し、患者のモチベーションを強化する時間として十分であり、推奨される。

## 治療時に考慮すること

1. **医科的、歯科的既往歴の評価と更新**
   毎回の予約時に、短期間でも変わる可能性のある医科的既往歴を更新する必要がある。したがって、年に1回フォローアップのリコール時に、患者に用紙の記入を求めることが強く推奨される（図5-11）。

2. **口腔内、口腔外の検査と結果の記録**
   各フォローアップのリコール時には、口腔内の軟組織のいかなる異常も見逃さない徹底的な評価を実施する必要がある。記録されたすべてのデータは、以前のベースライン時の測定値と比較する必要がある。

3. **歯科検診と結果の記録**
   歯の動揺度、フレミタス、咬合様式を観察すべきである。歯冠や歯根のう蝕の判定をし、不良修復物のような修復または

フォローアップのリコール時の治療手順

図 5-11

```
リコール時：歯科医師 / 歯科衛生士

名前 _____ 日付 _____


医科または歯科既往歴で最近変わったことはありますか。

いいえ _____ はい _____


新たに飲んでいるお薬はありますか。

いいえ _____ はい _____


以下のスペースに、連絡事項やコメントをどんなことでも
追加してください：

_____

_____
```

補綴因子を評価する。

4. **歯周病の検査と結果の記録**

プロービングデプスは、存在するすべての歯およびインプラントの周囲を測定する。ポケット深さ、仮性ポケット、プロービング時の出血も記録する。軟らかい、または硬い沈着物の量、性質および分布ならびに根分岐部病変を評価する。滲出液の存在は常に記載するべきである。新たな歯肉退縮を記録し、さらに進行していないかを確認するために既存の歯肉退縮を観察する必要がある。クリニカルアタッチメントレベルは、歯肉退縮幅にポケット深さを加えることによって測定することができる（2章を参照）。

5. **インプラントとインプラント周囲組織の評価と結果の記録**

プローブを用いて、すべてのインプラント周囲のポケット深さ、プロービング時の出血、滲出液の存在、動揺度、補綴による回復の質、および咬合安定性を記録する。あらゆる病的な徴候および症状（例えば痛みや不快感の存在）もまた図表化される。

6. **X線検査**

診断に用いるX線写真は、最新で、患者の診断上のニーズに基づいており、歯、歯周組織、インプラントなどの口腔内の状態について適切な評価および判断ができるものでなくてはならない。臨床医の判断、ならびに疾患の進行または罹患の程度によって、X線写真の必要性、頻度および枚数が決まる。

7. **ホームケアおよび口腔衛生技術の患者基準の評価**

歯周病の状態の臨床的安定性に基づいて、バイオフィルム除去の有効性が評価される。特に、プラークの存在と高い出血スコアは、ホームケア中に見落とされている、より多くの意識を必要とする部

# 5章 | メインテナンス

位をわかりやすく示しており、患者に別の器具またはホームケアテクニックの変更を提案できる。繰り返すが、口腔衛生の再教育を強化し、各予約時には個々に合ったメインテナンスプログラムをしっかりと守ることの重要性を強調することは、常に適切である。定期的なリコールの必要性を強調するために、根拠に基づく歯科文献からの短い引用文を患者に提供することも有用である。

**定期的なメインテナンスケアとリコール来院の利点を示した多くの科学的研究論文が歯科文献に掲載されている。**
**またいくつかの研究で、定期的なメインテナンス間隔を維持している患者は、メインテナンスが少なかったり、まったく受けていない患者に比べてアタッチメントロスや歯の喪失が少なくなっていることが示されている**[3, 4, 6, 30]。

## 8. リスクファクターのコントロール

患者が喫煙者である場合、全身の健康と同様、歯や歯周組織においても喫煙をやめることで得られる有益な効果があることを伝えるべきである。特に適切でないサポートセラピーを受けている場合、喫煙はプラークの次にもっとも影響の大きい歯周病のリスクファクターである[33]。多くのストレスを抱え、それを管理する能力が低い患者は、ストレスが最小限で良好な対処能力を持つ患者と比較すると歯周病への影響が2倍となる可能性がある[34]。う蝕感受性を高める全身疾患や食事習慣などの他のリスクファクターが存在する場合、臨床医は、患者に現在の状態と、必要に応じて追加治療の必要性を伝えなければならない。

## 9. **プラークならびに歯肉縁上、歯肉縁下歯石の除去には下記の処置が含まれる。**

- 包括的な非外科的デブライドメント
- インプラント表面に存在する汚染物質の除去[35]

さまざまなメインテナンス手順は、個々の患者のニーズならびにポケット深さ、軟らかいまたは硬い沈着物の量および性質、歯肉退縮の存在、修復処置やインプラント支持補綴物の修復、とりわけ治療計画の様式に基づいている（図5-12〜15）。

非外科的インスツルメンテーションは、組織を保全しながら存在するすべての沈着物を完全に除去することをめざして、常に緻密で効果的でなければならない。プローブの使用は、沈着物を除去する前に、特に歯肉縁下の沈着物の検出に推奨される。器具の動きは、探知された沈着物のみを除去し、オーバースケーリングによる過剰な歯根の摩耗（X線上で「砂時計型」の歯根として観察される）を避け、常に適切に調整されなければならない。周囲組織の健康な補綴構造にも特に注意を払ったほうがよい（図5-16〜23）。不注意なインスツルメンテーションは、粘膜の安定性に変化を引き起こす可能性がある。組織を傷つけず徹底的にクリーニングを行うためには、歯肉の輪郭に沿って研磨ペーストを塗布し、その後水平方向のストロークを優先しキュレットを操作することが有用である。（図5-10参照）。研磨ペーストは潤滑剤として作用し、器具による侵襲を抑えつつバイオフィルムおよび微小な歯石を除去できる（図5-15b参照）。超音波器具を選択した場合は、非常に軽い圧をかけて慎重かつ繊細に動かすことが重要である（図5-20, 5-22, 5-23参照）。

# フォローアップのリコール時の治療手順

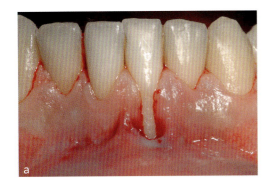
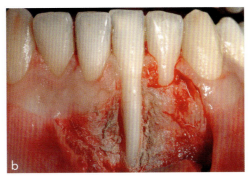
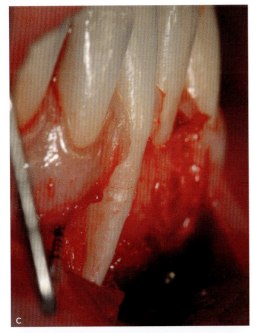
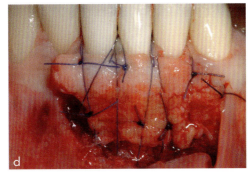

図 5-12　(a) 外科的治療前の下顎左中切歯の頬側に重度の歯肉退縮を認める。(b) 露出した歯根を治療するために歯肉歯槽粘膜手術を行った。(c) 歯冠が舌側傾斜しているため歯根の位置がかなり頬側に突出した結果、側方面観は非常に明白な骨欠損を伴っている。(d) 吸収性材料を使用して、口蓋から採取した結合組織移植片を懸垂縫合で固定した。1針は各歯に用い、2つめの縫合は安定化のため骨膜に水平マットレス縫合を行った（Dr. Stefano Parma Benfenati のご厚意による）。

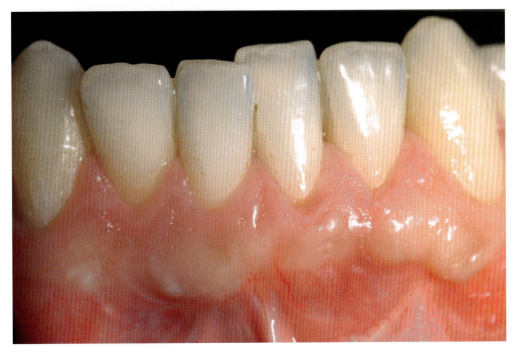

図 5-13　術後5年のリコール時、患者の完璧とはいえないが適切なプラークコントロールが確認された。

5章 | メインテナンス

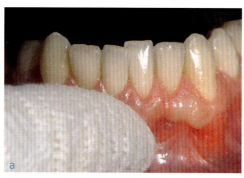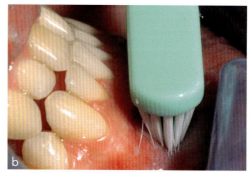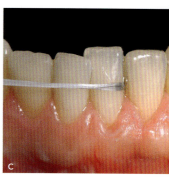

図5-14 （a）粘膜組織から歯の表面までを、指に巻いた医療用使い捨てタオルや指歯ブラシを用いて根尖歯冠方向に優しく動かすことを推奨する。使い捨てタオルや指歯ブラシは、軟組織を傷つけず歯肉退縮の再発を防ぎ、バイオフィルムを効果的に除去するために特に推奨される。この動かし方はローリング法と同じである。歯周外科後、医療用ガーゼ（指歯ブラシ、Enacare, Micerium）の使用は、主に創部を優しく清掃し、プラークの蓄積を減らし、さらに術後数日から良好な治癒を促す。（b）推奨するやり方はローリング法であり、ブラシの毛をかなり根尖に位置づけ、口腔前庭に深く入れ、歯冠方向に回転させながら動かす。ブラシの毛は、粘膜組織を傷つけることなく、回転しながら粘膜と歯の移行部に接触する。（c）リコール時に、術者は、患者が正しくフロッシングできていることを確認すべきである；図に示すように、デンタルフロスが上から見てCの形になるように歯の表面に沿わせる必要がある。

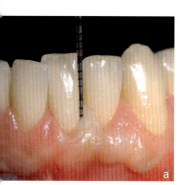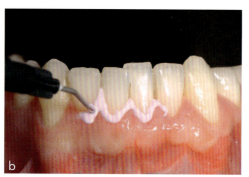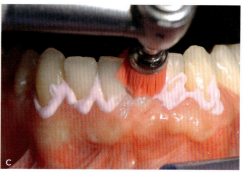

図5-15 （a）再生療法（図5-2〜10参照）および歯肉歯槽粘膜手術後の最初の9〜12ヵ月間、3ヵ月ごとのリコールにおけるインスツルメンテーションに先立っての歯周プロービングは、治癒過程での生物学的接合の臨床的安定性を破壊しないように優しく行うようにする。（b, c）専門的な予防処置の最後に、使い捨てのシリンジと鈍針を使用して歯頸部辺縁に研磨ペーストを十分に塗布した後、歯をポリッシングする（Smart Prophyペースト（120RDA）、Micerium）。

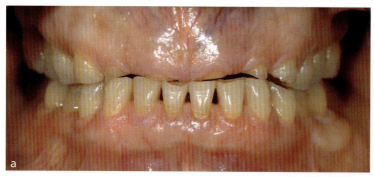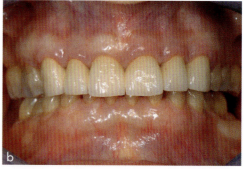

図5-16 （a）この患者はかなり重度な歯の磨耗の問題を抱え、（b）外科的歯周治療後に固定性補綴物の再建により回復させた。21年間のフォローアップ後も安定した状態だった（外科的歯周治療を行ったDr. Stefano Parma Benfenatiと補綴物の再建を行ったDr. Primo Gallettiのご厚意による）。

326

フォローアップのリコール時の治療手順

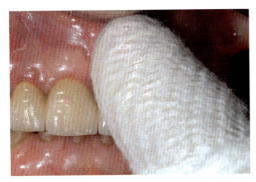
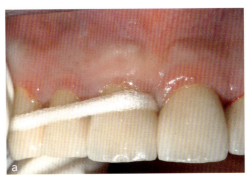

図 5-17　患者には、指に巻き付けた使い捨てタオルや指歯ブラシ（Enacare, Micerium）を用いて、回転運動にて粘膜と補綴物の表面を拭い、きれいにするよう追加の口腔衛生指導を行った。

図 5-18　再建した補綴物に Super Floss（Oral B）の使用を推奨し（a）、患者が正しいブラッシング法を使えているかを確かめる（b）。患者が病気の予防に必要な口腔衛生技術を身につけたことを確認することは、口腔衛生の専門家の責任である。

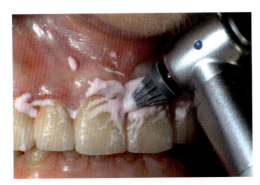

図 5-19　歯頸部辺縁への研磨ペースト（Smart Prophy ペースト（120RDA）、Micerium）の塗布は、手用器具でのインスツルメンテーションの前に行い、できれば水平方向に動かし補綴物との境界を避けるようにすることが望ましい（図 5-10 参照）。研磨する際に、術者は、明らかな変色がない限り、補綴物の歯冠部を除いて、テーパーの付いた粒状、円錐型の軟らかいラバーチップを挿入し、より効果的に鼓形空隙に到達させることができるようにする。

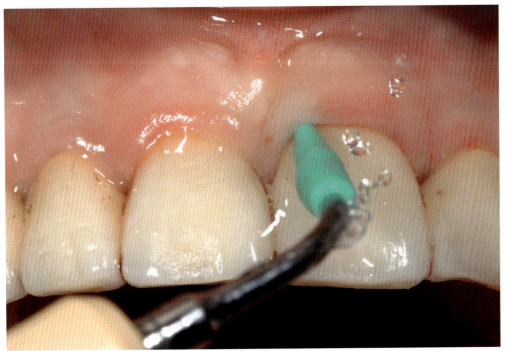

図 5-20　インプラント専用のチップを備えた超音波機器は、金属製の標準的なものよりも刺激が少なく、高速吸引システムの使用と組み合わせることが推奨される。

marisa roncati　歯科衛生士の力でここまでできる 非外科的歯周治療 | 327

超音波機器を利用する場合、臨床技術は非常に重要である。中断することなくインスツルメンテーションを行った場合、補綴物マージン、すなわち、セメントまたは少なくともその一部を掻き落とすか、または取り除いてしまう危険性があり得る。出力設定を適切なレベルに調整することが重要で、中程度や中程度の低（medium-low）レベルが良い。術者は、3章の機械的なインスツルメンテーションに関する段落に記載されている、超音波機器の使用に関するステップごとの指示に従うべきである。メインテナンスの最終目的は、この本に記載されている多くの状況のように（図5-24〜32）、理想とされる歯周治療であれ、患者の希望に沿った他の治療であれ、患者中心の不確定要素を含む治療であれ、治療したすべての症例で臨床的安定性を得ることである。

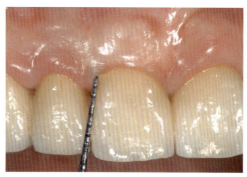

図5-21 固定性補綴物によって機能回復した15年間経過症例（図5-16b参照）。口腔衛生指導は正確で具体的な技術を教える必要があるため、術者は必要なスキルが習得されているかどうかを判断しなければならない。多くの臨床医は、プラーク除去用器具の使い方を説明し口腔衛生指導を行うが、患者が必要なスキルを行えることを保証するものではない。

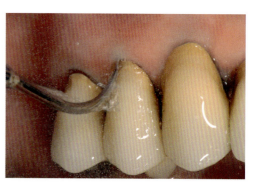

図5-22 最終補綴物が装着された部位は、非常に慎重かつ優しい動きで支台歯の根面に到達させながら、修復物の上を越えて挿入し適合させることが不可欠である（Piezon Master 700, EMS）。

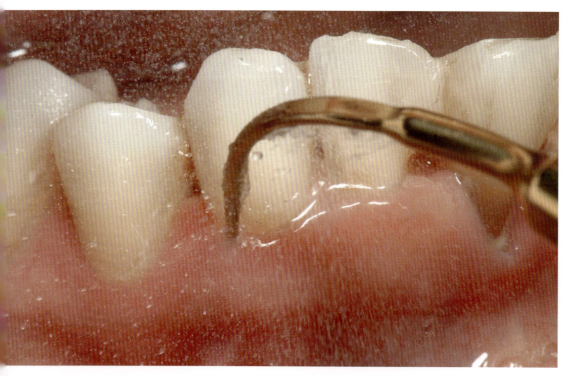

図5-23 リコール時の超音波器具でのインスツルメンテーション。細いチップを選択し、出力を低く設定し、第3章で詳細に示されているインスツルメンテーションの原則を忠実に守ることが重要である（Multipiezo, Mectron）。

フォローアップのリコール時の治療手順

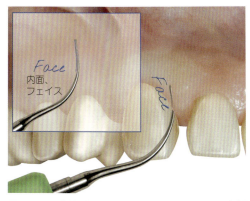

図 5-24 非外科的インスツルメンテーションを行う場合、超音波器具を正しく動作させることが常に重要である。この図は、丸い形状の円錐形でテーパーの付いたチップをどのように使用して、凹面（チップの先端に次いでもっとも効果的な面）を根面に適合させるかを示している。

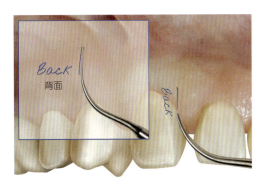

図 5-25 丸みを帯びたチップの凸状の背面を正しく適合させるのも正しい方法である；背面は円柱形のチップの先端と凹面に次ぐ三番目に効果的な面である。

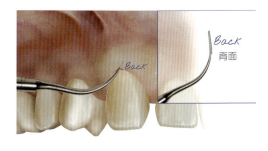

図 5-26 頬側面では、テーパーの付いた円柱形の超音波チップの凸状の背面を適合させるのが正しい。

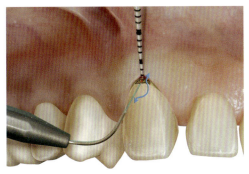

図 5-27 メインテナンス中に残存歯石が見られた場合は、従来の器具を用いた歯肉縁下歯石の除去をしやすくするためにダイオードレーザーの使用が推奨される。ダイオードレーザーは、歯石と根面との間の化学的結合を弱めるために使用され、その後の従来のデブライドメントに役立つ。ダイオードレーザーファイバーの非常に細かいサイズがあれば、矢印で示される軌道に沿って、歯根、歯冠側方向にゆっくりと連続的に器具を出し入れし、非常に正確に歯肉縁下沈着物を検出することもできる。

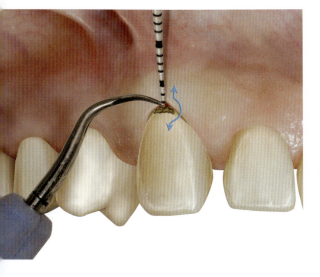

図 5-28 歯肉縁下沈着物を検出した後、超音波器具のチップは沈着物検出のための動きを正確に繰り返すようにする。最適な触覚感度を高めるため、機器を作動させずに、超音波のチップを矢印で示される軌道に沿って歯根歯冠側方向に動かす。

marisa roncati 歯科衛生士の力でここまでできる 非外科的歯周治療 | 329

5章 | メインテナンス

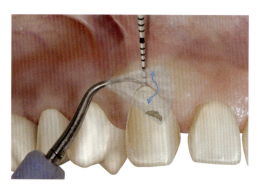

図 5-29　歯肉縁下歯石の全体像を確認後、超音波器具を適切に対象に位置させて作用させることができる。

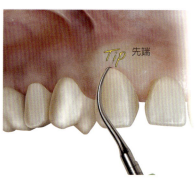

図 5-30　術者が歯肉縁下沈着物を確認し、その形態学的特性および位置を注意深く評価した後に、器具の先端を使用するのが望ましい。

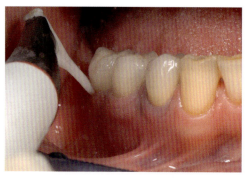

図 5-31　従来の方法に加えて、術者は、必要に応じて抗菌薬を選択する。臨床写真は、インプラント支持補綴物の存在下でも、抗菌薬を歯肉縁下に分布させるための特別なチップを備えたエアフロー機器（Air-Flow, EMS）の使用を示す。このケースでは、使用物質はエリトリトールであり、グリシンと比較して研磨パウダー（25RDA）の粒子がより小さいことを特徴とする。エリトリトールは、果物や発酵食品に天然に存在する糖アルコール（またはポリオール）である。これは自然の甘味料として使用される[36]。欧州委員会では、指令2008/100/EC[37]に基づきエリトリトールに0kcal/gの値を割り当て、承認した。

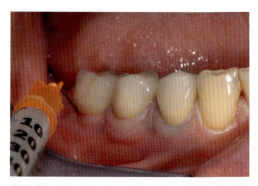

図 5-32　クロルヘキシジンのような他の抗菌薬に代わるものとして、鈍針を付けた使い捨てシリンジを用いて2％酸化銀（クロルヘキシジンよりも高い殺菌力を有するが[38, 39]、副作用を共有しない）の溶液を適用することができる。

# 臨床的な不安定性に対処するときの戦略

時折、臨床医の最善の努力にもかかわらず、また定期的なリコールのフォローアップへの受診に良好なアドヒアランスを保っていたとしても、歯周およびインプラント部位の両方で支持骨が進行性に喪失する患者もいる。これは以下の結果として生じる：(1)患者によるホームケアおよび / または歯科医師および歯科衛生士によるプロフェッショナルケアが不十分；(2)免疫系の破綻；または(3)全身疾患の発症[40-42]。このような場合には、以前に記載された標準的な個別化されたメインテナンスのプロトコールを強化することに加えて、追加の治療法すなわち24％メトロニダゾール[43,44]などの抗菌薬、2％酸化銀[38,39]、エッセンシャルオイルまたはクロルヘキシジンと組み合わせた塩化セチルピリジニウム[45]、または局所放出抗菌薬、あるいはレーザーおよび光線力学療法の適用が有効かもしれな

い。クロルヘキシジンは、とりわけ器具の届きにくい部位において、病原性毒素を除去するのを助けるため、インスツルメンテーション中に使い捨てシリンジおよび鈍針を用いて0.1％または0.2％のジェルが使用されるかもしれない。クロルヘキシジンはまた、インプラント表面に付着した細菌に対して有意な殺菌効果を発揮する[46]。テトラサイクリンは、露出したインプラントスレッドの解毒にも使用することができる[47]。

場合によっては、ドキシサイクリンを1日2回20mgの用量で3〜24ヵ月間処方する。このアプローチが治療結果を改善する可能性があると考えられる[48,49]。従来のプロトコールに加えて、アモキシシリンとメトロニダゾールの組み合わせによる全身抗菌療法は、健常成人の非外科的歯周治療の臨床的効果を高められる[50-52]。

## 5章 | メインテナンス

最後に、レーザー治療と光線力学療法[53]は、必要不可欠な従来の治療法にとって代わるものではないが、メインテナンス治療に付加的な利点を提供できる。以下の写真（図5-33〜51）は、ダイオードレーザーと局所抗菌薬を併用した非外科的歯周治療を示す。

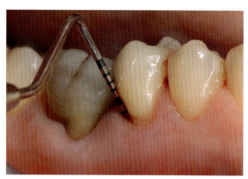

図5-33 初診時のプロービング深さは約8mm、出血を伴い1mmの退縮がある。

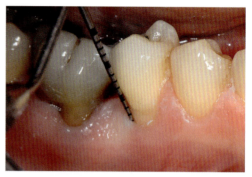

図5-34 原因除去を目的としたレーザーを用いた非外科的歯周治療後、測定されたプロービング深さは2mmで、出血はなく2mmの退縮を認めた。

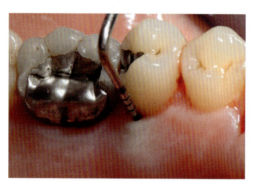

図5-35 舌側面では、初診時のプロービングの値は9mmであった。

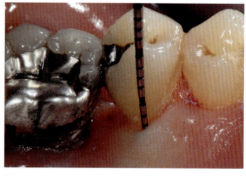

図5-36 8ヵ月後、測定されたプロービング深さは2mmで、出血は認めなかった。

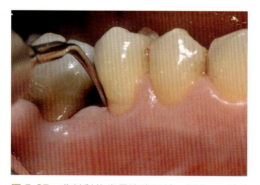

図5-37 非外科的歯周治療には、980nmダイオードレーザーの追加使用と組み合わせた機械的および手用のインスツルメンテーションが含まれた。

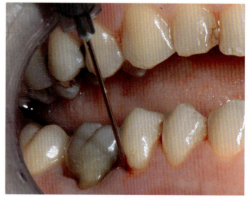

図5-38 歯周メインテナンス時期の間、術者は鈍針のシリンジを用いて24%メトロニダゾールを適用した。

臨床的な不安定性に対処するときの戦略

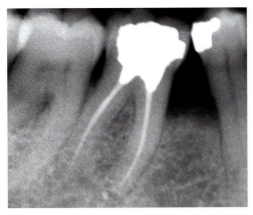

図 5-39　ベースラインのX線評価のために撮影された初診時のデンタルX線写真。

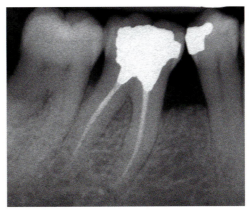

図 5-40　レーザー補助の非外科的歯周治療後1年のデンタルX線写真。骨支持の質の良好な変化（図5-38参照）と併せて改善された臨床結果（図5-36参照）を示した。

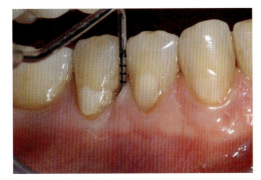

図 5-41　初診時のプロービング深さは約11mmであった。

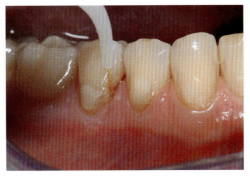

図 5-42　付加的にダイオードレーザー（808nm, Quanta System）を非外科的歯周治療と組み合わせて使用した。

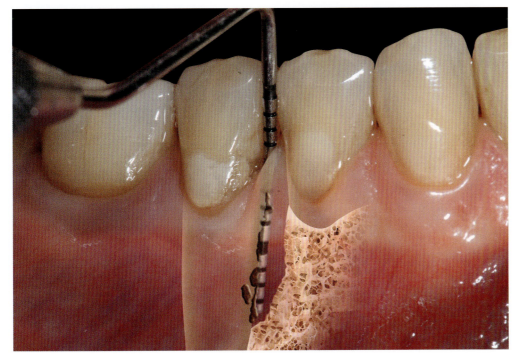

図 5-43　イラストを追加した写真は、局所的な垂直的骨欠損の形態学的外形と多量の石灰化沈着物を示す。

## 5章 | メインテナンス

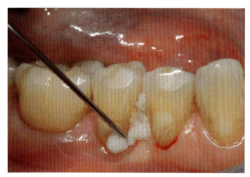

図 5-44 リコールのフォローアップ時に24%メトロニダゾールを適用。

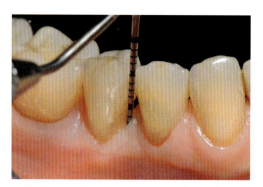

図 5-45 再評価時、原因除去を目的としたレーザーを用いた非外科的歯周治療後1年（図 5-41, 43 参照）、プロービング深さは3mmで出血は認めなかった。

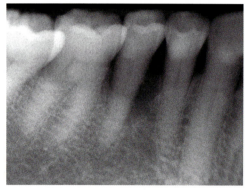

図 5-46 初診後にすぐに撮影された最初のデンタルX線写真（図 5-41〜43 参照）。

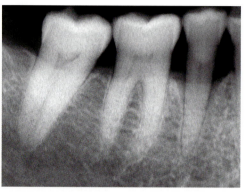

図 5-47 臨床的再評価と同時に、原因除去を目的としたレーザーを用いた非外科的歯周治療の1年後に、X線評価のために撮影されたデンタルX線写真（図 5-45, 50 参照）。

図 5-48 舌側面は、ベースラインで出血を伴う約9mmのプローブ深さを示している。

図 5-49 ダイオードレーザー（808nm, Quanta System）を非外科的インスツルメンテーションと組み合わせて使用した。

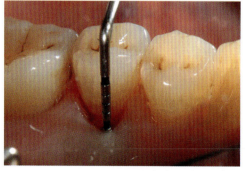

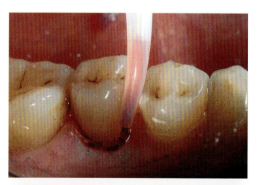

図 5-50 臨床的再評価時、1年後、プロービング深さは2mmで出血を認めなかった。

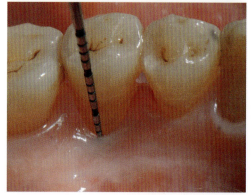

334

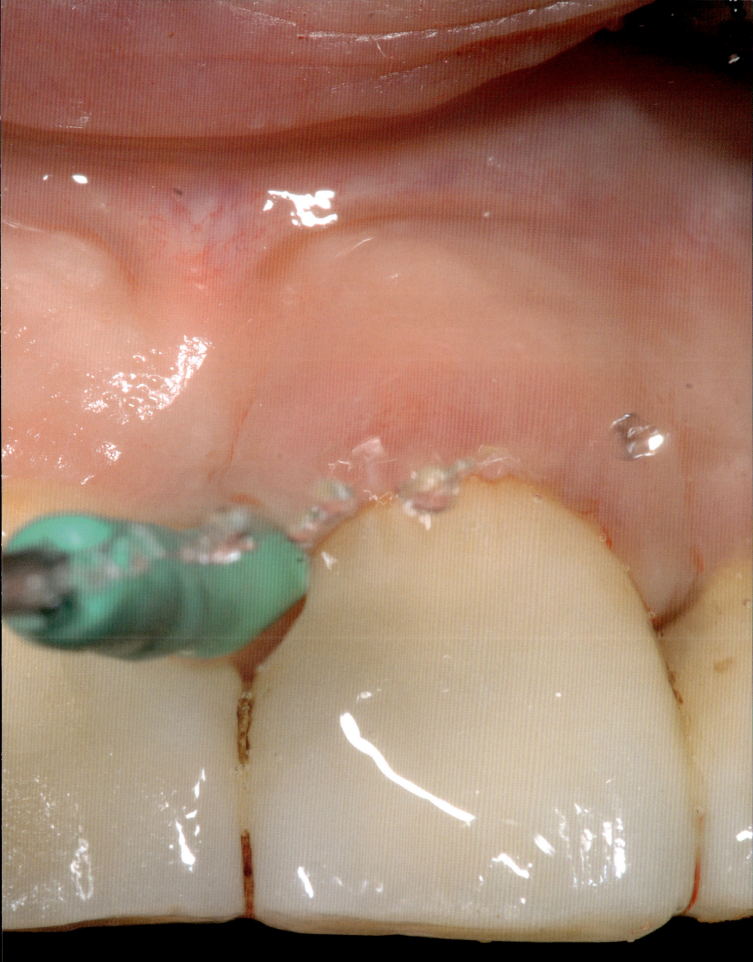

図 5-51

# 参考文献

## 1章

1. Dentino A, Lee S, Mailhot J, Hefti AF. Principles of periodontology. Periodontol 2000 2013;61:16–53.

2. Fujise O, Miura M, Hamachi T, Maeda K. Risk of *Porphyromonas gingivalis* recolonization during the early period of periodontal maintenance in initially severe periodontitis sites. J Periodontol 2006;77:1333–1339.

3. Quirynen M, Vogels R, Pauwels M, et al. Initial subgingival colonization of "pristine" pockets. J Dent Res 2005;84:340–344.

4. Wong MY, Lu CL, Liu CM, Hou LT. Microbiological response of localized sites with recurrent periodontitis in maintenance patients treated with tetracycline fibers. J Periodontol 1999;70:86–88.

5. Allen E, Ziada H, Irwin C, Mullally B, Byrne PJ. Periodontics, 10: Maintenance in periodontal therapy. Dent Update 2008;35(3):150–152, 154–156.

## 2章

1. American Academy of Periodontology. Comprehensive periodontal therapy: A statement by the American Academy of Periodontology. J Periodontol 2011;82:943–949.

2. Lindhe J, Lang NP, Berglundh T, Giannobile WV, Sanz M (eds). Clinical Periodontology and Implant Dentistry, ed 6. Chichester, West Sussex: John Wiley and Sons, 2015.

3. Socransky SS, Haffajee AD. The bacterial etiology of destructive periodontal disease: Current concepts. J Periodontol 1992;63(4 suppl):322–331.

4. American Academy of Periodontology. Consensus report. In: Nevins M, Becker W, Kornman K (eds). Proceedings of the World Workshop in Clinical Periodontics. Chicago: American Academy of Periodontology, 1989:I/23–I/24.

336

5. Sanz M, van Winkelhoff AJ; Working Group 1 of Seventh European Workshop on Periodontology. Periodontal infections: Understanding the complexity—Consensus of the Seventh European Workshop on Periodontology. J Clin Periodontol 2011;38(suppl 11):3–6.

6. Cobb CM. Clinical significance of non-surgical periodontal therapy: An evidence-based perspective of scaling and root planing. J Clin Periodontol 2002;29(suppl 2):6–16.

7. Apatzidou DA. Modern approaches to non-surgical biofilm management. Front Oral Biol 2012;15:99–116.

8. Irwin C, Mullally B, Ziada H, Allen E, Byrne PJ. Periodontics: 2. Risk factors and susceptibility in periodontitis. Dent Update 2007;34:270–272, 275–276.

9. Holt SC, Ebersole JL. Porphyromonas gingivalis, Treponema denticola, and Tannerella forsythia: The "red complex", a prototype polybacterial pathogenic consortium in periodontitis. Periodontol 2000 2005;38:72–122.

10. Strohmenger L, Cagetti MG, Campus G, et al. Linee Guida Nazionali per la promozione della salute orale e la prevenzione delle patologie orali in età evolutiva. Ministero del Lavoro, della Salute e delle Politiche Sociali 9 2008;21:1–10.

11. Pihlstrom BL, Michalowicz BS, Johnson NW. Periodontal diseases. Lancet 2005;366:1809–1820.

12. Sanz M, Quirynen M; European Workshop in Periodontology Group A. Advances in the aetiology of periodontitis. Group A consensus report of the 5th European Workshop in Periodontology. J Clin Periodontol 2005;32(suppl 6):54–56.

13. Van Winkelhoff AJ, Boutaga K. Transmission of periodontal bacteria and models of infection. J Clin Periodontol 2005;32(suppl 6):16–27.

14. Drisko CH. Nonsurgical periodontal therapy. Periodontol 2000 2001;25:77–88.

15. Cairns A. Brush up on your technique: Good habits start young. J Fam Health Care 2011;21:26–28.

16. Löe H, Theilade E, Jensen SB. Experimental gingivitis in man. J Periodontol 1965;36:177–187.

17. Theilade E, Wright WH, Jensen SB, Löe H. Experimental gingivitis in man. II. A longitudinal clinical and bacteriological investigation. J Periodontal Res 1966;1:1–13.

18. Page RC, Offenbacher S, Schroeder HE, Seymour GJ, Kornman KS. Advances in the pathogenesis of periodontitis: Summary of developments, clinical implications, and future directions. Periodontol 2000 1997;14:216–248.

19. Heitz-Mayfield LJ. Disease progression: Identification of high-risk groups and individuals for periodontitis. J Clin Periodontol 2005;32(suppl 6):196–209.

20. Michalowicz BS, Aeppli D, Virag JG, et al. Periodontal findings in adult twins. J Periodontol 1991;62:293–299.

21. Loos BG. Systemic markers of inflammation and periodontitis. J Periodontol 2005;76:2106–2115.

22. Sawle AD, Kebschull M, Demmer RT, Papapanou PN. Identification of master regulator genes in human periodontitis. J Dent Res 2016;95:1010–1017.

23. Walter C, Kaye EK, Dietrich T. Active and passive smoking: Assessment issues in periodontal research. Periodontol 2000 2012;58:84–92.

24. Genco RJ, Borgnakke WS. Risk factors for periodontal disease. Periodontol 2000 2013;62:59–94.

25. Slots J. Update on Actinobacillus actinomycetemcomitans and Porphyromonas gingivalis in human periodontal disease. J Int Acad Periodontol 1999;1(4):121–126.

26. Darby I, Curtis M. Microbiology of periodontal disease in children and young adults. Periodontol 2000 2001;26:33–53.

27. Zambon JJ. Actinobacillus actinomycetemcomitans in human periodontal disease. J Clin Periodontol 1985;12:1–20.

28. Newman MG, Socransky SS. Predominant cultivable microbiota in periodontosis. J Periodontal Res 1977;12:120–128.

29. Armitage GC. Development of a classification system for periodontal diseases and conditions. Ann Periodontol 1999;4:1–6.

30. Schacher B, Baron F, Rossberg M, Wohlfeil M, Arndt R, Eickholz P. Aggregatibacter actinomycetemcomitans as indicator for aggressive periodontitis by two analysing strategies. J Clin Periodontol 2007;34:566–573.

31. De Sanctis M. Malattie parodontali e malattie cardiovascolari. In: Merli M. Progetto Perio-Medicine, Malattie Parodontali e Malattie Sistemiche. Milano: Società Italiana di Parodontologia, 2010.

32. Schmitt A, Carra MC, Boutouyrie P, Bouchard P. Periodontitis and arterial stiffness: A systematic review and meta-analysis. J Clin Periodontol 2015;42:977–987.

33. Bokhari SA, Khan AA, Butt AK, et al. Non-surgical periodontal therapy reduces coronary heart disease risk markers: A randomized controlled trial. J Clin Periodontol 2012;39:1065–1074.

34. Friedewald VE, Kornman KS, Beck JD, et al. The *American Journal of Cardiology* and *Journal of Periodontology* editors' consensus: Periodontitis and atheroscleroticcardiovascular disease [also published in J Periodontol 2009;80:1021–1032.]. Am J Cardiol 2009;104:59–68.

35. American Academy of Periodontology. Periodontal Disease Linked to Cardiovascular Disease. https://www.perio.org/consumer/AHA-statement. Accessed 29 September 2016.

36. American Academy of Periodontology. Statement on risk assessment. J Periodontol 2008;79:202.

37. Dentino A, Lee S, Mailhot J, Hefti AF. Principles of periodontology. Periodontol 2000 2013;61:16–53.

38. Slots J. Herpesviruses in periodontal diseases. Periodontol 2000 2005;38:33–62.

39. Carrassi A. Malattie parodontali e diabete. In: Progetto Perio-Medicine: Malattie Parodontali e Malattie Sistemiche. http://www.sidp.it/progetti/www.periomedicine.it/newserfile/1/7bfc49/RevisioneLetteraturaProgettoPeriomedicineSIdP.pdf. Accessed 29 September 2016.

40. Sandros J, Papapanou PN, Nannmark U, Dahlén G. *Porphyromonas gingivalis* invades human pocket epithelium in vitro. J Periodontal Res 1994;29:62–69.

41. Latronica RJ, Shukes R. Septic emboli and pulmonary abscess secondary to odontogenic infection. J Oral Surg 1973;31:844–847.

42. Suzuki JB, Delisle AL. Pulmonary actinomycosis of periodontal origin. J Periodontol 1984;55:581–584.

43. De Soyza A, Higgins B, Gould K. An unusual case of pulmonary abscess. J Infect 2000;41:114.

44. Ioannidou E, Kao D, Chang N, Burleson J, Dongari-Bagtzoglou A. Elevated serum interleukin-6 (IL-6) in solid-organ transplant recipients is positively associated with tissue destruction and IL-6 gene expression in the periodontium. J Periodontol 2006;77:1871–1878.

45. D'Aiuto F, Parkar M, Brett PM, Ready D, Tonetti MS. Gene polymorphisms in proinflammatory cytokines are associated with systemic inflammation in patients with severe periodontal infections. Cytokine 2004;28:29–34.

46. D'Aiuto F, Ready D, Tonetti MS. Periodontal disease and C-reactive protein-associated cardiovascular risk. J Periodontal Res 2004;39:236–241.

47. D'Aiuto F, Casas JP, Shah T, Humphries SE, Hingorani AD, Tonetti MS. C-reactive protein (+1444C>T) polymorphism influences CRP response following a moderate inflammatory stimulus. Atherosclerosis 2005;179:413–417.

48. Orlandi M, Suvan J, Petrie A, et al. Association between periodontal disease and its treatment, flow-mediated dilatation and carotid intima-media thickness: A systematic review and meta-analysis. Atherosclerosis 2014;236:39–46.

49. Tonetti MS, D'Aiuto F, Nibali L, et al. Treatment of periodontitis and endothelial function. N Engl J Med 2007;356:911–920.

50. Amsterdam EA, Wenger NK, Brindis RG, et al. 2014 AHA/ACC guideline for the management of patients with non-ST-elevation acute coronary syndromes: A report of the American College of Cardiology/American Heart Association task force on practice guidelines. J Am Coll Cardiol 2014;64:e139–e228.

51. Offenbacher S, Beck JD, Jared HL, et al. Effect of periodontal therapy on rate of preterm delivery. Obstet Gynecol 2009;114:557–559.

52. von Dadelszen P, Magee LA. Fall in mean arterial pressure and fetal growth restriction in pregnancy hypertension: An updated metaregression analysis. J Obstet Gynaecol Can 2002;24:941–945.

53. Cortellini P. Malattie parodontalie partoprematuro. In: Progetto Perio-Medicine: Malattie Parodontali e Malattie Sistemiche. http://www.sidp.it/progetti/www.periomedicine.it/newserfile/1/7bfc49/RevisioneLetteraturaProgettoPeriomedicineSIdP.pdf. Accessed 29 September 2016.

54. Boggess KA. Maternal oral health in pregnancy. Obstet Gynecol 2008;111:976–986.

55. McGaw T. Periodontal disease and preterm delivery of low-birth-weight infants [review]. J Can Dent Assoc 2002;68:165–169.

56. Plessas A, Pepelassi E. Dental and periodontal complications of lip and tongue piercing: Prevalence and influencing factors. Aust Dent J 2012;57:71–78.

57. Majchrzak E, Szybiak B, Wegner A, et al. Oral cavity and oropharyngeal squamous cell carcinoma in young adults: A review of the literature. Radiol Oncol 2014;48:1–10.

58. Brocklehurst P, Kujan O, O'Malley LA, Ogden G, Shepherd S, Glenny AM. Screening programmes for the early detection and prevention of oral cancer. Cochrane Database Syst Rev 2013;11:CD004150.

59. American Academy of Periodontology. Glossary of Periodontal Terms, ed 4. Chicago: American Academy of Periodontology, 2001.

60. Listgarten MA. Structure of the microbial flora associated with periodontal health and diseases in man. J Periodontol 1976;47:1–18.

61. Tomasi C, Leyland AH, Wennström JL. Factors influencing the outcome of non-surgical periodontal treatment: A multilevel approach. J Clin Periodontol 2007;34:682–690.

62. Miller SC. Textbook of Periodontia (Oral Medicine), ed 2. Philadelphia: Blakiston, 1943:103.

63. Hallmon WW, Harrel SK. Occlusal analysis, diagnosis and management in the practice of periodontics. Periodontol 2000 2004;34:151–164.

64. Matthews DC, Tabesh M. Detection of localized tooth-related factors that predispose to periodontal infections. Periodontol 2000 2004;34:136–150.

65. Armitage GC. Periodontal diagnoses and classification of periodontal diseases. Periodontology 2000 2004;34:9–12.

66. American Academy of Periodontology. Position paper: Diagnosis of periodontal diseases. J Periodontol 2003;74:1237–1247.

67. Page RC, Eke PI. Case definitions for use in population-based surveillance of periodontitis. J Periodontol 2007;78(7 suppl):1387–1399.

68. Al-Ghutaimel H, Riba H, Al-Kahtani S, Al-Duhaimi S. Common periodontal diseases of children and adolescents. Int J Dent 2014;2014:850674.

69. Socransky SS, Haffajee AD, Goodson JM, Lindhe J. New concepts of destructive periodontal disease. J Clin Periodontol 1984:11;21–32.

70. Henderson B, Ward JM, Ready D. *Aggregatibacter (Actinobacillus) actinomycetemcomitans*: A triple A* periodontopathogen? Periodontol 2000 2010;54:78–105.

71. Laine ML, Crielaard W, Loos BG. Genetic susceptibility to periodontitis. Periodontol 2000 2012;58:37–68.

72. Frydman A, Simonian K. Aggressive periodontitis: The historic quest for understanding. J Calif Dent Assoc 2011;39:377–382.

73. Teles RP, Gursky LC, Faveri M, et al. Relationships between subgingival microbiota and GCF biomarkers in generalized aggressive periodontitis. J Clin Periodontol 2010;37:313–323.

74. Sgolastra F, Petrucci A, Gatto R, Giannoni M, Monaco A. Long-term efficacy of subantimicrobial-dose doxycycline as an adjunctive treatment to scaling and root planing: A systematic review and meta-analysis. J Periodontol 2011;82:1570–1581.

75. Mombelli A, Cionca N, Almaghlouth A, Décaillet F, Courvoisier DS, Giannopoulou C. Are there specific benefits of amoxicillin plus metronidazole in *Aggregatibacter actinomycetemcomitans*-associated periodontitis? Double-masked, randomized clinical trial of efficacy and safety. J Periodontol 2013; 84:715–724.

76. Matesanz-Pérez P, García-Gargallo M, Figuero E, Bascones- Martínez A, Sanz M, Herrera D. A systematic review on the effects of local antimicrobials as adjuncts to subgingival debridement, compared with subgingival debridement alone, in the treatment of chronic periodontitis. J Clin Periodontol 2013;40:227–241.

77. Golub LM, Elburki MS, Walker C, et al. Non-antibacterial tetracycline formulations: Host-modulators in the treatment of periodontitis and relevant systemic diseases. Int Dent J 2016;66:127–135.

78. Preshaw PM, Novak MJ, Mellonig J, et al. Modified-release subantimicrobial dose doxycycline enhances scaling and root planing in subjects with periodontal disease. J Periodontol 2008;79:440–452.

79. Griffiths GS, Ayob R, Guerrero A, et al. Amoxicillin and metronidazole as an adjunctive treatment in generalized aggressive periodontitis at initial therapy or re-treatment: A randomized controlled clinical trial. J Clin Periodontol 2011;38:43–49.

80. Cortellini P, Cairo F, Farnetti M, Rotundo R, Sforza NM. Progetto Stili di Vita. http://www.sidp.it/progetti/www.progettostilidivita.it/assets/files/RevLett_Stili%20di%20Vita%20SIdP_def.pdf. Accessed 29 September 2016.

81. Allen E, Ziada H, Irwin C, Mullally B, Byrne PJ. Periodontics, 10: Maintenance in periodontal therapy. Dent Update 2008;35(3):150–152, 154–156.

82. Cohen RE; Research, Science and Therapy Committee, American Academy of Periodontology. Position paper: Periodontal maintenance. J Periodontol 2003;74:1395–1401.

83. Turnbaugh PJ, Ley RE, Hamady M, Fraser-Liggett CM, Knight R, Gordon JI. The human microbiome project. Nature 2007;449(7164):804–810.

84. Wade WG. The oral microbiome in health and disease. Pharmacol Res 2013;69:137–143.

85. Nasidze I, Li J, Quinque D, Tang K, Stoneking M. Global diversity in the human salivary microbiome. Genome Res 2009;19:636–643.

86. Aas JA, Paster BJ, Stokes LN, Olsen I, Dewhirst FE. Defining the normal bacterial flora of the oral cavity. J Clin Microbiol 2005;43:5721–5732.

87. Socransky SS, Haffajee AD, Cugini MA, Smith C, Kent RL Jr. Microbial complexes in subgingival plaque. J Clin Periodontol 1998;25:134–144.

88. Axelsson P, Kristoffersson K, Karlsson R, Bratthall D. A 30-month longitudinal study of the effects of some oral hygiene measures on *Streptococcus mutans* and approximal dental caries. J Dent Res 1987;66:761–765.

89. Armitage GC. Comparison of the microbiological features of chronic and aggressive periodontitis. Periodontol 2000 2010;53:70–88.

90. Davey ME, O'Toole GA. Microbial biofilms: From ecology to molecular genetics [review]. Microbiol Mol Biol Rev 2000;64:847–867.

91. Kuboniwa M, Amano A, Inaba H, Hashino E, Shizukuishi S. Homotypic biofilm structure of *Porphyromonas gingivalis* is affected by FimA type variations. Oral Microbiol Immunol 2009;24:260–263.

92. ABerezow AB, Darveau RP. Microbial shift and periodontitis. Periodontol 2000 2011;55:36–47.

93. Darveau RP. The oral microbial consortium's interaction with the periodontal innate defense system [review]. DNA Cell Biol 2009;28:389–395. doi:10.1089/dna.2009.0864.

94. Listgarten MA, Loomer PM. Microbial identification in the management of periodontal diseases: A systematic review. Ann Periodontol 2003;8:182–192.

95. Mineoka T, Awano S, Rikimaru T, et al. Site-specific evelopment of periodontal disease is associated with increased levels of *Porphyromonas gingivalis*, Treponema denticola, and *Tannerella forsythia* in subgingival plaque. J Periodontol 2008;79:670–676.

96. van Winkelhoff AJ, Carlee AW, de Graaff J. *Bacteroides endodontalis* and other black-pigmented *Bacteroides* species in odontogenic abscesses. Infect Immun 1985;49:494–497.

97. Kachlany SC. *Aggregatibacter actinomycetemcomitans* leukotoxin: From threat to therapy. J Dent Res 2010;89:561–570.

98. Fine DH, Kaplan JB, Kachlany SC, Schreiner HC. How we got attached to *Actinobacillus actinomycetemcomitans*: A model for infectious diseases. Periodontol 2000 2006;42:114–157.

99. Fine DH, Markowitz K, Fairlie K, et al. A consortium of *Aggregatibacter actinomycetemcomitans*, *Streptococcus parasanguinis*, and *Filifactor alocis* is present in sites prior to bone loss in a longitudinal study of localized aggressive periodontitis. J Clin Microbiol 2013;51:2850–2861.

100. Kumar PS, Griffen AL, Barton JA, Paster BJ, Moeschberger ML, Leys EJ. New bacterial species associated with chronic periodontitis. J Dent Res 2003;82:338–344.

101. Socransky SS. Criteria for the infectious agents in dental caries and periodontal disease. J Clin Periodontol 1979;6(7):16–21.

102. Hajishengallis G, Lamont RJ. Beyond the red complex and into more complexity: The polymicrobial synergy and dysbiosis (PSD) model of periodontal disease etiology. Mol Oral Microbiol 2012;27:409–419.

103. Bikle DD. Vitamin D metabolism, mechanism of action, and clinical applications. Chem Biol 2014;21:319–329.

104. van Winkelhoff AJ, Loos BG, van der Reijden WA, van der Velden U. *Porphyromonas gingivalis*, *Bacteroides forsythus* and other putative periodontal pathogens in subjects with and without periodontal destruction. J Clin Periodontol 2002;29:1023–1028.

105. de Souza AP, Trevilatto PC, Scarel-Caminaga RM, de Brito RB, Line SR. Analysis of the TGF-beta1 promoter polymorphism (C-509T) in patients with chronic periodontitis. J Clin Periodontol 2003;30:519–523.

106. Higashi MK, Veenstra DL, del Aguila M, Hujoe IP. The cost-effectiveness of interleukin-1 genetic testing for periodontal disease. J Periodontol 2002;73:1474–1484.

107. American Academy of Periodontology. Guidelines for the management of patients with periodontal diseases. J Periodontol 2006;77:1607–1611.

108. Ishikawa I, Baehni P. Nonsurgical periodontal therapy—Where do we stand now? Periodontol 2000 2004;36:9–13.

109. Darby I. Non-surgical management of periodontal disease. Aust Dent J 2009;54(suppl 1):S86–S95.

110. Socransky SS, Haffajee AD. Periodontal microbial ecology. Periodontol 2000 2005;38:135–187.

111. Greenstein G. Periodontal response to mechanical non-surgical therapy: A review. J Periodontol 1992;63:118–130.

112. Rylander H. Changing concepts of periodontal treatment: Surgical and non-surgical. Int Dent J 1988;38:163–169.

113. Aleo JJ De Renzis FA, Farber PA. In vitro attachment of human gingival fibroblasts to root surfaces. J Periodontol 1975;46:639–645.

114. Cheetham WA, Wilson M, Kieser JB. Root surface debridement—An in vitro assessment. J Clin Periodontol 1988;15:288–292.

115. Zambon JJ, Reynolds HS, Genco RJ. Studies of the subgingival microflora in patients with acquired immunodeficiency syndrome. J Periodontol 1990;61:699–704.

116. Smart GJ, Wilson M, Davies EH, Kieser JB. The assessment of ultrasonic root surface debridement by determination of residual endotoxin levels. J Clin Periodontol 1990;17:174–178.

117. Tomasi C, Wennström JL. Full-mouth treatment vs. the conventional staged approach for periodontal infection control. Periodontol 2000 2009;51:45–62.

118. Aimetti M. Nonsurgical periodontal treatment. Int J Esthet Dent 2014;9:251–267.

119. Lindhe J, Berglundh T, Ericsson I, Liljenberg B, Marinello C. Experimental breakdown of peri-implant and periodontal tissues. A study in the beagle dog. Clin Oral Implants Res 1992;3:9–16.

120. Persson R, Svendsen J. The role of periodontal probing depth in clinical decision-making. J Clin Periodontol 1990;17:96–101.

121. Plessas A. Nonsurgical periodontal treatment: Review of the evidence. Oral Health Dent Manag 2014;13:71–80.

122. Sanz M, Teughels W; Group A of European Workshop on Periodontology. Innovations in non-surgical periodontal therapy: Consensus Report of the Sixth European Workshop on Periodontology. J Clin Periodontol 2008;35(8 suppl):3–7.

123. Herrera D, Alonso B, León R, Roldán S, Sanz M. Antimicrobial therapy in periodontitis: The use of systemic antimicrobials against the subgingival biofilm. J Clin Periodontol 2008;35(8 suppl):45–66.

124. Hujoel PP. Endpoints in periodontal trials: The need for an evidence-based research approach. Periodontol 2000 2004;36:196–204.

125. Dello Russo NM. The post-prophylaxis periodontal abscess: Etiology and treatment. Int J Periodontics Restorative Dent 1985;1:29–38.

126. Farman M, Joshi RI. Full-mouth treatment versus quadrant root surface debridement in the treatment of chronic periodontitis: A systematic review. Br Dent J 2008;205:E18.

127. Kinane DF, Papageorgakopoulos G. Full mouth disinfection versus quadrant debridement: The clinician's choice. J Int Acad Periodontol 2008;10:6–9.

128. Koshy G, Corbet EF, Ishikawa I. A full-mouth disinfection approach to nonsurgical periodontal therapy-prevention of reinfection from bacterial reservoirs. Periodontol 2000 2004;36:166–178.

129. Greenstein G, Lamster I. Bacterial transmission in periodontal diseases: A critical review. J Periodontol 1997;68:421–431.

130. Quirynen M, Vogels R, Pauwels M, et al. Initial subgingival colonization of "pristine" pockets. J Dent Res 2005;84:340–344.

131. Quirynen M, Bollen CM, Vandekerckhove BN, Dekeyser C, Papaioannou W, Eyssen H. Full- vs. partial-mouth disinfection in the treatment of periodontal infections: Short- term clinical and microbiological observations. J Dent Res 1995;74:1459–1467.

132. Kinane DF. Single-visit, full-mouth ultrasonic debridment a paradigm shift in periodontal therapy? J Clin Periodontol 2005;32:732–733.

133. Koshy G, Kawashima Y, Kiji M, et al. Effects of single-visit full-mouth ultrasonic debridement versus quadrant-wise ultrasonic debridement. J Clin Periodontol 2005;32:734–743.

134. Claffey N, Polyzoisl, Ziaka P. An overview of nonsurgical and surgical therapy. Periodontol 2000 2004;36:35–44.

135. Wennström JL, Tomasi C, Bertelle A, Dellasega E. Full-mouth ultrasonic debridement versus quadrant scaling and root planing as an initial approach in the treatment of chronic periodontitis. J Clin Periodontol 2005;32:851–859.

136. Tarnow DP, Magner AW, Fletcher P. The effect of the distance from the contact point to the crest of bone on the presence or absence of the interproximal dental papilla. J Periodontol 1992;63:995–996.

137. Hochman MN, Chu SJ, Tarnow DP. Maxillary anterior papilla display during smiling: A clinical study of the interdental smile line. Int J Periodontics Restorative Dent 2012;32:375–383.

138. Segelnick SL, Weinberg MA. Reevaluation of initial therapy: When is the appropriate time? J Periodontol 2006;77:1598–1601.

139. Roncati M, Gariffo A. Three years of a nonsurgical periodontal treatment protocol to observe clinical outcomes in ≥ 6-mm pockets: A retrospective case series Int J Periodontics Restorative Dent. 2016 Mar-Apr;36(2):189-97.

140. Dahlén G, Lindhe J, Sato K, Hanamura H, Okamoto H. The effect of supragingival plaque control on the subgingival microbiota in subjects with periodontal disease. J Clin Periodontol 1992;19:802–809.

141. Lindhe J, Socransky SS, Nyman S, Haffajee A, Westfelt E. "Critical probing depths" in periodontal therapy. J Clin Periodontol 1982;9:323–336.

142. Sculean A, Gruber R, Bosshardt DD. Soft tissue wound healing around teeth and dental implants. J Clin Periodontol 2014;41(suppl 15):S6–S22.

143. Kaldahl WB, Kalkwarf KL, Patil KD, Molvar MP, Dyer JK. Long-term evaluation of periodontal therapy, I: Response to 4 therapeutic modalities. J Periodontol 1996;67:93–102.

# 3章

1. Egelberg J, Claffey N. Consensus Report: The Role of Mechanical Dental Plaque Removal in Prevention and Therapy of Caries and Periodontal Diseases, Proceedings of the European Workshop on Mechanical Plaque Control. Chicago: Quintessence, 1998:169–172.

2. AAP (American Academy of Periodontology). Comprehensive periodontal therapy: A statement by the American Academy of Periodontology. J Periodontol 2011;82:943–949.

3. Maggio E, Roncati M, Simoni F, Aimetti M, Ricci G. Terapia parodontale non chirurgica. In: Ricci G (ed). Diagnosi e Terapia Parodontale, Milan: Quintessenza, 2012:69–158.

4. Roncati M, Marzola P. Speaking of oral hygiene. Did you know that? [DVD, in Italian]. Turin, Italy: Tueor, 2010.

5. Van der Weijden F, Slot DE. Oral hygiene in the prevention of periodontal diseases: The evidence. Periodontol 2000 2011;55:104–123.

6. Claydon NC. Current concepts in toothbrushing and interdental cleaning. Periodontol 2000 2008;48:10-22.

7. Roncati M, Marzola P. If I say implant, what do you think? [DVD, in Italian]. Turin, Italy: Tueor, 2011.

8. Roncati M. The diode laser: Step by step operating techniques, applications, protocols and clinical cases with follow-up [DVD, in Italian and English]. Turin, Italy: Tueor, 2014.

9. Wiegand A, Schlueter N. The role of oral hygiene: Does toothbrushing harm? Monogr Oral Sci 2014;25:215–219.

10. Heanue M, Deacon SA, Deery C, et al. Manual versus powered toothbrushing for oral health. Cochrane Database Syst Rev 2003;(1):CD002281.

11. Dental Tribune International. Electric toothbrushes outperform manual toothbrushes in long-term study. Dental Tribune. http://www.dental-tribune.com/articles/news/europe/19414_electric_toothbrushes_outperform_manual_toothbrushes_in_long-term_study.html. Published 5 August 2014, accessed 31 January 2017.

12. Grender J, Williams K, Walters P, Klukowska M, Reick H. Plaque removal efficacy of oscillating-rotating power toothbrushes: Review of six comparative clinical trials. Am J Dent 2013;26:68–74.

13. Deery C, Heanue M, Deacon S, et al. The effectiveness of manual versus powered toothbrushes for dental health: A systematic review. J Dent 2004;32:197–211.

14. Yaacob M, Worthington HV, Deacon SA, et al. Powered versus manual toothbrushing for oral health. Cochrane Database Syst Rev 2014;(6):CD002281.

15. Ciancio SG. Nonsurgical chemical periodontal therapy. Periodontol 2000 1995;9:27–37.

16. Kumar S, Tadakamadla J, Johnson NW. Effect of toothbrushing frequency on incidence and increment of dental caries: A systematic review and meta-analysis. J Dent Res 2016;95:1230–1236.

17. Robinson PG, Damien Walmsley A, Heanue M, et al. Quality of trials in a systematic review of powered toothbrushes: Suggestions for future clinical trials. J Periodontol 2006;77:1944–1953.

18. Slot DE, Wiggelinkhuizen L, Rosema NA, Van der Weijden GA. The efficacy of manual toothbrushes following a brushing exercise: A systematic review. Int J Dent Hyg 2012;10:187–197.

19. Beals D, Ngo T, Feng Y, Cook D, Grau DG, Weber DA. Development and laboratory evaluation of a new toothbrush with a novel brush head design. Am J Dent 2000;13(Spec No):5A–14A.

20. Bucci Sabbattini V, Nucera A, Roncati M. Parodontologia: La Pratica Odontoiatrica. Milan: Masson, 2001.

21. West NX, Moran JM. Home-use preventive and therapeutic oral products. Periodontol 2000 2008;48:7–9.

22. Lindhe J, Okamoto H, Yoneyama T, Haffajee A, Socransky SS. Longitudinal changes in periodontal disease in untreated subjects. J Clin Periodontol 1989;16:662–670.

23. Litonjua LA, Andreana S, Bush PJ, Cohen RE. Toothbrushing and gingival recession. Int Dent J 2003;53(2):67–72.

24. Agudio G, Pini Prato G, Cortellini P, Parma S. Gingival lesions caused by improper oral hygiene measures. Int J Periodontics Restorative Dent 1987;7(1):52-65.

25. Addy M. Oral hygiene products: Potential for harm to oral and systemic health? Periodontol 2000 2008;48:54–65.

26. Van der Weijden FA, Slot DE. Efficacy of homecare regimens for mechanical plaque removal in managing gingivitis: A meta review. J Clin Periodontol 2015;42(Suppl 16):S77–S91.

27. Roncati M, Drei D. Atlante di implantoprotesi per igienisti dentali. Bologna: Martina Ed, 2000.

28. Stefanini M, Sangiorgi M, Roncati M, D'Alessandro G, Piana G. Effect on plaque control in children patients with Down syndrome using Digital Brush with or without chlorhexidine: A randomized clinical trial. Spec Care Dentist 2016;36(2):66–70.

29. Kuo YW, Yen M, Fetzer S, Lee JD. Toothbrushing versus toothbrushing plus tongue cleaning in reducing halitosis and tongue coating: A systematic review and meta-analysis. Nurs Res 2013;62:422–429.

30. Roncati M, Lucchese A. Plaque removal efficacy of a novel oral care device: A microbiological assessment. J Dent Oral Hyg 2013; 5(8):83–88.

31. Storti E, Roncati M, Danesi MV, Hehsani S, Sberna MT. Effectiveness of chlorhexidine on dental plaque: A new technique. Minerva Stomatol 2012;61:449–456.

32. Gariffo A, Danesi MV, Roncati M, Pizzo G. Rimozione meccanico-chimica del biofilm sopragengivale tramite l'ausilio di una garza medicata con CHX 0,12%: Studio clinico controllato su pazienti, 4-11 anni di età, in trattamento ortodontico. I.D. 2013;9:1–6.

33. Parma-Benfenati S, Roncati M, Galletti P, Tinti C. Resorbable dome device and GBR: An alternative bony defect treatment around implants: A case series. Int J Periodontics Restorative Dent 2014;34;5:2–9.

34. Roncati M, Adriaens LM. Treatment of peri-implantitis: Nonsurgical therapeutic approaches. Ann Oral Maxillofac Surg 2013;1:21.

35. Roncati M. Il Mantenimento parodontale. In: Ricci G. Diagnosi e Terapia Parodontale. Milan: Quintessenza Ed, 2012:725–738.

36. Roncati M, Polizzi E, Lucchese A. Un ausilio all'igiene orale in pazienti diversamente abili. Dental Cadmos 2013;81:1–5.

37. Tinti C, Parma-Benfenati S. Periodontal mucogingival surgery associated with the regenerative techniques [in Italian]. Orbetello, Italy: Nike, 2013.

38. Strohmenger L, Cagetti MG, Campus G, et al. Linee Guida Nazionali per la promozione della salute orale e la prevenzione delle patologie orali in età evolutiva. Ministero del Lavoro, della Salute e delle Politiche Sociali 9 2008;21:1–10.

39. Cagetti MG, Federici A, Iannetti G, et al; Italian Ministry of Health. National guidelines for the prevention and clinical management of dental trauma in individuals during their developmental age. Ann Ig 2013;25:459–484.

40. Salzer S, Slot DE, Van der Weijden FA, Dorfer CE. Efficacy of inter-dental mechanical plaque control in managing gingivitis—A meta-review. J Clin Periodontol 2015;42(Suppl 16):S92–S105.

41. Chieffi S, Francetti L, Oreglia F, Rotundo R. Progetto terapia. Sidp 2003:8–16.

42. Kalsbeek H, Truin GJ, Poorterman JH, van Rossum GM, van Rijkom HM, Verrips GH. Trends in periodontal status and oral hygiene habits in Dutch adults between 1983 and 1995. Community Dent Oral Epidemiol 2000;28:112–118.

43. Chongcharoen N, Lulic M, Lang NP. Effectiveness of different interdental brushes on cleaning the interproximal surfaces of teeth and implants: A randomized controlled, double-blind cross-over study. Clin Oral Implants Res 2012;23:635–640.

44. Bader H. Use of lasers in periodontics. Dent Clin North Am 2000;44:779–792.

45. Roncati M, Marzola P. Periodontology Non Surgical Minimalist Kit [CD-ROM, in Italian]. Viterbo, Italy: Promoden-Acme, 2006.

46. Sicilia A, Arregui I, Gallego M, Cabezas B, Cuesta S. Home oral hygiene revisited: Options and evidence. Oral Health Prev Dent 2003;1(suppl 1):407–422.

47. Woodall I, Gurenlian J, O'Hehir T, Young NS. Comprehensive dental hygiene care: Periodontal debridement, part 1. RDH 1993;13:26, 28, 32.

48. Roncati M, Parma Benfenati S. Non-surgical Periodontol Therapy [in Italian]. Rome: Andi Media SRL, 2015.

49. van der Weijden GA, Hioe KP. A systematic review of the effectiveness of self-performed mechanical plaque removal in adults with gingivitis using a manual toothbrush. J Clin Periodontol 2005;32(Suppl 6):214–228.

50. Slot DE, Dörfer CE, Van der Weijden GA. The efficacy of interdental brushes on plaque and parameters of periodontal inflammation: A systematic review. Int J Dent Hyg 2008;6(4):253–264.

51. González-Cabezas C, Hara AT, Hefferren J, Lippert F. Abrasivity testing of dentifrices: Challenges and current state of the art. Monogr Oral Sci 2013;23:100–107.

52. Silva MF, dos Santos NB, Stewart B, DeVizio W, Proskin HM. A clinical investigation of the efficacy of a commercial mouthrinse containing 0.05% cetylpyridinium chloride to control established dental plaque and gingivitis. J Clin Dent 2009;20:55–61.

53. Roncati M, Parma-Benfenati M, Marzola P. Initial preparation. In: Tinti C, Parma Benfenati S. Periodontology and Implantology. Surgical Procedures [CD-ROM, in Italian]. Brescia, Italy: Perio Implant Electric Disc, 1998.

54. Cobb CM. Clinical significance of non-surgical periodontal therapy: An evidence-based perspective of scaling and root planing. J Clin Periodontol 2002;29(suppl 2):6–16.

55. Slot DE, Jorritsma KH, Cobb CM, Van der Weijden FA. The effect of the thermal diode laser (wavelength 808-980 nm) in non-surgical periodontal therapy: A systematic review and meta-analysis. J Clin Periodontol 2014;41:681–692.

56. Drisko CH. Trends in surgical and nonsurgical periodontal treatment. J Am Dent Assoc 2000;131(suppl):31S–38S.

57. Pecheva E, Sammons RL, Walmsley AD. The performance characteristics of a piezoelectric ultrasonic dental scaler. Med Eng Phys 2016;38:199–203.

58. Lea SC, Landini G. Reconstruction of dental ultrasonic scaler 3D vibration patterns from phase-related data. Med Eng Phys 2010;32:673–677.

59. Karring ES, Stavropoulos A, Ellegaard B, Karring T. Treatment of peri-implantitis by the Vector system. Clin Oral Implants Res 2005;16:288–293.

60. Krishna R, De Stefano JA. Ultrasonic vs. hand instrumentation in periodontal therapy: Clinical outcomes. Periodontol 2000 2016;71:113–127.

61. Arabaci T, Çiçek Y, Canakçi CF. Sonic and ultrasonic scalers in periodontal treatment: A review. Int J Dent Hyg 2007;5:2–12.

62. Drisko CL, Cochran DL, Blieden T, et al; Research, Science and Therapy Committee of the American Accademy of Periodontology. Position paper: Sonic and ultrasonic scalers in periodontics. J Periodontol 2000;71:1792–1801.

63. Veksler AE, Kayrouz GA, Newman MG. Reduction of salivary bacteria by pre-procedural rinses with chlorhexidine 0.12%. J Periodontol 1991;62:649–651.

64. American Academy of Periodontology. Statement on Periostat as an Adjunct to Scaling and Root Planing. https://www.perio.org/resources-products/periostat.htm. Accessed 18 October 18 2016.

65. Apatzidou DA. Modern approaches to non-surgical biofilm management. Front Oral Biol 2012;15:99–116.

66. Drisko CH. Nonsurgical periodontal therapy. Periodontol 2000 2001;25:77–88.

67. Roncati M. The diode laser: Step by step operating techniques, applications, protocols, and clinical cases with follow-up [DVD, in Italian and English]. Turin, Italy: Tueor Ed, 2014.

68. Bresciano S. In igiene orale professionale. Collana diretta da C. Guastamacchia e V. Ardizzone: "Prevenzione e igiene dentale." Milano: Masson ed, 2001.

69. Roncati M. Get Sharp: Nonsurgical Periodontal Instrument Sharpening. Milan: Quintessenza, 2010.

70. Tomasi C, Leyland AH, Wennström JL. Factors influencing the outcome of non-surgical periodontal treatment: A multilevel approach. J Clin Periodontol 2007;34:682–690.

71. Aimetti M. Nonsurgical periodontal treatment. Int J Esthet Dent 2014;9:251–267.

72. Tomasi C, Wennström JL. Full-mouth treatment vs. the conventional staged approach for periodontal infection control. Periodontol 2000 2009;51:45–62.

73. Larson TD. Why do we polish? Part one. Northwest Dent 2011;90(3):17–22.

# 4章

1. Lang NP, Berglundh T. Periimplant diseases: Where are we now? Consensus of the Seventh European Workshop on Periodontology. J Clin Periodontol 2011;38(suppl 11):178–181.

2. Lindhe J, Meyle J; Group D of European Workshop on Periodontology. Peri-implant diseases: Consensus Report of the Sixth European Workshop on Periodontology. J Clin Periodontol 2008;35(8 suppl):282–285.

3. Roos-Jansåker AM. Long time follow up of implant therapy and treatment of peri-implantitis. Swed Dent J Suppl 2007;(188):7–66.

4. Zitzmann NU, Berglundh T. Definition and prevalence of peri-implant diseases. J Clin Periodontol 2008;35(8 suppl):286–291.

5. Albrektsson T, Isidor F. Consensus report: Implant therapy. In: Lang NP, Karring T. Proceedings of the 1st European Workshop on Periodontology. Berlin: Quintessence, 1994:365–369.

6. Lang NP, Bosshardt DD, Lulic M. Do mucositis lesions around implants differ from gingivitis lesions around teeth? J Clin Periodontol 2011;38(suppl 11):182–187.

7. Tonetti MS, Chapple IL, Jepsen S, Sanz M. Primary and secondary prevention of periodontal and peri-implant diseases: Introduction to, and objectives of the 11th European Workshop on Periodontology consensus conference. J Clin Periodontol 2015;42(Suppl 16):S1–S4.

8. Berglundh T, Zitzmann NU, Donati M. Are peri-implantitis lesions different from periodontitis lesions? J Clin Periodontol 2011;38(suppl 11):188–202.

9. American Academy of Periodontology. Peri-implant mucositis and peri-implantitis: A current understanding of their diagnoses and clinical implications. J Periodontol 2013;84:436–443.

10. Costerton JW, Stewart PS, Greenberg EP. Bacterial biofilms: A common cause of persistent infections. Science 1999;284:1318–1322.

11. Lamont RJ, Jenkinson HF. Subgingival colonization by *Porphyromonas gingivalis*. Oral Microbiol Immunol 2000;15:341–349.

12. Renvert S, Polyzois I, Claffey N. How do implant surface characteristics influence peri-implant disease? J Clin Periodontol 2011;38(suppl 11):214–222.

13. Esposito M, Grusovin MG, Coulthard P, Worthington HV. Interventions for replacing missing teeth: Treatment of perimplantitis. Cochrane Database Syst Rev 2006;(3):CD004970.

14. Subramani K, Jung RE, Molenberg A, Hammerle CH. Biofilm on dental implants: A review of the literature. Int J Oral Maxillofac Implants 2009;24:616–626.

15. Anner R, Grossmann Y, Anner Y, Levin L. Smoking, diabetes mellitus, periodontitis, and supportive periodontal treatment as factors associated with dental implant survival: A long-term retrospective evaluation of patients followed for up to 10 years. Implant Dent 2010;19:57–64.

16. Roccuzzo M, Bonino F, Aglietta M, Dalmasso P. Ten-year results of a three arms prospective cohort study on implants in periodontally compromised patients, part 2: Clinical results. Clin Oral Implants Res 2012;23:389–395.

17. Korsch M, Obst U, Walther W. Cement-associated peri-implantitis: A retrospective clinical observational study of fixed implant-supported restorations using a methacrylate cement. Clin Oral Implants Res 2014;25:797–802.

18. Roncati M, Lauritano D, Tagliabue A, Tettamanti L. Nonsurgical periodontal management of iatrogenic peri-implantitis: A clinical report. J Biol Regul Homeost Agents 2015;29(3 Suppl 1):164–169.

19. Kreisler M, Götz H, Duschner H. Effect of Nd:YAG, Ho:YAG, Er:YAG, $CO_2$, and GaAIAs laser irradiation on surface properties of endosseous dental implants. Int J Oral Maxillofac Implants 2002;17:202–211.

20. Berglundh T, Persson L, Klinge B. A systematic review of the incidence of biological and technical complications in implant dentistry reported in prospective longitudinal studies of at least 5 years. Clin Periodontol 2002;29(suppl 3):197–212.

21. Sakka S, Baroudi K, Nassani MZ. Factors associated with early and late failure of dental implants. J Investig Clin Dent 2012;3:258–261.

22. Zupnik J, Kim SW, Ravens D, Karimbux N, Guze K. Factors associated with dental implant survival: A 4-year retrospective analysis. J Periodontol 2011;82:1390–1395.

23. Mombelli A, Lang NP. The diagnosis and treatment of periimplantitis. Periodontol 2000 1998;17:63–76.

24. Armitage GC, Xenoudi P. Post-treatment supportive care for the natural dentition and dental implants. Periodontol 2000 2016;71:164–184.

25. Ong CT, Ivanovski S, Needleman IG, et al. Systematic review of implant outcomes in treated periodontitis subjects. J Clin Periodontol 2008;35:438–462.

26. Claffey N, Clarke E, Polyzois I, Renvert S. Surgical treatment of peri-implantitis [review]. J Clin Periodontol 2008;35(8 suppl):316–332.

27. Renvert S, Roos-Jansåker AM, Claffey N. Non-surgical treatment of peri-implant mucositis and peri-implantitis: A literature review. J Clin Periodontol 2008;35(8 suppl):305–315.

28. Sgolastra F, Petrucci A, Gatto R, Marzo G, Monaco A. Photodynamic therapy in the treatment of chronic periodontitis: A systematic review and meta-analysis. Lasers Med Sci 2013;28:669–682.

29. Roccuzzo M, DeAngelis N, Bonino L, Aglietta M. Ten-year results of a three-arm prospective cohort study on implants in periodontally compromised patients, part 1: Implant loss and radiographic bone loss. Clin Oral Implants Res 2010;21:490–496.

30. Mishler OP, Shiau HJ. Management of peri-implant disease: A current appraisal. J Evid Based Dent Pract 2014;14(suppl):53–59.

31. Sanz M, Chapplel L; Working Group 4 of the VIII European Workshop on Periodontology. Clinical research on peri-implant diseases: Consensus report of Working Group 4. J Clin Periodontol 2012;39(suppl 12):202–206.

32. Tomasi C, Wennström JL, Berglundh T. Longevity of teeth and implants: A systematic review. J Oral Rehabil 2008;35(suppl 1):23–32.

33. Salvi GE, Zitzmann NU. The effects of anti-infective preventive measures on the occurrence of biologic implant complications and implant loss: A systematic review. Int J Oral Maxillofac Implants 2014;29(suppl):292–307.

34. Todescan S, Lavigne S, Kelekis-Cholakis A. Guidance for the maintenance care of dental implants: Clinical review. J Can Dent Assoc 2012;78:c107.

35. Carcuac O, Jansson L. Peri-implantitis in a specialist clinic of periodontology: Clinical features and risk indicators. Swed Dent J 2010;34:53–61.

36. Cortellini P, Cairo F, Farnetti M, Rotundo R, Sforza NM. Progetto Stili di Vita. http://www.sidp.it/progetti/www.progettostilidivita.it/assets/files/RevLett_Stili%20di%20Vita%20SIdP_def.pdf. Accessed 29 September 2016.

37. Friedewald VE, Kornman KS, Beck JD, et al. The *American Journal of Cardiology* and *Journal of Periodontology* editors' consensus: Periodontitis and atheroscleroticcardiovascular disease [also published in J Periodontol 2009;80:1021–1032]. Am J Cardiol 2009;104:59–68.

38. Misch CE, Perel ML, Wang HL, et al. Implant success, survival, and failure: The International Congress of Oral Implantologists (ICOI) Pisa Consensus Conference. Implant Dent 2008;17(1):5–15.

39. Heitz-Mayfield LJ, Lang NP. Comparative biology of chronic and aggressive periodontitis vs. peri-implantitis. Periodontol 2000 2010;53:167–181.

40. Mombelli A, Mühle T, Brägger U, Lang NP, Bürgin WB. Comparison of periodontal and peri-implant probing by depth-force pattern analysis. Clin Oral Implants Res 1997;8:448–454.

41. Lang NP, Wetzel AC, Stich H, Caffesse RG. Histologic probe penetration in healthy and inflamed peri-implant tissues. Clin Oral Implants Res 1994;5:185–189.

42. Etter TH, Håkanson I, Lang NP, Trejo PM, Caffesse RG. Healing after standardized clinical probing of the perlimplant soft tissue seal: A histomorphometric study in dogs. Clin Oral Implants Res 2002;13:571–580.

43. Lin GH, Chan HL, Wang HL. The significance of keratinized mucosa on implant health: A systematic review. J Periodontol 2013;84:1755–1767.

44. Schwarz F, Mihatovic I, Ferrari D, Wieland M, Becker J. Influence of frequent clinical probing during the healing phase on healthy peri-implant soft tissue formed at different titanium implant surfaces: A histomorphometrical study in dogs. J Clin Periodontol 2010;37:551–562.

45. Ibrahim N, Parsa A, Hassan B, van der Stelt P, Wismeijer D. Diagnostic imaging of trabecular bone microstructure for oral implants: A literature review. Dentomaxillofac Radiol 2013;42:20120075.

46. Roncati M, Adriaens LM. Treatment of peri-implantitis: Nonsurgical therapeutic approaches. Ann Oral Maxillofac Surg 2013;1(3):21.

47. Mombelli A, Décaillet F, Almaghlouth A, Wick P, Cionca N. Efficient, minimally invasive periodontal therapy: An evidence based treatment concept. Schweiz Monatsschr Zahnmed 2011;121:145–157.

48. Gariffo A, Roncati M. Non-surgical treatment of peri-implant inflammation with the adjunctive use of the diode laser (810 nm) case presentation. Br J Med Med Res 2014;4(23):11–20.

49. Heasman P, Esmail Z, Barclay C. Peri-implant diseases. Dent Update 2010;37:511–512, 514–516.

50. Salvi GE, Mischler DC, Schmidlin K, et al. Risk factors associated with the longevity of multi-rooted teeth: Long-term outcomes after active and supportive periodontal therapy. J Clin Periodontol 2014;41:701–707.

51. Matuliene G, Pjetursson BE, Salvi GE, et al. Influence of residual pockets on progression of periodontitis and tooth loss: Results after 11 years of maintenance. J Clin Periodontol 2008;35:685–695.

52. Karoussis IK, Kotsovilis S, Fourmousis I. A comprehensive and critical review of dental implant prognosis in periodontally compromised partially edentulous patients. Clin Oral Implants Res 2007;18:669–679.

53. Schwarz F, Aoki A, Becker J, Sculean A. Laser application in non-surgical periodontal therapy: A systematic review. J Clin Periodontol 2008;35(suppl 8):29–44.

54. Sanz M, Lang NP, Kinane DF, Berglundh T, Chapple I, Tonetti MS; Seventh European Workshop on Periodontology of the European Academy of Periodontology at the Parador at la Granja, Segovia, Spain. J Clin Periodontol 2011;38(suppl 11):1–2.

55. van Winkelhoff AJ. Consensus on peri-implant infections [in Dutch]. Ned Tijdschr Tandheelkd 2010;117:519–523.

56. Aoki A, Sasaki MK, Watanabe H, Ishikawa I. Lasers in nonsurgical periodontal therapy. Periodontol 2000 2004;36:59–97.

57. Layton D. A critical appraisal of the survival and complication rates of tooth-supported all-ceramic and metal-ceramic fixed dental prostheses: The application of evidence-based dentistry [review]. Int J Prosthodont 2011;24:417–427.

58. Koller B, Att W, Strub JR. Survival rates of teeth, implants, and double crown-retained removable dental prostheses: A systematic literature review. Int J Prosthodont 2011;24:109–117.

59. Romeo E, Lops D, Margutti E, Ghisolfi M, Chiapasco M, Vogel G. Long-term survival and success of oral implants in the treatment of full and partial arches: A 7-year prospective study with the ITI dental implant system. Int J Oral Maxillofac Implants 2004;19:247–259.

60. Sennerby L. Dental implants: Matters of course and controversies. Periodontol 2000 2008;47(1):9–14.

61. Parma-Benfenati S, Roncati M, Tinti C. Treatment of peri-implantitis: Surgical therapeutic approaches based on peri-implantitis defects. Int J Periodontics Restorative Dent 2013;33:627–633.

62. Lang NP, Wilson TG, Corbet EF. Biological complications with dental implants: Their prevention, diagnosis and treatment. Clin Oral Implants Res 2000;11(suppl 1):146–155.

63. Wennerberg A, Albrektsson T. Current challenges in successful rehabilitation with oral implants. J Oral Rehabil 2011;38:286–294.

64. Parma-Benfenati S, Roncati M, Galletti P, Tinti C. Peri-implantitis treatment with a regenerative approach: Clinical outcomes on reentry. Int J Periodontics Restorative Dent 2015;35:625–636.

65. Roncati M. Il paziente impiantare, in Igiene Orale Personalizzata. Milano: Masson Ed, 2005.

66. Kotsakis GA, Konstantinidis I, Karoussis IK, Ma X, Chu H. Systematic review and meta-analysis of the effect of various laser wavelengths in the treatment of peri-implantitis. J Periodontol 2014;85:1203–1213.

67. Drisko CH. Nonsurgical periodontal therapy. Periodontol 2000 2001;25:77–88.

68. Roncati M, Drei D. Atlante di implantoprotesi per igienisti dentali. Bologna: Martina Ed, 2000.

69. Ciancio SG, Lauciello F, Shibly O, Vitello M, Mather M. The effect of an antiseptic mouthrinse on implant maintenance: Plaque and peri-implant gingival tissues. J Periodontol 1995;66:962–965.

70. Geurink KV. Community oral health practice for the dental hygienist, ed 1. Philadelphia: W.B. Saunders Company, 2002.

71. Wilkins E. Clinical Practice of the Dental Hygienist, ed 8. Philadelphia: Lea and Febiger,1999.

72. West NX, Moran JM. Home-use preventive and therapeutic oral products. Periodontol 2000 2008;48:7–9.

73. Flemmig TF, Beikler T. Control of oral biofilms. Periodontol 2000 2011;55(1):9–15.

74. Litonjua LA, Andreana S, Cohen RE. Toothbrush abrasions and noncarious cervical lesions: Evolving concepts. Compend Contin Educ Dent 2005;26:767–768.

75. Elemek E, Almas K. Peri-implantitis: Etiology, diagnosis and treatment: An update. N Y State Dent J 2014;80:26–32.

76. Heitz-Mayfield LJ. Peri-implant diseases: Diagnosis and risk indicators. J Clin Periodontol 2008;35(8 Suppl):292–304.

77. Slot DE, Kranendonk AA, Paraskevas S, Van der Weijden F. The effect of a pulsed Nd:YAG laser in non-surgical periodontal therapy. J Periodontol 2009;80:1041–1056.

78. Stubinger S, Etter C, Miskiewicz M, et al. Surface alterations of polished and sandblasted and acid-etched titanium implants after Er:YAG, carbon dioxide, and diode laser irradiation. Int J Oral Maxillofac Implants 2010;25:104–111.

79. Geminiani A, Caton JG, Romanos GE. Temperature increase during CO(2) and Er:YAG irradiation on implant surfaces. Implant Dent 2011;20:379–382.

80. Gonçalves F, Zanetti AL, Zanetti RV, et al. Effectiveness of 980-mm diode and 1064-nm extra-long-pulse neodymium-doped yttrium aluminum garnet lasers in implant disinfection. Photomed Laser Surg 2010;28:273–280.

81. Yuichi I, Akira A, Yoichi Y, et al. Current and future periodontal tissue engineering. Periodontol 2000 2011;56:166–187.

82. Soukos NS, Goodson JM. Photodynamic therapy in the control of oral biofilms. Periodontol 2000 2011;55:143–166.

83. Sgolastra F, Petrucci A, Gatto R, Giannoni M, Monaco A. Long-term efficacy of subantimicrobial-dose doxycycline as an adjunctive treatment to scaling and root planing: A systematic review and meta-analysis. J Periodontol 2011;82:1570–1581.

84. Sgolastra F, Severino M, Petrucci A, Gatto R, Monaco A. Nd:YAG laser as an adjunctive treatment to nonsurgical periodontal therapy: A meta-analysis. Lasers Med Sci 2014;29:887–895.

85. Esposito M, Grusovin MG, De Angelis N, Camurati A, Campailla M, Felice P. The adjunctive use of light-activated disinfection (LAD) with FotoSan is ineffective in the treatment of peri-implantitis: 1-year results from a multicentre pragmatic randomised controlled trial. Eur J Oral Implantol 2013;6:109–119.

86. Valderrama P, Blansett JA, Gonzalez MG, Cantu MG, Wilson TG. Detoxification of implant surfaces affected by peri-implant disease: An overview of non-surgical methods. Open Dent J 2014;8(suppl 1-M5):77–84.

87. Wilson TG Jr. The positive relationship between excess cement and peri-implant disease: A prospective clinical endoscopic study. J Periodontol 2009;80:1388–1392.

88. Moëne R, Décaillet F, Andersen E, Mombelli A. Subgingival plaque removal using a new air-polishing device. J Periodontol 2010;81:79–88.

89. Petersilka GJ. Subgingival air-polishing in the treatment of periodontal biofilm infections. Periodontol 2000 2011;55:124–142.

90. Gosau M, Hahnel S, Schwarz F, Gerlach T, Reichert TE, Bürgers R. Effect of six different peri-implantitis disinfection methods on in vivo human oral biofilm. Clin Oral Implants Res 2010;21:866–872.

91. Ntrouka VI, Slot DE, Louropoulou A, Van der Weijden F. The effect of chemotherapeutic agents on contaminated titanium surfaces: A systematic review. Clin Oral Implants Res 2011;22:681–690.

92. Terranova VP, Franzetti LC, Hic S, et al. A biochemical approach to periodontal regeneration: Tetracycline treatment of dentin promotes fibroblast adhesion and growth. J Periodontal Res 1986;21:330–337.

93. de Sousa FO, Blanco-Méndez J, Pérez-Estévez A, Seoane-Prado R, Luzardo-Álvarez A. Effect of zein on biodegradable inserts for the delivery of tetracycline within periodontal pockets. J Biomater 2011;22:681–690.

94. Caton JR. Clinical studies on the management of periodontal diseases utilizing subantimicrobial dose doxycycline (SDD). Pharmacol Res 2011;63:114–120.

95. Renvert S, Polyzois I, Persson GR. Treatment modalities for peri-implant mucositis and peri-implantitis. Am J Dent 2013;26:313–318.

96. Heitz-Mayfield LJ, Salvi GE, Botticelli D, Mombelli A, Faddy M, Lang NP; Implant Complication Research Group. Anti-infective treatment of peri-implant mucositis: A randomised controlled clinical trial. Clin Oral Implants Res 2011;22:237–241.

97. Roncati M, Gariffo A. Systematic review of the adjunctive use of diode and Nd:YAG lasers for nonsurgical periodontal instrumentation. Photomed Laser Surg 2014;32:186–197.

98. Merli M, Bernardelli F, Giulianelli E, et al. Inter-rater agreement in the diagnosis of mucositis and peri-implantitis. J Clin Periodontol 2014;41:927–933.

99. Hultin M, Komiyama A, Klinge B. Supportive therapy and the longevity of dental implants: A systematic review of the literature. Clin Oral Implants Res 2007;18(suppl 3):50–62.

100. Cho-Yan Lee J, Mattheos N, Nixon KC, Ivanovski S. Residual periodontal pockets are a risk indicator for peri-implantitis in patients treated for periodontitis. Clin Oral Implants Res 2012;23:325–333.

101. van der Weijden F, Slot DE. Oral hygiene in the prevention of periodontal diseases: The evidence. Periodontol 2000 2011;55:104–123.

102. Cardaropoli D, Gaveglio L. Supportive periodontal therapy and dental implants: An analysis of patients' compliance. Clin Oral Implants Res 2011;23:1385–1388.

103. Grusovin MG, Coulthard P, Worthington HV, Esposito M. Maintaining and recovering soft tissue health around dental implants: A Cochrane systematic review of randomised controlled clinical trials. Eur J Oral Implantol 2008;1:11–22.

104. Heitz-Mayfield LJ, Salvi GE, Mombelli A, Faddy M, Lang NP; Implant Complication Research Group. Anti-infective surgical therapy of peri-implantitis. A 12-month prospective clinical study. Clin Oral Implants Res 2012;23:205–210.

105. Lerario F, Roncati M, Gariffo A, et al. Non-surgical periodontal treatment of peri-implant diseases with the adjunctive use of diode laser: Retrospective controlled clinical study. Lasers Med Sci 2016;31:1–6.

106. Roncati M, Lucchese A, Carinci F. Non-surgical treatment of peri-implantitis with the adjunctive use of an 810-nm diode laser. J Indian Soc Periodontol 2013;17:812–815.

107. Caccianiga G, Rey G, Paiusco A, et al. Oxygen high level laser therapy is efficient in treatment of chronic periodontitis: A clinical and microbiological study using PCR analysis. J Biol Regul Homeost Agents 2016;30(2 Suppl 1):87–97.

# 5章

1. Wilson TG Jr. Supportive periodontal treatment: Maintenance. Curr Opin Dent 1991;1:111–117.

2. American Academy of Periodontology. Supportive treatment. In: Proceedings of the World Workshop in Clinical Periodontics. Chicago: American Academy of Periodontology, 1989:IX-24.

3. American Academy of Periodontology. Position paper: Supportive periodontal therapy (SPT). J Periodontol 1998;69:502–506.

4. American Academy of Periodontology. Position paper: Periodontal maintenance. J Periodontol 2003;74:1395–1401.

5. Suomi JD, Greene JC, Vermillion JR, Doyle J, Chang J, Leatherwood EC. The effect of controlled oral hygiene procedures on the progression of periodontal disease in adults: Results after third and final year. J Periodontol 1971;42:152–160.

6. Matuliene G, Studer R, Lang NP, et al. Significance of periodontal risk assessment in the recurrence of periodontitis and tooth loss. J Clin Periodontol 2010;37:191–199.

7. Ramfjord SP, Morrison EC, Burgett FG, et al. Oral hygiene and maintenance of periodontal support. J Periodontol 1982;53:26–30.

8. American Academy of Periodontology. Parameter on periodontal maintenance. J Periodontol 2000;71(5 Suppl):849–850.

9. Cerek JF, Kiger RD, Garrett S, Egelberg J. Relative effects of plaque control and instrumentation on the clinical parameters of human periodontal disease. J Clin Periodontol 1983;10:46–56.

10. Johansson LA, Oster B, Hamp SE. Evaluation of cause related periodontal therapy and compliance with maintenance care recommendations. J Clin Periodontol 1984;11:689–699.

11. Drisko CH. Nonsurgical periodontal therapy. Periodontol 2000 2001;25:77–88.

12. Cobb CM, Williams KB, Gerkovitch MM. Is the prevalence of chronic periodontitis in the USA in decline? Periodontol 2000 2009;50:13–26.

13. Corbet EF, Leung WK. Epidemiology of periodontitis in the Asia and Oceania regions. Periodontol 2000 2011;56:25–64.

14. Miyamoto T, Kumagai T, Lang MS, Nunn ME. Compliance as a prognostic indicator, II: Impact of patient's compliance to the individual tooth survival. J Periodontol 2010;81:1280–1288.

15. Armitage GC. Development of a classification system for periodontal diseases and conditions. Ann Periodontol 1999;4:1–6.

16. Tonetti MS, Chapple IL; Working Group 3 of Seventh European Workshop on Periodontology. Biological approaches to the development of novel periodontal therapies—Consensus of the Seventh European Workshop on Periodontology. J Clin Periodontol 2011;38(suppl 11):114–118.

17. Pennington M, Heasman P, Gaunt F, et al. The cost-effectiveness of supportive periodontal care: A global perspective. J Clin Periodontol 2011;38:553–561.

18. Gaunt F, Devine M, Pennington M, et al. The cost-effectiveness of supportive periodontal care for patients with chronic periodontitis. J Clin Periodontol 2008;35(8 suppl):67–82.

19. Axelsson P, Nystrom B, Lindhe J. The long-term effect of a plaque control program on tooth mortality, caries, and periodontal disease in adults: Results after 30 years of maintenance. J Clin Periodontol 2004;31:749–757.

20. Wilson TG Jr, Glover ME, Malik AK, Schoen JA, Dorsett D. Tooth loss in maintenance patients in a private periodontal practice. J Periodontol 1987;58:231–235.

21. Haffajee AD, Socransky SS, Smith C, Dibart S. Relation of baseline microbial parameters to future periodontal attachment loss. J Clin Periodontol 1991;18:744–750.

22. Listgarten MA. Structure of the microbial flora associated with periodontal health and diseases in man. J Periodontol 1976;47:1–18.

23. Listgarten MA, Schifter C. Differential dark field microscopy of subgingival bacteria as an aid in selecting recall intervals: Results after 18 months. J Clin Periodontol 1982;9:305–316.

24. Sbordone L, Ramaglia L, Guletta E, Iacono V. Recolonization of the subgingival microflora after scaling and root planing in human periodontitis. J Periodontol 1990;61:579–584.

25. Greenstein G. Periodontal response to mechanical non-surgical therapy: A review. J Periodontol 1992;63:118–130.

26. Oxford English Dictionary, ed 2. Oxford, UK: Oxford University Press, 1989.

27. Weinstein R, Tosolin F, Ghilardi L, Zanardelli E. Psychological intervention in patients with poor compliance. J Clin Periodontol 1996;23(3 pt 2):283–288.

28. Cardaropoli D, Gaveglio L. Supportive periodontal therapy and dental implants: An analysis of patients' compliance. Clin Oral Implants Res 2011;23:1385–1388.

29. Becker W, Becker BE, Berg LE. Periodontal treatment without maintenance: A retrospective study in 44 patients. J Periodontol 1984;55:505–509.

30. Eickholz P, Kaltschmitt J, Berbig J, Reitmeir P, Pretzl B. Tooth loss after active periodontal therapy, 1: Patient-related factors for risk, prognosis, and quality of outcome. J Clin Periodontol 2008;35:165–174.

31. DeVore CH, Duckworth JE, Beck FM, Hicks MJ, Brumfield FW, Horton JE. Bone loss following periodontal therapy in subjects without frequent periodontal maintenance. J Periodontol 1986;57:354–359.

32. Jamison CL, Bray KK, Rapley JW, Macneill SR, Williams KB. Analysis of patient factors impacting duration of periodontal maintenance appointments: An exploratory study. J Dent Hyg 2014;88:87–99.

33. Salvi GE, Mischler DC, Schmidlin K, et al. Risk factors associated with the longevity of multi-rooted teeth: Long-term outcomes after active and supportive periodontal therapy. J Clin Periodontol 2014;41:701–707.

34. Parwani R, Parwani SR. Does stress predispose to periodontal disease? Dent Update 2014;4:260–264, 267–268, 271–272.

35. Schmage P, Kahili F, Nergiz I, Scorziello TM, Platzer U, Pfeiffer P. Cleaning effectiveness of implant prophylaxis instruments. Int J Oral Maxillofac Implants 2014;29:331–337.

36. De Cock P, Bechert CL. Erythritol: Functionality in noncaloric functional beverages. Pure Appl Chem 2002;74:1281–1289.

37. US Food and Drug Administration. Agency Response Letter GRAS Notice No. GRN 000076. http://www.fda.gov/Food/IngredientsPackagingLabeling/GRAS/NoticeInventory/ucm154185.htm. Accessed 28 October 2016.

38. Scarano A, Piattelli A, Polimeni A, Di Iorio D, Carinci F. Bacterial adhesion on commercially pure titanium and anatase-coated titanium healing screws: An in vivo human study. J Periodontol 2010;81:1466–1471.

39. Carinci F, Grecchi E, Bignozzi CA, Murmura G, Piattelli A, Scarano A. Bactercline-coated implants: Clinical results up to 1 year after loading from a controlled clinical trial. Dent Res J (Isfahan) 2012;9(suppl 2):S142–S146.

40. Hirschfeld L, Wasserman B. A long-term survey of tooth loss in 600 treated periodontal patients. J Periodontol 1978;49:225–237.

41. McFall W. Tooth loss in 100 treated patients with periodontal disease: A long-term study. J Periodontol 1982;53:539–549.

42. Meador HL, Lane JJ, Suddick RP. The long-term effectiveness of periodontal therapy in a clinical practice. J Periodontol 1985;56:253–258.

43. Labib GS, Aldawsari HM, Badr-Eldin SM. Metronidazole and pentoxifylline films for the local treatment of chronic periodontal pockets: Preparation, in vitro evaluation and clinical assessment. Expert Opin Drug Deliv 2014;11:855–865.

44. Shifrovitch Y, Binderman I, Bahar H, Berdicevsky I, Zilberman M. Metronidazole-loaded bioabsorbable films as local antibacterial treatment of infected periodontal pockets. J Periodontol 2009;80:330–337.

45. Sreenivasan PK, Haraszthy VI, Zambon JJ. Antimicrobial efficacy of 0.05% cetylpyridinium chloride mouthrinses. Lett Appl Microbiol 2013;56:14–20.

46. Gosau M, Hahnel S, Schwarz F, Gerlach T, Reichert TE, Bürgers R. Effect of six different peri-implantitis disinfection methods on in vivo human oral biofilm. Clin Oral Implants Res 2010;21:866–872.

47. Ntrouka VI, Slot DE, Louropoulou A, Van der Weijden F. The effect of chemotherapeutic agents on contaminated titanium surfaces: A systematic review. Clin Oral Implants Res 2011;22:681–690.

48. Caton JR. Clinical studies on the management of periodontal diseases utilizing subantimicrobial dose doxycycline (SDD). Pharmacol Res 2011;63:114–120.

49. Sgolastra F, Petrucci A, Gatto R, Giannoni M, Monaco A. Long-term efficacy of subantimicrobial-dose doxycycline as an adjunctive treatment to scaling and root planing: A systematic review and meta-analysis. J Periodontol 2011;82:1570–1581.

50. Mombelli A, Cionca N, Almaghlouth A, Décaillet F, Courvoisier DS, Giannopoulou C. Are there specific benefits of amoxicillin plus metronidazole in Aggregatibacter actinomycetemcomitans-associated periodontitis? Double-masked, randomized clinical trial of efficacy and safety. J Periodontol 2013;84:715–724.

51. Zandbergen D, Slot DE, Cobb CM, Van der Weijden FA. The clinical effect of scaling and root planing and the concomitant administration of systemic amoxicillin and metronidazole: A systematic review. J Periodontol 2013;84:332–351.

52. Aimetti M. Nonsurgical periodontal treatment. Int J Esthet Dent 2014;9:251–267.

53. Soukos NS, Goodson JM. Photodynamic therapy in the control of oral biofilms. Periodontol 2000 2011;55:143–166.

クインテッセンス出版の書籍・雑誌は、歯学書専用通販サイト『歯学書.COM』にてご購入いただけます。

PCからのアクセスは…
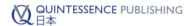

携帯電話からのアクセスは…
QRコードからモバイルサイトへ

**QUINTESSENCE PUBLISHING 日本**

歯科衛生士の力でここまでできる
非外科的歯周治療

2018年3月10日　第1版第1刷発行

| | |
|---|---|
| 著　者 | Marisa Roncati（マリサ ロンカーティ）|
| 監　訳 | 和泉雄一（いずみゆういち）/ 浦野 智（うらの さとる）|
| 発 行 人 | 北峯康充 |
| 発 行 所 | クインテッセンス出版株式会社<br>東京都文京区本郷3丁目2番6号　〒113-0033<br>クイントハウスビル　電話(03)5842-2270(代表)<br>　　　　　　　　　　(03)5842-2272(営業部)<br>　　　　　　　　　　(03)5842-2276(第1書籍編集部直通)<br>web page address　http://www.quint-j.co.jp/ |
| 印刷・製本 | 株式会社創英 |

©2018　クインテッセンス出版株式会社
Printed in Japan
ISBN978-4-7812-0609-7　C3047

禁無断転載・複写
落丁本・乱丁本はお取り替えします
定価は表紙に表示してあります